中国科学院教材建设专家委员会规划教材
全国高等医药院校规划教材

供药学、药物制剂、临床药学、中药学、制药工程、医药营销等专业使用

案例版™

医药数理统计

主　　编　张丕德　马洪林
副主编　陈　群　王在翔　陈　征
编　　委　（按姓氏拼音排序）

曹红艳	山西医科大学
陈　群	宁夏医科大学
陈　征	南方医科大学
楚慧珠	广东药科大学
崔　凯	锦州医科大学
金英良	徐州医科大学
李彩艳	包头医学院
李望晨	潍坊医学院
林剑鸣	广州中医药大学
马　勇	包头医学院
马洪林	锦州医科大学
宋桂荣	大连医科大学
王在翔	潍坊医学院
袁　晶	宁夏医科大学
张丕德	广东药科大学
赵　军	湖北医药学院
赵华硕	徐州医科大学
周舒冬	广东药科大学
庄　严	南方医科大学

科学出版社
北京

郑 重 声 明

为顺应教育部教学改革潮流和改进现有的教学模式,适应目前高等医学院校的教育现状,提高医学教育质量,培养具有创新精神和创新能力的医学人才,科学出版社在充分调研的基础上,引进国外先进的教学模式,独创案例与教学内容相结合的编写形式,组织编写了国内首套引领医学教育发展趋势的案例版教材。案例教学在医学教育中,是培养高素质、创新型和实用型医学人才的有效途径。

案例版教材版权所有,其内容和引用案例的编写模式受法律保护,一切抄袭、模仿和盗版等侵权行为及不正当竞争行为,将被追究法律责任。

图书在版编目(CIP)数据

医药数理统计 / 张丕德,马洪林主编,—北京:科学出版社,2018.1
中国科学院教材建设专家委员会规划教材·全国高等医药院校规划教材
ISBN 978-7-03-052786-8

Ⅰ.①医… Ⅱ.①张… ②马… Ⅲ.①医用数学–数理统计–医学院校–教材
Ⅳ.①R311

中国版本图书馆 CIP 数据核字(2017)第 102581 号

责任编辑:王 超 胡治国 / 责任校对:郭瑞芝
责任印制:赵 博 / 封面设计:陈 敬

科 学 出 版 社 出版
北京东黄城根北街 16 号
邮政编码:100717
http://www.sciencep.com

北京市密东印刷有限公司 印刷
科学出版社发行 各地新华书店经销

*

2018 年 1 月第 一 版 开本:787×1092 1/16
2018 年 1 月第一次印刷 印张:16 1/2
字数:466 000
定价:55.00 元
(如有印装质量问题,我社负责调换)

前 言

　　教材建设是高等教育的关键环节，教学改革首先从教材改革做起，为了满足当前国内教育改革的需要，科学出版社率先组织编写"案例版"系列教材，本编委有幸承担《医药数理统计》的编写工作。

　　本书虽然重在应用，但又有很强的数理逻辑性，对高等数学较薄弱的医药类学生而言，如果一味讲授数学定理、方法，就显得枯燥乏味、抽象难懂；如果只讲应用，完全避开定理、公式的解析和证明，又很难对统计方法有较为深刻的理解。因此，本书编写的思路是：以案例为导引，提出实际问题，叙述相关统计背景，逐步展开具体统计方法的数理描述，深入浅出，解决问题，将实际应用与理论方法紧密结合，便于读者把实际问题与具体方法直观对应，遇到同类问题可立即处理，并达到举一反三的效果。为不冲淡主题，保证内容的完整性，把一些数学证明单独列出，放到每一章的后面，供读者进一步深入了解。由于统计应用中，需要大量的数据分析，适当增加软件实习，有助于提高学生的统计应用能力。同时，建议读者在学习每章后，把本章的主要内容进行总结，便于掌握知识要点。对一些经典的理论和方法，查阅相关的统计历史，有助于提高学习兴趣，也可以得到更多的启发。

　　本书编写过程中，按照教育部相关要求和各高校教学实际选择内容，注重基础性，突出实用性，追求创新性。在内容编排方面，本书每一章，开头增加学习要求，突出重点，例题与习题的软件操作及运算结果，请按配套的实习指导教材进行。对于不同学校规定的教学时数，如总学时为 36 学时、45 学时、54 学时，可以对全书内容选择教学。

　　本书是全体编委集体劳动的结晶，考虑篇幅所限，附录只列常用统计表和参考文献两部分。参考文献仅列出一部分经典文献和相似教材，我们尊重所有同类教材与专著的编写工作。尽管编委们来自不同的高校，各自有丰富的教学经验，但编辑过程中难免出现纰漏或不足，欢迎读者批评指正。

编　者

2016 年 11 月

目 录

第一章 描述统计

📚 **学习要求**

1. 掌握：数据的类型；频数表与频数图的制作；描述分布集中趋势和离散趋势的常用指标与计算。

2. 熟悉：统计表与统计图的制作。

3. 了解：描述分布形状的指标。

概率论（probability）是一门研究客观世界随机现象数量规律的数学分支学科。16 世纪意大利学者开始研究掷骰子等赌博中的一些问题，17 世纪中叶，法国数学家帕斯卡（B.Pascal，1623～1662）、荷兰数学家惠更斯（C.Huygens，1629～1695）基于排列组合的方法，研究了较复杂的赌博问题，解决了"合理分配赌注问题"（即得分问题），开创了概率论研究的新纪元。

对客观世界中随机现象的分析产生了概率论，使概率论成为数学的一个分支的真正奠基人是瑞士数学家伯努利（J.Bernoulli，1700～1782）；而概率论的飞速发展则在 17 世纪微积分学说建立以后。

第二次世界大战军事上的需要以及大工业与管理的复杂化产生了运筹学、系统论、信息论、控制论与数理统计学等学科。

数理统计（mathematical statistics）是一门研究怎样去有效地收集、整理和分析带有随机性的数据，以对所考察的问题作出推断或预测，直至为采取一定的决策和行动提供依据和建议的数学分支学科。

其主要内容包括：①统计设计，即根据研究目的确定研究对象、研究范围和样本获取的方式与大小等，通常分为调查设计与试验设计；②数据搜集，即取得统计数据，是进行统计的基础；③数据整理，即用图表等形式来展示数据特征，使数据更加系统化、条理化，便于进一步统计分析；④数据分析，就是用统计方法来研究数据，是统计学的核心部分；⑤数据解释，即对统计分析结果进行说明和应用。

统计方法的数学理论要用到很多近代数学知识，如函数论、拓扑学、矩阵代数、组合数学等，但关系最密切的是概率论，故可以这样说：概率论是数理统计学的基础，数理统计学是概率论的一种应用。

数理统计学分为：描述统计学，即对随机现象进行观测、试验，以取得有代表性的观测值；推断统计学，对已取得的观测值进行整理、分析，作出推断、决策，从而找出所研究的对象的规律性。本章着重介绍描述统计学。

第一节 数据的基本类型

一、数据的分类

数据（data）也称为资料，是对客观事物的某种属性计量的结果。根据研究目的，对研究对象的某个或某些特征（亦称研究指标）实施观察，这些特征（指标）称为变量（variable），变量的观测值（即变量值）构成数据或资料。例如，统计某年中国恶性肿瘤的发病情况，可以按照地区、性别、年龄、肿瘤发病率等指标；对药品质量的计量可以得到药品是合格或不合格的数据。由于对事物计量的精确程度不同，得到的数据类型也会有所不同。对数据进行正确的分类、合理的统计是利用统计方法进行分析的基础。

根据不同的理解和原则，统计资料有不同的分类方法。本书将资料分为计量资料（measurement data 或 quantitative data）、计数资料（count data 或 qualitative data）和等级资料（ordinal data）。不同类型的统计资料需要用不同的统计方法进行分析，因此，正确判定变量的类型十分重要。

（一）数据类型及定义

1. 计量数据　是用定量的方法对每一个观察单位的某项指标进行测定所得的资料。计量资料的变量值是定量的，表现为数值大小，一般具有度量衡单位。如表 1-1 中年龄、病程资料等。

表 1-1　某药物治疗成人急性气管炎疗效的观测结果

病例号	年龄/岁	性别	职业	血型	病情	病程/天	临床治疗效果
0001	35	男	工人	A	重	8	有效
0002	42	女	教师	O	轻	3	显效
0003	25	女	学生	B	中	6	无效
0004	33	男	营业员	AB	重	10	有效
0005	27	女	公务员	O	轻	4	治愈
⋮	⋮	⋮	⋮	⋮	⋮	⋮	⋮
0102	45	男	工人	O	中	7	有效

2. 计数数据　是将观察单位按照某种属性分组计数的定性观察结果。计数资料分为二分类资料和无序多分类数据。二分类资料，比如表 1-1 中患者的性别分为男、女等；无序多分类资料，比如表 1-1 中患者的血型分为 O 型、A 型、B 型和 AB 型等。计数数据又称为定类数据（categorical data）或名义数据（nominal data）。

3. 等级数据　是将观察单位按某种属性的不同程度或次序分成等级后分组计数的观察结果，也称为有序多分类数据。例如，表 1-1 中患者的临床治疗效果分为无效、有效、显效、治愈，效果依次递增。临床研究中的等级资料较为多见，如尿蛋白的临床检验结果为−、±、+、++、+++5 个等级，且 5 个等级的尿蛋白量从无到有，从少到多。等级数据又称为定序数据或有序数据。

有时为了研究需要或者是数据分析的需要，需要将资料进行转换。一般情况下将计量资料转化成有序多分类资料或者是二分类资料。例如，血红蛋白水平为计量资料，为了统计某资料中孕妇为正常和贫血的人数，需要将资料按照"联合国儿童基金会推荐的贫血判断标准（2001 年），孕妇血红蛋白水平低于 110g/L 为异常"，将孕妇分为正常和贫血两类，分别统计她们的人数。

（二）变量及其类型

1. 变量（variable）　统计学中称将客观事物的某种属性或标志称为变量，对变量进行观察或测量所得到的值称为观察值（observation）或变量值（variable value）。统计数据就是变量的观察值。

2. 变量的分类　可根据记录变量的数据类别将变量进行相应的分类。记录的数据形式为计量数据、计数数据和等级数据时，相应的变量可分别称为计量变量（measurement variable）或数值变量（numerica variable），计数变量（count variable）或定类变量（categorical variable）、名义变量（nominal variable），等级变量（rank variable）或定序变量（ordinal variable）。

在实际中，应用最多的是计量变量，故将它简称为变量。通常所说的变量主要是计量变量，而大多数统计方法所处理的也都是计量变量。

3. 计量变量的分类　根据计量变量的取值可将它分为两种类型：离散型变量（discrete variable）和连续型变量（continuous variable）。离散型变量通常只取整数值。例如，一个月中的门诊人数，某医院一年的新生儿数。连续型变量可以取实数轴上的任何数值，如身高、体重、白细胞数等，它们通常可通过测量得到。

根据计量变量的取值可将它进一步分类，若其可以取值为有限个或无穷可列个，则称其为离散变量；若其可以取值为无限且不可列个，则称其为连续变量。在实际应用时，当离散变量的取值非常多时，也可以近似当作连续变量来处理。

区分数据和变量的类型非常重要，关系到进一步采取何种统计方法进行处理和分析，表 1-2 给出了它们之间的比较。

表1-2　不同数据类型之间的比较

数据类型	定性数据（品质数据）		定量数据
	计数数据 （定类数据）	等级数据 （定序数据）	计量数据 （数值数据）
表现形式	类别 （无序）	类别 （有序）	数值
对应变量	计数变量	等级变量	计量变量 （离散变量、连续变量）
主要统计方法	计算各组频数，进行列联表分析、χ^2 检验等非参数方法		计算各种统计量，进行参数估计和检验、回归分析、方差分析等参数方法

（三）两类数据的转换

为了数据分析的方便，有时候需要对变量进行转化。但变量转化只能由"高级"向"低级"转化：定量→有序→分类→二值。例如，考试成绩可由百分制转化为五等级制：90～100 分为"优"、80～89 分为"量"、70～79 分为"中"、60～69 分为"及格"、59 分以下为"不及格"，成年男子的血清胆固醇按是否小于 6（mmol/L）划分成血脂正常和异常两类，即将定量数据转化为定性数据。

（四）统计数据的搜集和来源

对统计数据的搜集要做到完整、准确、及时、可靠。医药科学研究的数据主要来源于 3 个方面：①日常工作记录：包括病例、卫生监测记录、药物反应记录等，这些记录还没有经过研究设计，可能会产生不完整和不准确的情况，要注意避免。②统计报表：包括工作报表、统计年鉴、疫情报表等，这些数据的准确性取决于填报人员的业务素养，使用时应对其作出判断。③专题调查和试验：这类数据一般经过严格的设计过程，但也应注意数据搜集过程的质量监控和审核。无论以何种方式收集数据，都要强调它的准确性和完整性。

二、数据的整理

当数据的搜集工作完成后，要对数据资料进行科学的汇总和处理，使其系统化，初步反映出研究总体的特征、规律和趋势。在对数据进行整理时，首先要进行审核筛选，以保证数据的质量，然后确认数据的类型，有针对地进行处理，对定性数据和定量数据分别作出分类整理和分组整理。

（一）定性数据的整理

频数（frequence 或 frequency）是指分布在各组中的数据个数；频率（relative frequence）是指分布在各组中的数据个数占数据总个数的比例值；将各组类别及相应的频数（频率或百分比）用表格形式全部列出就是频数分布表（frequency table），如表 1-3 所示。

表 1-3　2012 年我国各地区三级医院频率分布

地区 （1）	三级医院		二级医院		一级医院	
	数量 （2）	频率/% （3）	数量 （4）	频率/% （5）	数量 （6）	频率/% （7）
东部	726	46.6	2029	33.8	1061	37.8
中部	443	28.4	2018	33.7	1052	37.5
西部	389	25.0	1948	32.5	693	24.7
合计	1558	100.0	5995	100.0	2806	100.0

数据来源：中国统计年鉴 2013. 中国统计出版社，33.

　　表 1-3 中第（1）列"地区"是一个三分类变量，第（3）列是 1558 个三级医院不同地区的频率分布。其中，东部的三级医院频率分布最高，为 46.6%；其次分别为中部、西部。频率分布的特点是，定性变量各类别的频率之和为 100%。

　　定性数据自身的表现形式就是类别化，进行整理时，只需按不同类别分组，算出各组频数或频率、百分比，列出频数分布表，再用条形图或圆形图等统计图直观地显示其整理结果。如果是定序数据，还可以算出各组累积的频数或频率、百分比。

　　我们将在本章第三节介绍，在表 1-3 的基础上作出统计图，使其更直观地表示分布状况。

（二）定量数据的整理

案例 1-1

　　某年抽样调查某地 120 名健康成年女性的红细胞数，如表 1-4 所示。

问题：

　　（1）案例属于什么类型的资料？

　　（2）用什么方法进行处理，可以使上述数据更直观、更系统？

表 1-4　某地 120 名健康成年女性的红细胞数　　　（单位：$\times 10^{12}$/L）

5.12	4.45	4.07	3.58	4.41	4.03	4.22	3.53	4.69	4.62
4.56	3.99	4.28	3.10	4.98	3.37	4.01	3.59	4.20	4.13
4.17	4.47	4.31	4.31	4.04	4.37	4.10	5.05	4.68	4.64
4.64	4.14	5.45	4.00	4.95	4.18	4.44	3.64	3.96	4.12
4.61	3.86	4.63	3.67	4.37	4.40	4.35	4.33	4.20	4.43
4.29	4.16	4.41	4.49	4.29	4.07	4.42	4.31	4.10	4.82
4.34	3.99	4.02	3.32	4.45	4.08	3.23	4.58	3.82	4.16
4.24	4.28	4.41	4.29	4.23	3.22	4.00	4.26	4.36	4.28
3.99	4.24	4.39	4.16	4.31	4.17	4.54	5.07	3.74	4.03
4.42	4.01	4.11	3.12	4.03	4.88	3.87	4.61	4.84	4.36
3.73	4.67	4.68	4.34	3.69	4.47	4.13	4.08	3.44	4.33
4.23	4.28	4.22	4.42	4.13	3.85	4.05	4.18	4.42	4.67

分析讨论：

　　本案例中，健康成年女性的红细胞数属于定量数据。通过对定量数据的整理了解其分布规律和类型，进而选用合适的统计指标描述其分布的集中趋势、离散趋势。一般主要按数据的数量标志进行分组、编制频数分布表，必要时采用直方图及频数折线图等统计图形来表示其整理结果，使其频数分布状态更加直观清晰。

下面结合本案例介绍频数分布表的具体编制。

第一步：求极差（全距）。

极差（range，R）又称为全距，为变量的最大值与最小值之差。

$$R=\text{Max}-\text{Min}=5.45-3.10=2.35\ (\times10^{12}/\text{L})$$

第二步：确定组数、组距和组段。

组数 k 的确定是由数据本身的特征和个数 N 来确定的，实际工作中常常采用等距分组，变量值个数较多时，组段数一般取 10 左右，且可用极差/10 来估计组数。

在本案例中，N=120，则 k=120/10=12，可考虑大致分为 12 组。

组距 d 是指每组上限与下限之差，且将每组的最小值称为该组的下限（lower limit），每组的最大值称为该组的上限（upper limit）。

$$\text{本案例中，} \quad 组距=\frac{极差(R)}{组数(k)}=\frac{2.35}{12}=0.196\approx0.2(\times10^{12}/\text{L})$$

为了计算方便，组段下限一般取较整齐的数值。各组段要连续但不能重叠，除了最后一组，各组段只包含下限值，不包含上限值。但要注意，第一组段应包含最小值，最后一个组段要包含最大值。

第三步：计算频数，编制频数分布表。

对数据进行分组，计算各组频数、频率、累计频数、累计频率，见表 1-5。观察数据某一数值以下（或以上）的频数或频率之和，称为累积频数（cumulative frequence）或累积频率（cumulative frequency）。

对于组距分组还应该注意以下几个问题：

（1）要做到"不重复不遗漏"，当前一组的上限与后一组的下限重叠时，一般规定"组上限不在本组内"，只有最后一组包括上限。例如表 1-5 分组中"3.10～"表示[3.10,3.30]，即上限 3.40 不计入该组。

表 1-5　某地 120 名健康成年女性的红细胞数（$\times10^{12}/\text{L}$）频数表

组段	组中值	频数	频率/%	累计频数	累计频率/%
3.10～	3.20	4	3.33	4	3.33
3.30～	3.40	3	2.50	7	5.83
3.50～	3.60	6	5.00	13	10.83
3.70～	3.80	6	5.00	19	15.83
3.90～	4.00	18	15.00	37	30.83
4.10～	4.20	31	25.83	68	56.67
4.30～	4.40	29	24.17	97	80.83
4.50～	4.60	14	11.67	111	92.50
4.70～	4.80	3	2.50	114	95.00
4.90～	5.00	4	3.33	118	98.33
5.10～	5.20	1	0.83	119	99.17
5.30～5.50	5.40	1	0.83	120	100.00
合计	—	120	100.00	—	—

（2）为了避免遗漏极端值，第一组和最后一组可采用开口组，如"3.10以下"和"5.30以上"的形式。开口组需要确定组距时可以与相邻组等同。

（3）为了满足特定需要，有时也采用不等距分组。例如，对人口年龄的分组，为了兼顾人口生理特点，可分为0～6岁（婴幼儿组）、7～17岁（少儿组）、18～59岁（中青年组）、60岁以上（老年组）的不等距分组。

（4）为了反映一组数据的一般水平，引入组中值（middle point value）的概念，即

$$组中值 = \frac{上限值 + 下限值}{2}$$

组中值作为该组数据的代表值，在利用频数分布表进行均值、方差等计算或作频数折线图时将起到重要作用。

第二节　数据的统计描述

通过上节内容的学习，我们了解了数据的分类和数据的整理，通过频数分布表，初步反映数据分布的特征。为了进一步对数据的分布特征和规律进行全面掌握和定量刻画，则需要了解更多的、从不同侧面反映数据分布特征的统计指标即统计量。

本节将从集中趋势、离散趋势两个方面定量描述数据的平均水平和变异程度，并且介绍描述数据分布形态的指标。

一、数据集中趋势的描述

集中趋势（central tendency）指的是一个计量资料的大多数观察值所在的中心位置。常用的描述集中趋势的统计指标主要有算术均数、几何均数和中位数。

（一）算数均数

1. 算数均数（arithmetic mean）　简称为均数（mean），等于一个指标变量所有观察值的和除以观察值的个数。适用于服从对称分布变量的平均水平的描述，这时均数位于分布的中心，能反映一个变量所有观察值的平均水平。

一般地，总体均数用希腊字母 μ 表示，样本均数用 $\overline{X}$ 表示。

2. 均值的计算　可以由原始数据直接计算均值：

设原始数据为 $X_1, X_2, \cdots, X_n$，均值的计算公式：

$$\overline{X} = \frac{X_1 + X_2 + \cdots + X_n}{n} = \frac{1}{n}\sum_{i=1}^{n} X_i \tag{1-1}$$

> **案例 1-2**
>
> 　　某人调查了13名初中女生的身高，其测量值为：146.6，150.2，165.3，159.2，150.6，152.3，156.4，162.3，160.2，155.4，156.2，148.2，150.2，计算这13名初中女生身高的样本均数。
>
> 　　按照公式（1-1），可以得到
>
> $\overline{X} = (146.6 + 150.2 + 165.3 + 159.2 + 150.6 + 152.3 + 156.4 + 162.3 + 160.2 + 155.4 + 148.2$
> $\qquad + 150.2)/13 = 154.9\text{(cm)}$
>
> 　　也可以利用频数和组中值近似计算频数：
>
> 　　对分组整理的数据，分组数为 k，各组数据出现的频数分别为 $f_1, f_2, \cdots, f_k$，当然

$\sum\limits_{i=1}^{k} f_i = n$，各组的组中值为 $m_1, m_2, \cdots, m_k$ 时，均值的近似计算公式：

$$\bar{x} \approx \frac{m_1 f_1 + m_2 f_2 + \cdots + m_k f_k}{f_1 + f_2 + \cdots + f_k} = \frac{1}{n}\sum_{i=1}^{k} m_i f_i \qquad (1\text{-}2)$$

由表 1-5 可计算案例 1-1 的算数均数为

$$\overline{X} = \frac{3.20 \times 4 + 3.40 \times 3 + \cdots + 5.40 \times 1}{120} = 4.22 (\times 10^{12}/\text{L})$$

上式虽然得到的是成绩均值的近似值，但近似程度已经很好，而且也很大程度地减小了计算量。

3. 均值的性质　均值是一组数据差别相互抵消的结果，所以是数据的重心所在，是进行统计分析和统计推断的基础，具有以下良好的数学性质：

（1）各数据与均值的离差之和为零，即

$$\sum_{i=1}^{n}(x_i - \bar{x}) = 0$$

（2）各数据与均值的离差之平方和为最小值，即

$$\sum_{i=0}^{n}(x_i - \bar{x})^2 \leqslant \sum_{i=1}^{n}(x_i - a)^2 \qquad (a \text{ 为任意实数})$$

由此可见，均值是误差最小的总体数据的代表值，特别当数据分布为对称或近似对称时，均值是数据集中趋势的最好代表值。但是当数据分布偏斜程度较大时，均值也容易受到极端值的影响，不能很好地反映数据的集中趋势，也可采用截尾均值，即在数据中先去掉若干最小值和最大值，再进行均值计算。这在某些评奖、比赛中较为常见。

（二）几何均数

几何均数（geometric mean，G）是一个变量的所有 n 个观察值乘积的 n 次方根。其计算公式如下：

$$G = \sqrt[n]{X_1 X_2 \cdots X_n} = \lg^{-1}\left(\frac{1}{n}\sum_{i=1}^{n}\log X_i\right) \qquad (1\text{-}3)$$

式（1-3）中的 $\log X_i$ 表示对 X_i 求对数，其计算可以采用以 10 为底数（记为 lg），也可采用以自然数 e 为底数（记为 ln）。该公式中的 $\lg^{-1}$ 是取以 10 为底数或以 e 为底数的反对数。注意，观察值中不能包含小于等于零的数据。

案例 1-3

某社区对 8 名儿童进行免疫接种，日后测得其抗体滴度分别为 1：4，1：8，1：16，1：16，1：32，1：64，1：64，1：128，求平均滴度。

按照式（1-3），几何均数为

$$G = \sqrt[8]{4 \times 8 \times 16 \times 16 \times 32 \times 64 \times 64 \times 128} = 24.68$$

或者

$$G = \lg^{-1}\left(\frac{\lg 4 + \lg 8 + \lg 16 + \lg 16 + \lg 32 + \lg 64 + \lg 64 + \lg 128}{8}\right) = \lg^{-1} 1.39 = 24.68$$

（三）中位数

1. 中位数（median）　是将全部数据按从小到大排序后处于中间位置的数值，记为 M。中位数将全部数据分为两个相等部分，上下各有一半数据值。显然中位数只适用于计量数据和计数数据，不能用于等级数据。

2. 中位数的确定

（1）直接法（基于原始数据）：

将全部数据 $x_1, x_2, \cdots, x_n$，按从小到大的顺序排列后为 $x_{(1)}, x_{(2)}, \cdots, x_{(n)}$（其中 $x_{(1)} \leqslant x_{(2)} \leqslant \cdots \leqslant x_{(n)}$），则中位数为

$$M = \begin{cases} x_{\frac{n+1}{2}}, & \text{当} n \text{为奇数} \\ \dfrac{1}{2}\left(x_{\frac{n}{2}} + x_{\frac{n}{2}+1} \right), & \text{当} n \text{为偶数} \end{cases} \tag{1-4}$$

即中位数位于位置 $\dfrac{n+1}{2}$，当 n 为奇数时，数据的中间值取作中位数；当 n 为偶数时，排在中间的两个数据的平均值取作中位数。

案例 1-4

某人调查了 13 名初中女生的身高，其测量值为：146.6，150.2，165.3，159.2，150.6，152.3，156.4，162.3，160.2，155.4，156.2，148.2，150.2，计算这 13 名初中女生身高的中位数。

因为 $n=13$ 是奇数，按照从小到大排序后，最中间的数据为第 7 个数据 155.4，所以公式为

$$M = M_{\frac{13+1}{2}} = M_7 = 155.4 \text{(cm)}$$

另外，低于已分组的数据，可以很容易地确定中位数所在组，即累积频数超过 $\dfrac{n}{2}$（或累积频率超过 0.5）的最低组。例如，由表 1-5 可知累积频数超过 $\dfrac{n}{2} = 60$ 的最低组为 4.10～组，则中位数在 4.10～组。

（2）频率表法（基于频率表资料）：可以通过计算百分位数来近似计算中位数。百分位数（percentile，P_x）是指将 n 个观察值从小到大依次排序后，对应于 $x\%$ 位的数值；表示将原始观察值分为两部分，理论上有 $x\%$ 的观察值小于 P_x，有（$100-x$）% 的观察值大于 P_x，百分位数 P_{50} 就是中位数。

对于频率表资料，百分位数 P_x 的计算公式为

$$P_x = L + \frac{i}{f_x}(n \times x\% - F_L)$$

其中，L 为百分位数所在组段的下限；i 为该组段的组距；f_x 为该组段的频数；n 为总频数；F_L 为小于 L 所在组段的累计频数。

案例 1-5

某医院 2015 年治疗某病的费用（千元），如表 1-6 所示。

表 1-6　某医院 2015 年治疗某丙的费用

组段/千元	频数（f_i）	累计频数	累计频率/%
0～	9	9	2.75
1～	53	62	18.96
2～	68	130	39.76
3～	60	190	58.10
4～	50	240	73.39
5～	39	279	85.32
6～	21	300	91.74
7～	14	314	96.02
8～	5	319	97.55
9～	3	322	98.47
10～	5	327	100.00
合计	327	—	—

$$M = P_{50} = 3 + \frac{1}{60}(327 \times 50\% - 130) = 3.56 \text{（千元）}$$

3. 中位数的特点　中位数是数据的位置平均数，其特点与均值相比较不受极端值影响，特别是在存在开口组时，在描述集中趋势时比均值更为贴切。但其计算功能较差，敏感度也不足。

（四）众数

众数（mode）即数据中出现次数最多的数据值，用 M_0 表示。主要用于描述定性数据的集中趋势，对于定量数据，可能有多个众数或没有众数，意义不大。

众数的特点是较直观、易理解、不受极端值影响，但灵敏度、计算功能和稳定性差，存在着不唯一性，当数据集中趋势不明显或有两个以上分布中心时不宜使用。

二、数据离散趋势的描述

反映数据集中趋势的统计量，体现了数据的中心值、代表值，是对数据的概括性度量，但它对数据一般水平代表性的好坏取决于数据的离散程度，也就是各数据值偏离其中心值的程度。同一总体中不同个体间存在的差异称为变异（variation）。不同的观察指标，其变异是不同的；即使是同一观察指标，在不同总体中，其变异程度也有所不同。

统计学中常用以描述数据离散程度的统计量有极差、四分位数间距、方差、标准差、变异系数等。

（一）极差

极差（range）又称全距，是一组数据最大值与最小值之差，用 R 来表示，即

$$R = \text{Max} - \text{Min} \tag{1-5}$$

样本量接近的同类资料相比较时，极差越大意味着数据越离散，或者说数据间变异越大。

案例 1-6

根据案例 1-4 给出的数据，计算这 13 名初中女生身高的极差。

因为这 13 名初中女生身高的最大值 Max $=165.3$cm, 最小值 Min $=146.6$cm, 由式（1-5）得，$R = \text{Max} - \text{Min} = 165.3 - 146.6 = 18.7(\text{cm})$。

由于极差的计算只利用了两个极端值，而且往往样本量越大，极差越大，所以一般不太直接用极差描述离散趋势。

（二）分位数和四分位数间距

1. 分位数（quantile） 就是将全部数据按从小到大排序后等分，位于等分点上的数据值。统计学中常将数据四等分和百等分，相应产生四分位数和百分位数。

四分位数（quartile）：就是用 3 个点将从小到大排序后的全部数据四等分后在分位点上的数值，也被称作四分位点。

3 个四分位点各自有它们的名称：第一个等分点称为下四分位数（lower quantile），记为 Q_1；第二个等分点就是中位数 M，记为 Q_2；第三个等分点称为上四分位数（upper quantile），记为 Q_3。

四分位数的计算与中位数相似，即先对数据进行排序，再确定其位置，然后确定其数值。

$$Q_1 \text{位置} = \frac{1}{4}(n+1)，\quad Q_2 \text{位置} = \frac{1}{2}(n+1)，\quad Q_3 \text{位置} = \frac{3}{4}(n+1)$$

当四分位数的位置不是整数时，应该根据其位置按比例分摊两侧数值的差值。

案例 1-7

某医院 2015 年治疗某病的费用（千元），如表 1-6 所示。

$Q_1 \text{位置} = \frac{1}{4}(327+1) = 82$，则 Q_1 在第 3 组段，即 2～，故

$$Q_1 = 2 + \frac{1}{68}(327 \times 25\% - 62) = 2.29$$

$Q_3 \text{位置} = \frac{3}{4}(327+1) = 246$，则 Q_3 在第 6 组段，即 5～，故

$$Q_3 = 5 + \frac{1}{39}(327 \times 75\% - 240) = 5.13$$

事实上，$P_{25} = Q_1; P_{50} = M; P_{75} = Q_3$。

2. 四分位数间距（quartile range） 四分位数间距或四分位差、内距，即上四分位数与下四分位数之差，记为 Q_d。计算公式为

$$Q_d = Q_3 - Q_1 \tag{1-6}$$

四分位数间距充分反映了中间 50% 数据的离散程度，其数值的大小，体现出中间的数据的集中与分散。并且不受极端值的影响，大大克服了用极差描述数据离散程度的不足。但它不适用于等级数据。

对于案例 1-7 的数据，四分位数间距为

$$Q_d = Q_3 - Q_1 = 5.13 - 2.29 = 2.84$$

（三）方差和标准差

方差（variance）即各数据观测值与均值的离差的平方的算术平均值，是反映计量数据离散程度的最重要的统计量，方差的算术平方根就是标准差（standard deviation）。根据观察数据的不同，方差又分为总体方差和样本方差。

1. 总体方差和标准差 当观察数据 $x_1, x_2, \cdots, x_n$ 为研究对象的全体数据时，称为总体数据（population data）。此时的方差为总体方差（population variance），记为 σ^2，其计算公式为

$$\sigma^2 = \frac{1}{n}\sum_{i=1}^{n}(x_i - \overline{x})^2 \tag{1-7}$$

总体方差的算术平方根即总体标准差（population standard deviation），用 σ 表示，其计算公式为

$$\sigma = \sqrt{\sigma^2} = \sqrt{\frac{1}{n}\sum_{i=1}^{n}(x_i - \overline{x})^2} \tag{1-8}$$

为了便于计算，通常采用下列等价的简化公式：

$$\sigma^2 = \frac{1}{n}\sum_{i=1}^{n}x_i^2 - \overline{x}^2, \quad \sigma = \sqrt{\sigma^2} = \sqrt{\frac{1}{n}\sum_{i=1}^{n}x_i^2 - \overline{x}^2} \tag{1-9}$$

2. 样本方差和标准差 在实际统计研究中，观察数据一般都是研究对象的部分个体的数据 $x_1, x_2, \cdots, x_n$，称为样本数据（sample data）。此时的方差为样本方差（sample variance），记为 S^2，其计算公式为

$$S^2 = \frac{1}{n-1}\sum_{i=1}^{n}(x_i - \overline{x})^2 \tag{1-10}$$

样本方差的算术平方根即样本标准差（sample standard deviation），用 S 表示，其计算公式为

$$S = \sqrt{S^2} = \sqrt{\frac{1}{n-1}\sum_{i=1}^{n}(x_i - \overline{x})^2} \tag{1-11}$$

虽然标准差和方差都能反映每个数据偏离其均值的平均程度，但标准差具有与实际观察值相同的量纲，其意义较方差更明确，故比方差常用。

在案例 1-4 中，n=13，均值 $\overline{x} = 154.9$，故样本方差和标准差分别为

$$S^2 = \frac{1}{n-1}\sum_{i=1}^{n}(x_i - \overline{x})^2$$
$$= \frac{1}{12}[(146.6 - 154.9)^2 + (150.2 - 154.9)^2 + \cdots + (150.2 - 154.9)^2]$$
$$\approx 33.08$$
$$S = \sqrt{S^2} = \sqrt{33.08} \approx 5.75$$

为了减少计算量，对已分组的数据可以利用各组频数和组中值近似计算样本方差和标准差。

设分组数据组数为 k，各组数据出现的频数分别为 $f_1, f_2, \cdots, f_k$，当然 $\sum_{i=1}^{k}f_i = n$，各组的组中值为 $m_1, m_2, \cdots, m_k$，样本方差和标准差的近似计算公式：

$$S^2 \approx \frac{\sum_{i=1}^{k}(m_i - \overline{x})^2 f_i}{\sum_{i=1}^{k}f_i - 1} = \frac{1}{n-1}\sum_{i=1}^{k}(m_i - \overline{x})^2 f_i \tag{1-12}$$

$$S = \sqrt{S^2} \approx \sqrt{\frac{1}{n-1}\sum_{i=1}^{k}(m_i - \overline{x})^2 f_i} \tag{1-13}$$

例如，根据表 1-3 中的数据，已经求出 $\overline{x} = 76.83$，可以通过表 1-7 计算成绩的样本方差和标准差：

表 1-7 某地 120 名健康成年女性红细胞数（$\times 10^{12}/L$）数据计算表

组段	组中值 m_i	频数 f_i	$(m_i - \bar{x})^2 f_i$
3.10～	3.20	4	4.16
3.30～	3.40	3	2.02
3.50～	3.60	6	2.31
3.70～	3.80	6	1.06
3.90～	4.00	18	0.87
4.10～	4.20	31	0.01
4.30～	4.40	29	0.94
4.50～	4.60	14	2.02
4.70	4.80	3	1.01
4.90	5.00	4	2.43
5.10～	5.20	1	0.96
5.30～5.50	5.40	1	1.39
合计	—	120	19.18

$$S^2 \approx \frac{1}{n-1} \sum_{i=1}^{k} (m_i - \bar{x})^2 f_i = \frac{19.18}{119} = 0.16$$

$$S \approx \sqrt{0.16} = 0.40$$

3. 标准化值　在求得一组数据的均值和标准差后，可以对该组数据进行如下处理：

$$u_i = \frac{x_i - \bar{x}}{S} \tag{1-14}$$

所得到的 u_i 称作相应的数据观察值 x_i 的标准化值（standardized value）。由此得到的标准化数据集 $\{u_i\}$ 的均值为 0，标准差为 1。

标准化值可以体现出数据中各数据观察值的相对位置，即以标准差为衡量单位给出该数据偏离均值的相对大小。一般而言，在一组数据中约有 95% 的数值，其标准化值的绝对值不超过 2；仅有 0.3% 的数值在 3 个标准差之外，这些值被称为离群值（outlier）。

（四）样本标准误

另一个描述数据离散程度的统计量是样本标准误（sample standard error）简称标准误，其计算公式为

$$S_{\bar{x}} = \frac{S}{\sqrt{n}} \tag{1-15}$$

其中，S 为数据的样本标准差。当用样本均值来推断总体均值时，样本标准误反映了样本均值偏离总体均值的平均程度，故又称为均值的标准差（standard deviation for mean）。

例如，案例 1-1 的数据，其样本标准误为

$$S_{\bar{x}} = \frac{S}{\sqrt{n}} = \frac{0.40}{\sqrt{120}} \approx 0.04$$

（五）变异系数

前面介绍的反映数据分布离散程度的指标，其大小均与原数据的均值水平和计量单位有关，为了描述数据分布离散程度的相对指标，引入变异系数（coeffici-ent of variation）的概念，是标准

差与均值之比，常用百分比表示，记作 CV。其计算公式为

$$CV = \frac{S}{\bar{x}} \times 100\% \qquad (1-16)$$

变异系数是无量纲的统计量，其大小反映了数据偏离其均值的相对偏差，在比较不同总体、不同量纲的两组数据时，方差、标准差、极差等统计量通常无法使用，应使用变异系数。

案例 1-8

某地一群 7 岁男童的身高均数为 103cm，标准差为 5cm；体重均数为 25kg，标准差为 4kg，试计算 7 岁男童身高和体重的变异系数。

按式（1-16）进行计算，则身高和体重的变异系数分别为

$$身体高CV = \frac{5}{103} \times 100\% = 4.85\%$$

$$体重CV = \frac{4}{25} \times 100\% = 16\%$$

结果显示，7 岁男童体重的变异程度大于身高的变异程度。

三、分布形状的指标

要全面了解数据分布的特点，仅有集中趋势和离散程度两个特征是不够的，还需知道数据分布的形状特征。这里介绍偏度和峰度两个描述数据分布形状的指标。

（一）偏度

偏度（skewness）又称偏态系数，用于描述数据分布的对称性，记为 S_k。对未分组的原始数据，可通过下面公式计算偏度：

$$S_k = \frac{n\sum_{i=1}^{n}(x_i - \bar{x})^3}{(n-1)(n-2)S^3} \qquad (1-17)$$

其中，S 为样本标准差。公式较为复杂，可简单记忆为：偏度约等于离差的三次方的平均数再除以标准差的三次方。

当数据分布对称时，离差的三次方正负可以相互抵消，所以 $S_k = 0$；

当正偏离差值较大时，$S_k > 0$，称为正偏或右偏；

当负偏离差值较大时，$S_k < 0$，称为负偏或左偏。

S_k 的绝对值越大，数据分布越偏斜。

对于分组数据，可采用下面公式计算偏度：

$$S_k = \frac{\sum_{i=1}^{k}(m_i - \bar{x})^3 f_i}{nS^3} \qquad (1-18)$$

其中，m_i，f_i 分别为各组的组中值和观察值出现的频数。这种计算方法很大程度地减小了计算量。

由上式可计算出案例 1-1 中数据分布的偏度，$S_k = -0.294$，表明该地 120 名健康成年女性的红细胞数的分布为负偏，但偏斜程度不大。

有时，通过比较众数、中位数和均值之间的大小关系，也可以大体判断数据频数分布的对称性，方法如下：

（1）对称分布：$M_o = M_e = \bar{x}$；

（2）左偏分布：$\bar{x} < M_e < M_o$；

（3）右偏分布：$M_o < M_e < \overline{x}$。

图 1-1 给出了对称分布、左偏分布和右偏分布的频数分布图形，从中可以观察众数、中位数和均值的相对位置关系与数据分布偏斜程度的关联。

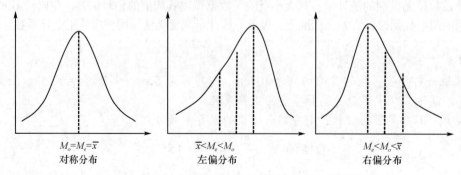

$M_o=M_e=\overline{x}$　　　　$\overline{x}<M_e<M_o$　　　　$M_e<M_o<\overline{x}$

对称分布　　　　　　　左偏分布　　　　　　　右偏分布

图 1-1　众数、中位数和均值与数据分布对称性的关系

（二）峰度

峰度（kurtosis）又称峰态系数，用于描述数据分布的平峰或尖峰程度，记为 K_u。原始数据可以通过均值 $\overline{x}$ 和样本标准差 S 由下面计算公式求得峰度：

$$K_u = \frac{n(n+1)\sum\limits_{i=1}^{n}(x_i - \overline{x})^4 - 3\left[\sum\limits_{i=1}^{n}(x_i - x^2)\right]^2 (n-1)}{(n-1)(n-2)(n-3)S^4} \tag{1-19}$$

数据分布的峰态是以标准正态分布为参照的，如果一组数据峰度值 K_u 为 0，或近似为 0，则说明该组数据服从或近似服从正态分布；当 $K_u > 0$ 时，表明该分布比正态分布更尖，叫尖峰分布；当 $K_u < 0$ 时，表明该分布比正态分布更平，叫平峰分布。

对于分组数据，可采用下面公式计算峰度：

$$K_u = \frac{\sum\limits_{i=1}^{k}(m_i - \overline{x})^4 f_i}{nS^4} - 3 \tag{1-20}$$

其中，m_i，f_i 分别为各组的组中值和观察值出现的频数。这种计算方法很大程度地减小了计算量。

由上式可计算出案例 1-2 中数据分布的峰度，$K_u=1.055$，表明该地 120 名健康女性的红细胞数的分布与标准正态分布相比略有些尖，为尖峰分布。

第三节　统计表与统计图

统计表（statistical table）和统计图（statistical chart）是呈现数据分析结果常用的重要工具。好的统计表可代替冗长的文字描述，简明扼要地表达分析结果；一个合适的统计图可以准确、直观地呈现数据特征，给读者留下深刻的印象。统计学对统计表和统计图有一定的规范和要求，应充分了解和严格把握才能避免错误。

一、统　计　表

统计表将统计事物及指标以表格的形式，直观地反映事物的数量关系及其趋势，可用于统计结果的精确表达和对比分析。

统计表结构要求简洁明了，一般一张表只包括一个中心内容，以使数据资料更具有条理性，一目了然。

（一）统计表的结构及绘制要求

统计表的基本结构由标题、标目、线条和数字 4 部分组成，以上 4 点也被称为统计表的 4 要素，必要时附有备注（图1-2）。

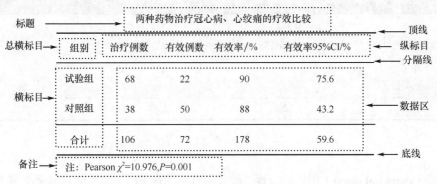

图 1-2　统计表的结构

统计表绘制的基本要求如下：

（1）标题：位于表的上方，一般包括表号、时间、地点和主要事件，用于说明表的内容。如有多张表时，需在标题前添加序号，如表 2-1、表 2-2 或表 2-3 等。

（2）标目：分为横标目与纵标目，用于指明表内数字的含义。横标目位于表的左侧，用于表示被研究的事物，是表的主语；纵标目位于表的上方第一行用于表示横标目的统计指标，是表的谓语，根据需要可注明单位。横、纵标目可连读成一句通顺的话语。必要时，横标目下方与纵标目右侧可以设合计栏。

（3）线条：统计表内的线条不宜过多，常用"三线表"，包括顶线、底线和纵标目分隔线，左右两侧不应有边线，左上角不宜有斜线，表内不应有竖线。

（4）数字：一律采用阿拉伯数字，要确保准确无误。对服从正态分布的定量变量用均数±标准差描述；对不服从正态分布的定量变量用中位数（下四分位数～上四分位数）描述。同一指标保留同样的有效数字，表内不留空格。注意在记录暂缺或无记录、无数字和数字为零时的区别：分别用"…""—"和"0"表示。

（5）备注：表中可以有备注。如需要对某个数字或指标加以说明，可在该数字或指标右上角用"＊"号或者其他符号标注，并在统计表的下方用文字加以说明。

（二）简单表与复合表

根据统计表主语分类标志的多少，可将统计表分为简单表和复合表。

1. 简单表（simple table）　只按单一变量分组，即主语只有一个分类标志，如表 1-8 是按被访者是否为高血压患者分组的。

表 1-8　2011 年某地区 1235 例被访者是否为高血压患者的频率分布

被访者	例数	频率/%
患者	307	24.9
非患者	928	75.1
合计	1235	100.0

2. 复合表（combinative table）　按两个或两个以上变量分组，即主语的分类标志不止一个。例如，表 1-9 中同时统计不同职称教师的性别状况，就可以形成下面的复合表。

表 1-9　2015 年某高校教师职称及性别状况

职称	人数/人		合计
	男	女	
正高级	452	582	1034
副高级	530	610	1140
中级	652	865	1517
初级	852	1230	2082
合计	2486	3287	5773

二、统　计　图

统计图（statistical graph）用点的位置、线段的升降、直条的长短、面积的大小等来表达统计数据。其特点是简单明了、形象全面，可以直观地反映出数据变化的统计特征和规律。

常用的统计图有：条形图（水平、垂直）、圆形图、直方图、频数折线图、茎叶图、箱形图、线图和时间序列图等。统计图的制作可以利用计算机统计软件（如 SAS、SPSS、Excel 等），Excel 软件可以制作完成除茎叶图和箱形图以外的所有图形，而茎叶图和箱形图的制作可借助 SPSS 软件完成。

手工绘制统计图时，主要注意下列事项：

（1）根据资料的性质和分析的目的选择最合适的统计图形。

（2）图形设计力求真实科学，做到图示准确、数据分明。

（3）每一张统计图都要有标题和图号，图号一般情况下要按照顺序排列，便于查找和文字中引用；标题要简明扼要地说明图形表达的主要内容，必要时应注明资料收集的时间和地点。图号及标题一般位于图的下方中央位置。

（4）绘制带有坐标轴的统计图时，纵、横轴所代表的事物名称要有说明，并标注单位，长度比例要合适，通常以 5∶7 为宜。

下面结合实例介绍各种统计图形。

（一）条形图

条形图（bar chart）是利用相互间隔的等宽直条来表示各数据值大小的图形，主要用于定性数据及离散型数值变量分布的图示。条形的长短表示数据的频数或频率，可以纵列，也可以横排，纵列时称为垂直条形图或柱形图，横排时称为水平条形图或带形图。

案例 1-9

据报道，2007 年内蒙古自治区高等学校共有专任教师 19 483 人，其中具有正高级职称的 1307 人、副高级职称的 5699 人、中级职称的 6193 人、初级职称的 4820 人、无职称的 1464 人，表 1-10 为 2007 年内蒙古自治区高等学校教师职称状况。

表 1-10　2007 年内蒙古自治区高等学校教师职称状况

职称	正高级	副高级	中级	初级	无职称	合计
人数/人	1307	5699	6193	4820	1464	19483
百分比/%	6.7	29.3	31.8	24.7	7.5	100.00

利用该案例的数据可绘制如下条形图（图1-3，图1-4）：

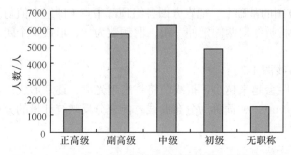

图1-3　2007年内蒙古自治区高等学校教师职称状况的垂直条形图

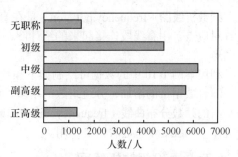

图1-4　2007年内蒙古自治区高等学校教师职称状况的水平条形图

（二）圆形图

圆形图（pie chart）也称**饼图**，是以整个圆的面积表示研究对象的总体，以圆内各扇形面积来表示组成总体各构成部分所占比例的一种统计图形，主要用来表示定性数据的构成比。

利用案例1-9中的数据可绘制如图1-5所示的圆形图。

（三）直方图

直方图（histogram）是用一组无间隔的直条图来表示连续变量数据频数分布特征的统计图，又称**频数分布图**。直方图中，每一直条高度表示相应组别的频数或频率，宽度则表示各组的组距。

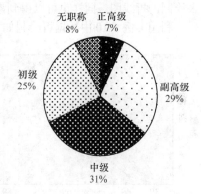

图1-5　2007年内蒙古自治区高等学校教师职称状况的圆形图

案例 1-10

某高校药学专业48名学生高等数学课的成绩（单位：分）数据如下：

83，80，71，81，73，75，57，86，89，46，91，89，66，83，84，79

72，61，96，62，94，81，70，57，78，54，99，79，64，77，84，100

76，79，72，94，53，81，93，69，78，66，77，81，80，69，83，76

利用案例1-9中的数据可绘制如下直方图1-6。

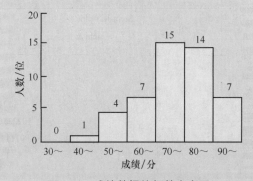

图1-6　成绩数据的频数直方图

要注意直方图与垂直条形图的区别，直方图的各直条是连续排列，形成一密闭图形。

（四）频数折线图

频数折线图（frequency polygon）是在直方图的基础上，把直方图各组顶部中点（即组中值与频数对应点）用直线段连接起来的统计图，并将折线向两侧延伸一组，取频数为 0，形成一个闭合图形。

利用案例 1-10 中的数据可绘制如下频数折线图 1-7。

随着数据量的增加，分组组数的增多，组距会越来越小，折线图将越来越光滑，逐渐形成一条平滑的**频数分布曲线**（frequency distribution curve），简称为分布曲线，能充分反映统计量的分布规律，在统计学中起着重要作用。

（五）累积频数折线图

累积频数折线图（cumulative frequency polygon）是利用频数分布表得到的组中值和累积频数来绘制的折线图，同样也可以得到累积频率图。

利用案例 1-10 中数据可绘制如下累积频数折线图 1-8。

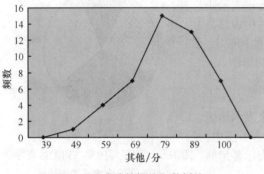
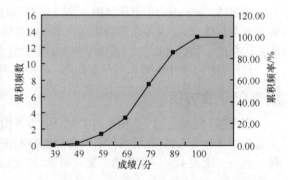

图 1-7　成绩数据的频数折线图　　　　　图 1-8　成绩数据的累积频数折线图

同样，随着数据量的增加，分组组数的增多，组距会越来越小，折线图将越来越光滑，逐渐形成一条平滑的**累积分布函数曲线**（cumulative distribution function curve）。

（六）茎叶图

茎叶图（stem-lesf plot）将数据分成整数和尾数两部分，分别形成图形的茎和叶，如成绩数据 85，83，80 的茎均为 8，而叶分别为 5，3，0。

可以通过由案例 1-10 的成绩数据形成如下格式的茎叶图（图 1-9），从中能体会到其图形特点：

成　绩	Stem-lesf-plot（茎叶图）	
frequence	stem & lesf	
（频数）	（茎）	（叶）
1.00	4.	6
4.00	5.	3477
7.00	6.	1246699
15.00	7.	102235667788999
14.00	8.	00111133344699
6.00	9.	134469
1.00	10.	0
stem width:　（茎宽）10		
each leaf:　（每叶）1case（s）		

图 1-9　成绩数据的茎叶图

茎叶图类似于横置的直方图，但它在给出数据分布特征的基础上又保留了原始数据的信息，无须对数据进行分组处理便可直接得到，近年来比较被推崇。但利用 Excel 软件无法完成茎叶图的绘制，需要借助 SPSS 软件完成。

（七）箱形图

箱形图（boxplot）又称箱线图、盒状图，主要用于反映数据的最大值、最小值、中位数和上、下四分位数这 5 个特征值，是反映原始数据分布状况的统计图。

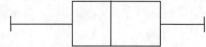

如图 1-10 所示，箱形图由一个箱体和两条线段组成，箱体两端边线为上、下四分位数，箱体中间横线为中位数，线段两端为替除异常值后的最大值和最小值。如有异常值需另外标记。

图 1-10   简单箱形图示意图

由箱形图的结构特征不难看出，箱体长度为四分位数间距，整个箱体包括了 50% 的样本数据，箱体越长，数据的离散程度越大。表示中位数的横线是否位于箱体中点，可以反映出数据分布是否对称。

异常值是指与箱体边线的距离超过箱体长度（四分位数间距）1.5 倍的数据值，用"○"表示，超过 3 倍的称为极端值，用"*"表示。

图 1-11 给出借助 SPSS 软件对案例 1-10 的成绩数据绘制的箱形图。其中最大值 = 100 、最小值 = 46 、中位数 = 78.5 、下四分位数 = 69.25 、上四分位数 = 83.75 ，可直观反映出成绩数据分布的主要特征。

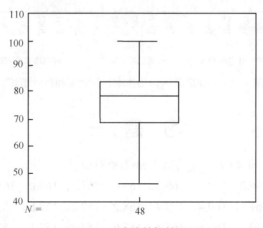

图 1-11   成绩数据箱形图

（八）时间序列图

时间序列图（time sequence piot）即反映数据随时间变化的折线图，其中横轴指标为时间变量。更多地应用于在同一图上进行多组相关现象的比较。

表 1-11 是我国 1988～2007 年人口出生率、死亡率和自然增长率的数表，可以根据它来绘制我国 1988 年以来人口变化趋势（图 1-11 ）。

表 1-11   我国 1988～2007 年人口出生率、死亡率和自然增长率对比表

年份	出生率/‰	死亡率/‰	自然增长率/‰	年份	出生率/‰	死亡率/‰	自然增长率/‰
1988	22.37	6.64	15.73	1990	21.06	6.67	14.39
1989	21.58	6.54	15.04	1991	19.68	6.70	12.98

续表

年份	出生率/‰	死亡率/‰	自然增长率/‰	年份	出生率/‰	死亡率/‰	自然增长率/‰
1992	18.24	6.64	11.60	2000	14.03	6.45	7.58
1993	18.09	6.64	11.45	2001	13.38	6.43	6.95
1994	17.70	6.49	11.21	2002	12.86	6.41	6.45
1995	17.12	6.57	10.55	2003	12.41	6.40	6.01
1996	16.98	6.56	10.42	2004	12.29	6.42	5.87
1997	16.57	6.51	10.06	2005	12.40	6.51	5.89
1998	15.64	6.50	9.14	2006	12.09	6.81	5.28
1999	14.64	6.46	8.18	2007	12.10	6.93	5.17

数据来源：中国人口和就业统计年鉴 2008. 中国统计出版社，1-4.

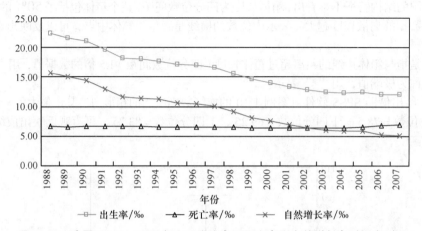

图 1-12   我国 1988～2007 年人口出生率、死亡率和自然增长率时间序列图

习　题　一

1. 测得某中学高三·一班 40 名女生身高（cm）资料如下：

   165.1，166.1，166.2，165.2，166.3，163.6，161.3，163.0，168.5，156.8
   158.3，171.2，167.1，160.4，159.4，168.2，158.2，162.8，155.6，169.4
   165.2，167.5，170.6，160.6，165.8，161.0，154.7，157.1，163.1，160.6
   169.1，163.4，168.9，162.2，164.5，159.4，165.3，157.4，167.5，166.0

（1）取组距为 2，最低组下限为 154，试作出频数分布表；

（2）作出频数直方图和折线图；

（3）根据频数分布表的分组数据，计算样本均值和样本标准差。

2. 某测量数据如下：

   4.2，3.5，4.3，3.35，3.8，4.25，3.6，4.8，3.0，2.95

（1）计算样本均值、方差、标准差、标准误和变异系数；

（2）求出该组数据的标准化值。

第二章 概率论基础

学习要求

1. 掌握：事件、样本空间、概率等基本概念；概率的加法公式、乘法公式及其应用；条件概率与事件独立性的概念及应用；全概率公式和贝叶斯公式及应用。

2. 熟悉：事件的运算关系；古典概率的定义及计算。

3. 了解：概率的统计定义与公理化定义。

在自然界和人类活动中存在着许许多多的现象，归纳起来，这些现象都有其因其果（这里的"因"是指现象产生的条件或原因，"果"是指现象呈现的结果），而每种现象中的因果依存规律不尽相同。例如：

（1）物体以自由落体方式下落（因），经过 t 个单位时间后下落距离是 $\frac{1}{2}gt^2$（果）；

（2）在标准大气压下将纯水加热到 100℃（因），水必然会沸腾（果）；

（3）边长为 a 和 b 的矩形（因），其面积必然为 ab（果）；

（4）抛一枚均匀硬币（因），可能正面朝上（果），也可能反面朝上（果）；

（5）在进行某种新药疗效的临床试验时，给患者服用一定剂量的药物（因），可能有特效（果），可能有一定疗效（果），也可能无效（果）；

（6）用同一架天平称重（因），所得结果可能是某个范围内的任何一个实数（果）。

根据现象中因果依存规律的不同，可以将它们划分为两类，即确定性现象和随机现象。所谓确定性现象，指的是在一定条件下必然会出现某种结果（即结果唯一）的现象。上述（1）（2）（3）都是确定性现象。随机现象指的是在一定条件下可能出现的结果不止一个，至于一次观察或试验到底会出现哪种结果事先无法确定的现象。上述（4）（5）（6）描述的现象都属于随机现象。随机现象虽然在个别观察或试验中呈现出了不确定性，但若在相同条件下大量重复进行这样的观察或试验，就会发现它们也存在着某种必然的规律，这种规律称为随机现象的统计规律。研究随机现象的统计规律的数学称为或然数学，如概率论与数理统计等；研究确定性现象变化规律的数学称为必然数学，如高等数学、线性代数等。例如，在观察某公共汽车站一天中各个时段的客流量时，得到的数据可能是某个范围内的任何一个非负整数，根据这些数据无法预测每天各时段确切的候车人数。但通过长期观察就会发现一定的规律：哪个时段人数较多（或少），哪些时段是客流高峰期等。

既然随机现象存在某种统计规律，那么有客观的数量规律吗？我们来学习随机事件及其概率。

第一节 随机事件及其概率

案例 2-1

高尔顿（Galton）钉板试验

如图 2-1 所示，在一块平滑木板上均匀钉上几排钉子，两侧装有护栏，下方装上隔板，将隔出的空格从左向右依次编号，将此板倾斜放置，上方置一均匀小球，可使其滚下。假定小球质量是均匀的，钉子是光滑的，并且钉子间的距离和护栏的位置，使得小球从上端落下

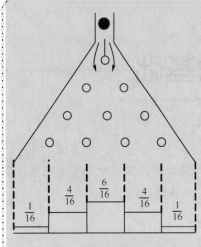

图 2-1　Galton 钉板试验

或从上一排钉子间落下后必然会碰到下一排钉子中的某一个。假设在理想情况下，小球向右或向左落下的可能性一样，即各为 $\frac{1}{2}$。

问题：

（1）如此滚下的小球，最后将落入哪个格子？

（2）小球落入每个格子的可能性分别有多大？

分析讨论：

显然，小球落入哪个格子都是可能的，事先并不能预知，也就是说，结果是随机的。但根据假定的理想条件，不难发现：假如小球第一次碰钉后向右落下（其可能性为 $\frac{1}{2}$），那么第二次碰钉（第 2 排右方的钉子）后仍然向右落下（即两次都向右落下）的可能性是 $\frac{1}{4}$，对称地，两次碰钉都向左落下的可能性也是 $\frac{1}{4}$，而小球两次碰钉后从第 2 排中间空档落下的可能性则是 $\frac{1}{4}+\frac{1}{4}=\frac{1}{2}$。按照以上方法分析第三次碰钉后从第 3 排的 4 个空档落下的可能性，从左到右分别为 $\frac{1}{8}$，$\frac{3}{8}$，$\frac{3}{8}$，$\frac{1}{8}$。以 4 排钉子为例，碰最后一排钉子后从 5 个空档落下，即落入编号为 1 至 5 的 5 个格子的可能性依次为 $\frac{1}{16}$，$\frac{4}{16}$，$\frac{6}{16}$，$\frac{4}{16}$，$\frac{1}{16}$。可见，表面看来是随机的偶然性起作用的地方，确实有内在的数量规律可循。

一、随机试验和随机事件

从案例 2-1 可以看出，随机现象的统计规律只有通过对同类现象进行大量的重复观察或试验，并借助一些必然的数学方法才能被发现。对随机现象进行观察或试验的过程称为随机试验（random trial），简称**试验**（trial），一般记为 E。随机试验满足下列条件：

（1）可以在相同条件下重复进行；

（2）每次试验的可能结果不止一个，并可预知其所有可能的结果；

（3）每次试验完成之前，不能预知该次试验的确切结果。

下面给出几个随机试验的例子：

E_1：投掷一枚骰子，观察骰子出现的点数；

E_2：一袋中装有编号为 $1, 2, \cdots, n$ 的 n 个球，从袋中任取一球，观察其编号；

E_3：计量某电话总机在单位时间内收到的呼叫次数；

E_4：某种药物对一种疾病的治疗效果。

在随机试验中，试验者所关心的是试验结果。例如，抛一枚硬币，结果是出现正面还是反面。若同时抛三枚硬币，则可能出现的结果会更多。

定义 2.1　随机试验中，每一个可能出现的直接结果称为**基本事件**（elementary event），或称**样本点**（sample point），记作 e。由所有样本点组成的集合称为**样本空间**（sample space），记为 Ω。

随机试验的样本空间由样本点确定，而样本点由试验的目的确定。例如，同时抛两枚硬币，如果试验的目的是观察它的正反面（正面记为 H，反面记为 T）出现的情况，则样本点有 4 个，样本空间 $\Omega = \{(H,H)，(H,T)，(T,H)，(T,T)\}$；如果试验的目的是观察出现正面的个数，则样本点只有 3 个，样本空间 $\Omega = \{0,1,2\}$。再例如，在 E_1 中，$\Omega = \{1,2,3,4,5,6\}$；在 E_2 中，$\Omega = \{1,2,\cdots,n\}$；在 E_3 中，$\Omega = \{0,1,2,\cdots\}$；在 E_4 中，$\Omega = \{$治愈，显效，好转，无效$\}$。

在随机试验中，试验结果的表现形式是多种多样的，样本点表示的仅仅只是随机试验中所有可能出现的原始结果，由此还可组成许多具有不同特征的结果形式。例如，在 E_2 中，"取到的球编号小于 5" 也是试验可能出现的一种结果形式，它由 "1""2""3""4" 这 4 个样本点组成。

定义 2.2 在试验的结果中，可能发生，也可能不发生的事件，称为**随机事件**（random event），简称**事件**，用大写字母 A，B，C 等表示。随机试验中每一个不可能再分的可能结果称为**基本事件**（elemental event），它是一类最简单的随机事件。

例如，在 E_2 中，"取到的球编号小于 5" 这一事件可用 A 表示，即 $A = \{$取到的球编号小于 5$\}$，显然 $A = \{1,2,3,4\}$。在 E_3 中，事件 $B = \{$收到的呼叫次数不超过 20 次$\}$ 可写为 $\{0,1,2,\cdots,20\}$。

实际上，任何一个随机事件都是样本空间的一个子集。在一次试验中，如果出现事件 A 中所包含的某一个样本点 e，则称事件 A 发生（或出现），并且记作 $e \in A$，否则称 A 不发生（或不出现），记作 $e \notin A$。例如，在案例 2-1 中，记事件 $A = $ "小球落入前两格"，$B = $ "小球落入奇数格"，那么在钉板入口处落下的小球如果落入第 2 格，就表示事件 A 发生了，而 B 没有发生。

随机事件的基本特征就是它们的发生具有随机性，但为了讨论方便起见，把下列两种不具有随机性的事件也作为特殊的随机事件：

（1）**必然事件**——每次试验都出现的事件。显然必然事件应包含所有的样本点，因此也用 Ω 表示必然事件。

（2）**不可能事件**——每次试验都不出现的事件。因为不可能事件中不能包含任何样本点，所以用 $\varnothing$ 表示。

例如，高尔顿钉板试验是一个随机试验，在有两排钉子的试验中，基本结果只有 3 个：小球落入第 1 格、第 2 格及第 3 格，它们都是基本事件。特别地，事件 "小球落入第 1 格至第 3 格" 是必然事件，而 "小球不落入第 1 格至第 3 格" 就是不可能事件。再如，在人群中随机抽取一人检查体重，就目前人的体重来说，"体重小于 500 kg" 是必然事件，"体重大于 500 kg" 是不可能事件。

二、随机事件的关系和运算

在随机试验中，随机事件的构成有的简单，有的复杂。例如，在上述钉板试验中，"小球落入前两格"、"小球落入奇数格" 都是复杂事件。又如，观察某电话交换站在单位时间内收到的呼唤次数，若 $A=\{$某电话交换站在单位时间内收到的呼唤次数是 2 次$\}$，$B=\{$某电话交换站在单位时间内收到的呼唤次数不超过 2 次$\}$，$C=\{$某电话交换站在单位时间内收到的呼唤次数多于 2 次$\}$，则 A 是简单事件，相对于简单事件，B 和 C 为复杂事件。

另外，还要考虑各随机事件之间的关系。例如，在医学统计中，要考虑各种症状（腹痛、发热等），各种疾病（肺结核、糖尿病、冠心病等），以及药物各种不同程度的疗效等。这些事件有的能够同时发生，有的则不能；有些事件互相独立无关，有些则不是。详细分析事件之间的关系和运算，不仅能更清楚地了解复杂事件的构成，还可以极大地简化一些复杂事件的概率计算。由于随机事件是样本空间的子集，因此在事件的关系和运算中，可以用集合的语言加以解释。20 世纪 30 年代初，冯·米泽斯（Von Mises）用集合论的观点来研究随机事件，并使得概率论的研究走上了严格化的道路，为了便于理解，我们把符号的两种解释列于表 2-1 中。

表 2-1 常用符号的概率论和集合论解释

符号	概率论的解释	集合论的解释
Ω	样本空间、必然事件	全集
$\varnothing$	不可能事件	空集
e	样本点、基本事件	元素、点
A	事件 A	Ω 的子集 A
$e \in A$	事件 A 发生	e 是 A 中的元素
$e \notin A$	事件 A 不发生	e 不是 A 中的元素

（一）事件的包含关系

如果事件 A 的发生必然导致事件 B 的发生，则称 B 包含 A ，或 A 包含于 B ，记为 $B \supset A$ 或 $A \subset B$ 。

例如，在上面提到的某电话交换站在单位时间内收到的呼唤次数中，$A = \{$某电话交换站在单位时间内收到的呼唤次数是 2 次$\}$，$B = \{$某电话交换站在单位时间内收到的呼唤次数不超过 2 次$\}$，事件 A 发生必然导致事件 B 发生，所以 $A \subset B$ 。

为了方便起见，规定对任何事件 A ，都有 $\varnothing \subset A$ ，而 $\Omega \supset A$ 是显然的。

（二）事件的相等关系

若两事件 A 和 B 满足：$A \subset B$ 且 $B \subset A$ ，则称 A 与 B 相等，记为 $A = B$ 。

例如，在有两排钉子的钉板试验中，"小球落入前两格" = "小球不落入第三格"。

（三）事件的和

若事件 $C = \{$两个事件 A 和 B 中至少有一个发生$\}$，则称 C 为事件 A 与 B 的和（或并），记为 $C = A + B$ （或 $C = A \bigcup B$ ）。即 C 表示由属于 A 或属于 B 的样本点组成的集合。

例如，"肺结核" + "发热" 表示患者或者患有肺结核或者发热。又如，在检验某批圆柱形胶囊产品的外形时，要求产品的"直径"和"长度"这两个指标都合格才算合格品。"直径不合格" + "长度不合格" = "产品不合格"。

类似地，n 个事件 $A_1, A_2, \cdots, A_n$ 的和 $A_1 + A_2 + \cdots + A_n$ 表示事件 $A_1, A_2, \cdots, A_n$ 中至少有一个发生。

（四）事件的积

若事件 $C = \{$两个事件 A 和 B 同时发生$\}$，则称 C 为 A 与 B 的积（或交），记为 $C = AB$ （或 $C = A \bigcap B$ ）。即 C 表示由既属于 A 又属于 B 的样本点组成的集合。

例如，"直径合格" $\bigcap$ "长度合格" = "产品合格"，"肺结核" $\bigcap$ "发热" 表示患者既患有肺结核又发热。

类似地，n 个事件 $A_1, A_2, \cdots, A_n$ 的积 $A_1 A_2 \cdots A_n$ 表示这 n 个事件同时发生。

（五）事件的差

若事件 $C = \{$事件 A 发生但事件 B 不发生$\}$，则称 C 为事件 A 与 B 的差，记为 $C = A - B$ 。即 C 表示由属于 A 但不属于 B 的样本点组成的集合。

例如，记 $A = $ "肺结核"，$B = $ "发热"，则 $A - B$ 表示患者患有肺结核但不发热。

（六）事件的互斥与互逆

如果事件 A 和 B 不能同时发生，即 $AB = \varnothing$ ，则称事件 A 和 B 互斥（或互不相容），显然当 A

和 B 没有相同的样本点时，A 与 B 互斥。

若 A 与 B 互斥，且 $A+B=\Omega$，则称 A 与 B 互逆（或相互对立），这时称 B 是 A 的对立事件，记为 $\overline{A}$，即 $\overline{A}=B$，由对称性可知，$A=\overline{B}$。

显然，$A-B=A\overline{B}$，$\overline{\overline{A}}=A$。

例如，"直径不合格"与"产品合格"互斥，但它们不是互逆的，而"产品合格"与"产品不合格"是两个互逆事件。

■（七）事件的独立

如果事件 A 发生与否不影响事件 B 的发生，反过来，事件 B 发生与否不影响事件 A 的发生，则称 A 与 B 相互独立。

例如，袋中装有 3 个红球和 2 个白球，先后从袋中取出两球观察其颜色，设事件 $A=\{$第一次取到的是红球$\}$，$B=\{$第二次取到的是白球$\}$。如果是有放回地取球，则 A 与 B 相互独立；如果是无放回地取球，则 A 与 B 不独立。

如果 n 个事件 $A_1, A_2, \cdots, A_n$ 中的任何一个事件 A_i $(i=1,2,\cdots,n)$ 与其他任意几个事件的积事件都相互独立，则称事件 $A_1, A_2, \cdots, A_n$ 相互独立。如上例中，如果多次反复有放回地取球，记 $A_i=\{$第 i 次取到的是红球$\}$ $(i=1,2,\cdots,n)$，则事件 $A_1, A_2, \cdots, A_n$ 相互独立。

上述前 6 种事件的关系及运算，可以用英国逻辑学家 Venn 提供的图形来表示，这种图形称为"韦恩图"（图 2-2）。

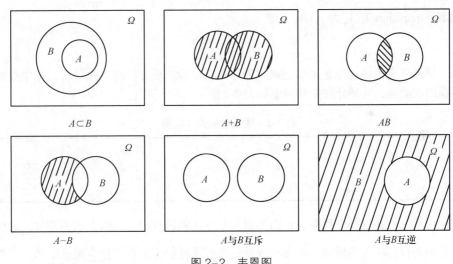

图 2-2 韦恩图

对于事件的运算，有下列关系成立：

（1）交换律 $A+B=B+A$，$AB=BA$；

（2）结合律 $(A+B)+C=A+(B+C)$，$(AB)C=A(BC)$；

（3）分配律 $(A+B)C=AC+BC$，$A+BC=(A+B)(A+C)$；

（4）对偶律 $\overline{A+B}=\overline{A}\,\overline{B}$，$\overline{AB}=\overline{A}+\overline{B}$。

对于 n 个事件 $A_1, A_2, \cdots, A_n$ 的运算，也有类似的结果。

案例 2-2 某种新药依次用于治疗 3 名患者的疾病，A、B、C 分别表示第一人、第二人、第三人服用该药治疗有效，试用 A、B、C 3 个事件表示下列事件：

（1）A 治疗有效而 B 和 C 治疗都无效可表示为 $A\overline{B}\overline{C}$ 或 $A-B-C$ 或 $A-(B+C)$；

（2）A 和 B 治疗都有效而 C 治疗无效可表示为 $AB\overline{C}$ 或 $AB-C$；

（3）A,B,C 治疗都有效可表示为 ABC 或 $\overline{\overline{A}+\overline{B}+\overline{C}}$；

（4）A,B,C 中恰好有一人治疗有效可表示为 $A\overline{B}\overline{C}+\overline{A}B\overline{C}+\overline{A}\overline{B}C$；

（5）A,B,C 中恰好有两人治疗有效可表示为 $AB\overline{C}+A\overline{B}C+\overline{A}BC$；

（6）3 个人中至少有一个人治疗有效可表示为 $A+B+C$ 或 $\overline{\overline{A}\overline{B}\overline{C}}$ 或 $A\overline{B}\overline{C}+\overline{A}B\overline{C}+\overline{A}\overline{B}C+$ $AB\overline{C}+A\overline{B}C+\overline{A}BC+ABC$。

三、事件的概率

随机现象中事件发生的可能性大小是客观存在的，因此需要建立一种数量指标来进行度量，这种数量指标就是通常所说的概率。

（一）概率的统计定义

人们经过长期的实践发现，虽然随机事件在某一次试验中可能出现，也可能不出现，但在大量重复的试验中它却呈现出明显的规律性——频率的稳定性。

下面先给出频率的定义。

定义 2.3 若随机事件 A 在 n 次独立重复试验中出现了 m 次，则称 $\dfrac{m}{n}$ 为事件 A 在 n 次试验中出现的**频率**（frequency），记为 $f_n(A)$，即

$$f_n(A)=\frac{m}{n} \tag{2-1}$$

例如，早期研究概率的学者皮尔逊做过硬币投掷试验。反复投掷一枚硬币，记录投掷次数 n 与出现正面的次数 m，其部分数据及频率如表 2-2 所示。

表 2-2　硬币投掷试验数据

n	10	100	1000	4040	12000	24000	⋯
m	7	48	509	2048	6019	12012	⋯
f_n	0.7	0.48	0.509	0.507	0.5016	0.5005	$\to 1/2$

从表中可看出，在投掷过程中，正面出现的频率在随机波动，投掷次数不多时，这种波动表现明显，但随着投掷次数的增加，正面出现的频率越来越稳定地在常数 $\dfrac{1}{2}$ 附近摆动。当投掷次数越来越多时，其摆动幅度越来越小，并且明显表现出以 $\dfrac{1}{2}$ 为极限的趋势，这说明以 $\dfrac{1}{2}$ 作为出现正面的可能性大小是合理的。

再如高尔顿钉板试验中，若陆续滚下 100 个小球，落入第 2 格的可能有 27 个，其频率为 $\dfrac{27}{100}$，再滚下 100 个小球，第 2 格可能只收到 20 个，频率变为 $\dfrac{20}{100}$，显然，其频率在随机波动。但若继续做陆续滚下 1000 个、1 万个、10 万个⋯⋯小球的试验，则会发现落入第 2 格的小球个数 m 与滚下的总球数 n 的商（即与滚下总球数 n 有关的频率）会越来越接近一个常数，亦即当 n 充分大时，其频率有极限值。这样，小球落在第 2 格的可能性大小就可用这个极限来定义。

大量的实践表明，随机事件出现的频率总是在某个固定的常数附近摆动，并随着试验次数的

增加，其摆动幅度越来越小。频率的这种稳定性，说明随机事件发生的可能性大小是随机事件本身固有的客观属性，这就启发人们通过频率的稳定性去定义事件的概率，由此产生的概率定义，称为概率的统计定义。

定义 2.4 在条件相同的 n 次试验中，事件 A 发生 m 次，如果加大 n 时，A 的频率 $\dfrac{m}{n}$ 逐渐稳定在一个常数 p 附近，就把这个常数 p 称为事件 A 的概率（probability），即 $P(A)=p$。

由概率的统计定义，虽然很难精确地计算出事件的概率，但在许多实际问题中，当事件的概率不易计算时，它给出了确定事件概率的近似计算方法：当 n 充分大时，$P(A) \approx f_n(A)$。

概率的统计定义无法精确计算某个事件的概率。对于一些特殊随机试验概率的计算问题，必须采用概率的古典定义来解决。

（二）概率的古典定义

历史上的概率概念，其早期开始于对一类简单的随机试验的研究，这类随机试验有下列两个特征：

（1）所有可能出现的结果（即样本点）只有有限个，且它们是两两互斥的（有限性）；

（2）每个结果出现的可能性相同（等可能性）。

一般把满足上述两个特征的随机试验的数学模型称为古典概型，它概括了许多实际问题，具有广泛的应用。早在17世纪，人们已经用经验的等可能性分析，来计算博弈与机会游戏中一些随机事件出现的可能性的大小。

案例 2-3

投票问题

1887年，著名的法国数学家贝特朗（J. Bertrand）提出了这样一个问题：有甲、乙两位候选人参加竞选，假设投票结果是甲得 n 票，乙得 m 票，且 $n>m$。按惯例，开票时选票是一张一张唱出的，直至全部选票唱完为止。假定开始时选票的排列完全是随机的，即各种排列方式是等可能的。

问题：

甲、乙两位候选人的选票的排列次序有多少种可能的方式？其中有多少种排列方式使得在整个唱票过程中，甲的累计票数始终超过乙的累计票数？

分析讨论：

这个问题有很多种解法，在这里介绍其中一种。

显然，整个开票过程是一个排列选票的过程，$n+m$ 张选票的全排列是 $(n+m)!$，所以甲、乙两位候选人的选票排列次序共有 $(n+m)!$ 种方式。将 $n+m$ 张选票排列在一个圆周上，当不考虑首尾的区别时，不同的圆周排列的总数是 $(n+m-1)!$，即按顺时针顺序排列，从圆周上的任何一个位置开始，都有 $(n+m-1)!$ 种排列方式。在一种圆周排列方式之下，先找到两个相邻的且先甲票后乙票的位置，并把这两个位置去掉，然后在剩下的位置中再如此做下去，直至最后只剩下 $n-m$ 个甲票位置为止。从这 $n-m$ 个甲票位置中的任何一个位置开始，按顺时针顺序唱票就能使甲的累计票数始终超过乙的累计票数。所以在整个开票过程中，甲的累计票数始终超过乙的累计票数的选票排列方式共有 $(n-m)(n+m-1)!$ 种。

此案例中，观察选票的排列次序是一种随机试验，试验中所有可能出现的结果即基本事件的总数为 $(n+m)!$，其个数是有限的，且每种结果出现的可能性相同，这正是古典概型所具有的两个特征。类似地，有如下定义：

定义 2.5 在古典概型中，如果基本事件的总数 $n_\Omega = n$，事件 A 含有的基本事件个数 $n_A = m$，则称 $\dfrac{m}{n}$ 为事件 A 的概率，即

$$P(A) = \frac{n_A}{n_\Omega} = \frac{m}{n} \qquad\qquad (2\text{-}2)$$

称为概率的古典定义，其公式规定的概率称为**古典概率**（classical probability），用于计算古典概型中事件的概率。

案例 2-4

一批针剂共有 200 件，其中有 6 件次品。求下列事件的概率：

（1）任取一件恰好为次品；

（2）任取 3 件恰有一件次品；

（3）任取 3 件都是正品。

解　设 $A_1 = \{$任取一件恰好为次品$\}$，$A_2 = \{$任取 3 件恰有一件次品$\}$，

$A_3 = \{$任取 3 件都是正品$\}$，则

（1）200 件针剂中任取 1 件产品，共有 C_{200}^1 种取法，即 $n_\Omega = C_{200}^1 = 200$；按 A_1 中包含的样本点个数计算，1 件次品从 6 件次品中取得，即 $n_{A_1} = C_6^1 = 6$，因此，任取一件恰好为次品的概率：

$$P(A_1) = \frac{n_{A_1}}{n_\Omega} = \frac{6}{200} = 0.03$$

（2）200 件针剂中任取 3 件产品，共有 C_{200}^3 种取法，即 $n_\Omega = C_{200}^3$；按 A_2 中包含的样本点个数计算，1 件次品从 6 件次品中取得，2 件正品从 194 件正品中选择，即 $n_{A_2} = C_6^1 C_{194}^2$，因此，任取一件恰好为次品的概率：

$$P(A_2) = \frac{n_{A_2}}{n_\Omega} = \frac{C_6^1 C_{194}^2}{C_{200}^3} = 0.0855$$

（3）200 件针剂中任取 3 件产品，共有 C_{200}^3 种取法，即 $n_\Omega = C_{200}^3$；按 A_3 中包含的样本点个数计算，3 件正品从 194 件正品中选择，即 $n_{A_3} = C_{194}^3$，因此，任取一件恰好为次品的概率：

$$P(A_3) = \frac{n_{A_3}}{n_\Omega} = \frac{C_{194}^3}{C_{200}^3} = 0.9122$$

案例 2-5

随机地将 15 名新生平均分配到 3 个班级中去，这 15 名新生中有 3 名优秀生。

问题：

（1）每个班级各分配到一名优秀生的概率是多少？

（2）3 名优秀生分配到同一个班级的概率有多大？

解　设 $A = \{$每个班级各分配到一名优秀生$\}$，$B = \{$3 名优秀生分配到同一个班级$\}$，则 15 名新生平均分配到 3 个班级的分法总数

$$n_\Omega = C_{15}^5 C_{10}^5 \qquad \left(\text{或}\, n_\Omega = \frac{15!}{5!5!5!}\right)$$

而每个班级各分配到一名优秀生的分法数

$$n_A = 3! C_{12}^4 C_8^4 \qquad \left(\text{或}\, n_A = \frac{3!12!}{4!4!4!}\right)$$

3 名优秀生分配到同一个班级的分法数

$$n_B = 3 C_{12}^5 C_7^5 \qquad \left(\text{或}\, n_B = \frac{3\times12!}{2!5!5!}\right)$$

于是,有

(1) $P(A) = \dfrac{n_A}{n_\Omega} = \dfrac{3! \mathrm{C}_{12}^4 \mathrm{C}_8^4}{\mathrm{C}_{15}^5 \mathrm{C}_{10}^5} = 0.2747$;

(2) $P(B) = \dfrac{n_B}{n_\Omega} = \dfrac{3\mathrm{C}_{12}^5 \mathrm{C}_7^5}{\mathrm{C}_{15}^5 \mathrm{C}_{10}^5} = 0.0659$。

案例 2-6

假设每个人的生日是365天中的任何一天的可能性相同,求 n($n < 365$)个人生日各不相同的概率。

解 设 $A = \{n$ 个人生日各不相同 $\}$,则由题知每个人的生日可以是365天中的任何一天,所以样本点总数 $n_\Omega = 365^n$,n 个人生日各不相同的样本点个数 $n_A = \mathrm{C}_{365}^n \cdot n!$,则

$$P(A) = \dfrac{\mathrm{C}_{365}^n \cdot n!}{365^n}$$

此题中,当 $n = 23$ 时,至少有两个人生日相同的概率是50%,当 $n = 64$ 时,这个概率就达到了99.7%。

在古典概型中,试验的结果(样本点)只能是有限个。历史上不少人试图把处理古典概型的方法推广到具有无限多个可能结果而又有某种等可能性的场合,由此产生了概率的几何定义。

设 G 是平面上的某个有限区域,g 是 G 中的某一部分。如果在 G 中任意投掷一点,且该点等可能的落在 G 中的任一点处,则该点落在 g 中的概率为

$$P = \dfrac{g\text{的面积}}{G\text{的面积}} \qquad\qquad (2\text{-}3)$$

案例 2-7

(会面问题)甲乙两人相约7点至8点在某地会面,先到者等候另一人20分钟,过时就离开。假定两人在7点至8点这段时间内的任一时刻到达会面地点是等可能的,试求甲乙两人能会面的概率。

解 以7点作为起始点,设甲乙两人到达会面地点的时刻分别为 x 和 y,并将 (x, y) 看成是平面上的点,则样本点等可能的落在边长为60的正方形区域内。因两人能会面的充要条件是 $|x - y| \leqslant 20$,即两人能会面的样本点 (x, y) 应在图中阴影区域内(图 2-3),因此所求概率为 $\dfrac{60^2 - 40^2}{60^2} = \dfrac{5}{9}$。

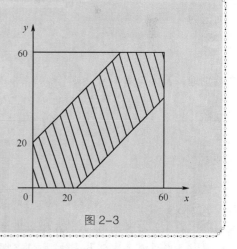

图 2-3

第二节　概率的基本运算法则

一、概率的基本性质

由上述的概率的定义,可得出概率的基本性质,也是概率的公理化定义。它是由苏联数学家 Kolmogorov 于 1933 年用集合论与测度论的思想提出的。此定义归纳总结了随机事件及其概率所

蕴含的基本规律，创建了概率论的公理体系，从而使概率论成为一门严谨的数学学科。

性质1（非负性） 对任一事件 A，有 $0 \leqslant P(A) \leqslant 1$。

性质2（规范性） 必然事件 Ω 的概率为1，不可能事件 $\varnothing$ 的概率为0，即

$$P(\Omega) = 1, \quad P(\varnothing) = 0$$

性质3（可列可加性） 对于两两互不相容事件 A_1, A_2, $\cdots$, A_n, $\cdots$,（ $A_i A_j = \varnothing$, $i \neq j$），

有 $P\left(\sum\limits_{i=1}^{\infty} A_i\right) = \sum\limits_{i=1}^{\infty} P(A_i)$。

二、概率的加法公式

将复杂事件的概率转化为简单事件的概率来计算，往往可以通过概率的加法公式来实现。

（一）互斥事件加法公式

$$P(A+B) = P(A) + P(B) \tag{2-4}$$

证 按古典概型证明如下：

设试验的结果包括 n 个基本事件，而事件 A 包括其中的 m_1 个基本事件，事件 B 包括其中的 m_2 个基本事件，由于 A 与 B 互斥，因而它们各包含的基本事件应该完全不同。所以事件 $A+B$ 所包含的基本事件数为 $m_1 + m_2$，按照古典定义有

$$P(A+B) = \frac{m_1 + m_2}{n} = \frac{m_1}{n} + \frac{m_2}{n} = P(A) + P(B)$$

即

$$P(A+B) = P(A) + P(B)$$

这个定理给出了计算两个互斥事件的并事件的概率的方法，它不能推广到 n 个互斥事件的情形

$$P(A_1 + A_2 + \cdots + A_n) = P(A_1) + P(A_2) + \cdots + P(A_n) \tag{2-5}$$

简记为

$$P\left(\sum_{i=1}^{\infty} A_i\right) = \sum_{i=1}^{n} P(A_i)$$

特别地，若 A 与 B 对立，则

$$P(A+B) = P(A) + P(B) = 1$$

从而

$$P(A) = 1 - P(B)$$

即

$$P(A) = 1 - P(\bar{A})$$

案例2-8

设100件产品中，有60件一等品，30件二等品，10件次品。规定一、二等品为合格品，从这100件产品中任取一件，求取到合格品的概率。

解法一：设 $A = \{$取到的是一等品$\}$，$B = \{$取到的是二等品$\}$，显然 A 与 B 互斥，且 $A+B$ 表示取到的是合格品，则由题知，$n_\Omega = 100$， $n_A = 60$， $n_B = 30$， $n_{A+B} = n_A + n_B$

所以，

$$P(A) = \frac{n_A}{n_\Omega} = \frac{60}{100} = 0.6, \qquad P(B) = \frac{n_B}{n_\Omega} = \frac{30}{100} = 0.3$$

从而有

$$P(A+B) = \frac{n_{A+B}}{n_\Omega} = \frac{n_A}{n_\Omega} + \frac{n_B}{n_\Omega} = P(A) + P(B) = 0.9$$

解法二：设 $A=\{$取到的是合格品$\}$，$\overline{A}=\{$取到的是次品$\}$，由题知，

$$n_\Omega = 100 , \qquad n_A = 90 , \qquad n_{\overline{A}} = 10 , \qquad P(\overline{A}) = \frac{n_{\overline{A}}}{n_\Omega} = \frac{10}{100} = 0.1$$

因此

$$P(A) = 1 - P(\overline{A}) = 1 - 0.1 = 0.9$$

（二）一般加法定理

对于任意两事件 A 与 B，有

$$P(A+B) = P(A) + P(B) - P(AB) \tag{2-6}$$

证 事件 $A+B$ 可以表示成三个互斥事件 $A\overline{B}$，$\overline{A}B$，AB 的并事件，即

$$A+B = A\overline{B} + \overline{A}B + AB$$

按互斥事件加法定理得

$$P(A+B) = P(A\overline{B}) + P(\overline{A}B) + P(AB)$$

因为 $A = AB + A\overline{B}$，而 AB 与 $A\overline{B}$ 互斥，所以，

$$P(A) = P(AB) + P(A\overline{B})$$

由此得

$$P(A\overline{B}) = P(A) - P(AB)$$

同理可得

$$P(\overline{A}B) = P(B) - P(AB)$$

把最后两式代入得

$$P(A+B) = P(A) + P(B) - P(AB)$$

此结论称为概率的广义加法公式。对于 n 个事件也有类似的广义加法公式，如 A_1，A_2，A_3 为任意 3 个随机事件，则有

$$P(A_1 + A_2 + A_3) = P(A_1) + P(A_2) + P(A_3) - P(A_1A_2) - P(A_1A_3) - P(A_2A_3) + P(A_1A_2A_3) \tag{2-7}$$

推论 2.1 若 n 个事件 A_1，A_2，$\cdots$，A_n 两两互斥，则 $P\left(\sum_{i=1}^{n} A_i\right) = \sum_{i=1}^{n} P(A_i)$。

推论 2.2 对任意事件 A，有 $P(\overline{A}) = 1 - P(A)$。

证明 因为 $A + \overline{A} = \Omega$，$A\overline{A} = \varnothing$，所以 $1 = P(\Omega) = P(A+\overline{A}) = P(A) + P(\overline{A})$，即 $P(\overline{A}) = 1 - P(A)$。

推论 2.3 若 $A \supset B$，则 $P(A-B) = P(A) - P(B)$。

证明 因为当 $A \supset B$ 时，$A = B + (A-B)$ 且 $B \bigcap (A-B) = \varnothing$，所以 $P(A) = P(B) + P(A-B)$，即 $P(A-B) = P(A) - P(B)$。

显然，若 $A \supset B$，则 $P(A) \geqslant P(B)$。

案例 2-9

设 50 支针剂中有 3 支不合格品，今从中任取 4 支，求：

（1）4 支中至少有 2 支不合格品的概率；

（2）4 支中有不合格品的概率。

解 设 $A=\{4$ 支中至少有 2 支不合格品$\}$，$B=\{4$ 支中有不合格品$\}$，

$C_i=\{4$ 支中有 i 支不合格品$\}$ $(i=0,1,2,3)$

则由题意知 C_0，C_1，C_2，C_3 两两互斥，且 $A = C_2 + C_3$，$B = C_1 + C_2 + C_3$，$\bar{B} = C_0$。

又因为

$$P(C_0) = \frac{C_{47}^4}{C_{50}^4} = 0.7745 \qquad P(C_1) = \frac{C_3^1 C_{47}^3}{C_{50}^4} = 0.2112$$

$$P(C_2) = \frac{C_3^2 C_{47}^2}{C_{50}^4} = 0.0141 \qquad P(C_3) = \frac{C_3^3 C_{47}^1}{C_{50}^4} = 0.0002$$

所以有（1）$P(A) = P(C_2 + C_3) = P(C_2) + P(C_3) = 0.0143$；

（2）$P(B) = P(C_1 + C_2 + C_3) = P(C_1) + P(C_2) + P(C_3) = 0.2255$，

或

$$P(B) = 1 - P(\bar{B}) = 1 - P(C_0) = 0.2255$$

案例 2-10

袋中有 4 只黑球和 1 只白球，每次从袋中任意取出一只，并换入一只黑球，连续进行。问第三次取出的是黑球的概率是多少？

解 设 $A = \{$第三次取出的是黑球$\}$，则 $\bar{A}$ 表示第三次取出的是白球，即事件 $\bar{A}$ 相当于第一次、第二次都取到黑球，而第三次取到白球，故

$$n_{\bar{A}} = 4^2 \times 1 = 4^2，\quad n_\Omega = 5^3$$

所以

$$P(\bar{A}) = \frac{n_{\bar{A}}}{n_\Omega} = \frac{4^2}{5^3} = \frac{16}{125}$$

从而有

$$P(A) = 1 - P(\bar{A}) = \frac{109}{125}$$

显然，在例 2.7 第 2 问和例 2.8 中，利用对立事件求概率会简化计算。

案例 2-11

袋中装有 2 个红球，4 个黑球和 3 个白球，从中先后有放回地任取两球，求取得的两球中无红球或无黑球的概率。

解 设 $A = \{$取得的两球中无红球$\}$，$B = \{$取得的两球中无黑球$\}$，则 AB 表示取得的两球都是白球，$A+B$ 表示取得的两球中无红球或无黑球。

因为

$$n_\Omega = 9^2，\quad n_A = 7^2，\quad n_B = 5^2，\quad n_{AB} = 3^2$$

所以

$$P(A) = \frac{7^2}{9^2}，\quad P(B) = \frac{5^2}{9^2}，\quad P(AB) = \frac{3^2}{9^2}$$

从而得

$$P(A+B) = P(A) + P(B) - P(AB) = \frac{7^2}{9^2} + \frac{5^2}{9^2} - \frac{3^2}{9^2} = \frac{65}{81}$$

三、条件概率和乘法公式

（一）条件概率

案例 2-12

某药检所从送检的 10 件药品中先后无返回地抽检两件。如果 10 件药品中有 3 件次品。

问题：

（1）第一次检得次品的概率是多少？

（2）两次都检得次品的概率是多少？

（3）若已知第一次检得的是次品，则第二次检得次品的概率是多少？

解 设 A={第一次检得的是次品}，B={第二次检得的是次品}。

（1）因为 $n_\Omega = 10$，$n_A = 3$，所 $P(A) = \dfrac{n_A}{n_\Omega} = \dfrac{3}{10}$；

（2）因为 $n_\Omega = 10 \times 9 = 90$，$n_{AB} = 3 \times 2 = 6$，所以 $P(AB) = \dfrac{6}{90} = \dfrac{1}{15}$；

（3）此问题可概括为"在事件 A 已发生的条件下，求事件 B 的概率"。由于这类问题就是条件概率问题，所求的概率称为条件概率，记为 $P(B|A)$。该问题中，因第一次检得的是次品，因此"A 事件发生条件下的事件 B"就相当于从 9 件药品中任意抽检 1 件，并且抽检到的是次品，从而样本空间就是 9 件药品，而上述事件所包括的样本点数就是其中的次品数，因此所求的概率为 $P(B|A) = \dfrac{2}{9}$。

注意到，这里 $P(B|A)$ 就是所谓的条件概率：在事件 A 已发生的条件下，事件 B 发生的概率。这类条件概率问题在实际中常会遇到，下面给出条件概率的定义。

定义 2.6 在事件 A 已发生的条件下，事件 B 发生的概率称为条件概率（ conditional probability ），记为 $P(B|A)$，也称为 B 对 A 的条件概率。

由案例 2-12 中 3 个问题的结果不难看出，它们之间有如下关系：

$$P(B|A) = \frac{2}{9} = \frac{\dfrac{1}{15}}{\dfrac{3}{10}} = \frac{P(AB)}{P(A)}$$

一般地，也有如下类似的结论。

定理 2.1 设 A，B 为任意两个事件，当 $P(A) \neq 0$ 时，有

$$P(B|A) = \frac{P(AB)}{P(A)} \qquad (2\text{-}8)$$

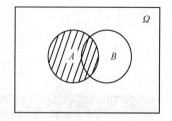

图 2-4

证明 按古典概型证明如下：

设 $n_\Omega = n$，$n_A = m_1$，$n_{AB} = m$，当事件 A 发生以后，样本空间中样本点的个数由 $n_\Omega = n$ 缩减为 $n_{\Omega_1} = n_A = m_1$（图 2-4 阴影部分）。此时满足事件 B 要求的样本点只能是 m_1 个样本点中属于 B 的那一部分，即有 $n_{B_1} = n_{AB} = m$ 个。故当事件 A 发生以后，事件 B 发生的概率为

$$P(B|A) = \frac{n_{B_1}}{n_{\Omega_1}} = \frac{m}{m_1} = \frac{\dfrac{m}{n}}{\dfrac{m_1}{n}} = \frac{P(AB)}{P(A)}$$

计算条件概率有两种方法:
（1）当试验条件清晰时，可用条件概率的定义计算，如案例 2-12 中第 3 问；
（2）当试验条件不清晰时，用定理 2.1 中给出的公式计算。

案例 2-13

某信息工程学院二年级学生共有 200 名，其中男生（用事件 A 表示）120 人，女生 80 人；来自上海的（用事件 B 表示）有 24 人，其中男生 15 人，女生 9 人；免修英文的（用事件 C 表示）有 60 人，其中男生 36 人，女生 24 人。

问题：

（1）现随机抽取 1 名学生，抽到男生的概率是多少？

（2）现随机抽取 1 名学生，抽到来自上海的学生的概率是多少？

（3）现随机抽取 1 名学生，抽到免修英文的学生的概率是多少？

（4）若已知抽取到的是男生，那么他来自上海的概率是多少？

（5）若已知抽到的学生来自上海，那么他正好是男生的概率是多少？

（6）若已知抽取到的是男生，那么他可以免修英文的概率是多少？

（7）现随机抽取 1 名学生，抽到男生且免修英文的学生的概率是多少？

解 根据题意，有

（1）$P(A) = \dfrac{120}{200} = 0.6$ ，

（2）$P(B) = \dfrac{24}{200} = 0.12$ ，

（3）$P(C) = \dfrac{60}{200} = 0.3$ ，

（4）$P(B \mid A) = \dfrac{15}{120} = 0.125$ ，

（5）$P(A \mid B) = \dfrac{15}{24} = 0.625$ ，

（6）$P(C \mid A) = \dfrac{36}{120} = 0.3$ ，

（7）$P(AC) = \dfrac{36}{200} = 0.18$ 。

案例 2-14

表 2-3 给出的是死亡者分属各年龄组的概率，试求一个 60 岁以上者，但享年未超过 70 岁的概率。

表 2-3　死亡者分属各年龄组的概率

年龄	(0,10]	(10,20]	(20,30]	(30,40]	(40,50]	(50,60]	(60,70]	(70,80]	>80	合计
死亡概率/%	3.23	0.65	1.21	1.84	4.31	9.69	18.21	27.28	33.58	100

解 设 $A=\{$死亡年龄超过 60 岁$\}$，$B=\{$死亡年龄未超过 70 岁$\}$，则问题相当于求 $P(B \mid A)$。

因为 $P(A) = 18.21\% + 27.28\% + 33.58\% = 79.07\%$ 而 $P(AB) = 18.21\%$，所以

$$P(B \mid A) = \frac{P(AB)}{P(A)} = \frac{18.21\%}{79.07\%} = 23.03\%$$

（二）乘法公式

由定理 2.2 很容易得到关于两个事件之积的概率计算公式。

定理 2.2　设 A 和 B 为任意两个事件，若 $P(A) > 0$，由条件概率公式 $P(B \mid A) = \dfrac{P(AB)}{P(A)}$ 可得

$$P(AB) = P(A)P(B \mid A) \tag{2-9}$$

同样，若 $P(B) > 0$，

$$P(AB) = P(B)P(A \mid B) \tag{2-10}$$

我们可以把两个时间的概率乘法公式推广到有限多个事件的概率乘法公式，因此，可以有如下推论。

推论 2.4　设 A_1，A_2，$\cdots$，A_n 为 n 个随机事件，则有

$$P(A_1 A_2 \cdots A_n) = P(A_1)P(A_2 \mid A_1)P(A_3 \mid A_1 A_2) \cdots P(A_n \mid A_1 A_2 \cdots A_{n-1}) \tag{2-11}$$

用数学归纳法可以证明此推论。这里，只给出当 $n=3$ 时的证明过程。

$$P(A_1 A_2 A_3) = P[(A_1 A_2)A_3] = P(A_1 A_2)P(A_3 \mid A_1 A_2) = P(A_1)P(A_2 \mid A_1)P(A_3 \mid A_1 A_2)$$

案例 2-15

已知 10 个考签中有 4 个难签，甲、乙、丙 3 人参加抽签（无放回），甲先抽，乙次之，丙最后。试分别求出甲抽到难签、甲和乙都抽到难签、甲没有抽到难签而乙抽到难签及甲、乙、丙都抽到难签的概率。

解　设 A、B、C 分别表示甲、乙、丙抽到难签，则

$$P(A) = \frac{4}{10} = \frac{2}{5}, \qquad P(AB) = P(A)P(B \mid A) = \frac{2}{5} \times \frac{3}{9} = \frac{2}{15}$$

$$P(\overline{A}B) = P(\overline{A})P(B \mid \overline{A}) = \frac{3}{5} \times \frac{4}{9} = \frac{4}{15}$$

$$P(ABC) = P(A)P(B \mid A)P(C \mid AB) = \frac{2}{5} \times \frac{3}{9} \times \frac{2}{8} = \frac{1}{30}$$

案例 2-16

某小组共 n 个人，分得一张观看奥运会的入场券，该小组用摸彩的方式决定谁得到入场券，他们排队依次摸彩，求：

（1）已知前 $k-1(k \leqslant n)$ 个人都没有摸到，第 k 个人摸到的概率；

（2）第 k 个人摸到的概率。

解　设 $A_i = \{$第 i 个人摸到入场券$\}$ $(i=1,2,\cdots,n)$

（1）$P(A_k \mid \overline{A_1} \overline{A_2} \cdots \overline{A_{k-1}}) = \dfrac{1}{n-k+1}$；

（2）$P(A_k) = P(\overline{A_1} \overline{A_2} \cdots \overline{A_{k-1}} A_k)$

$\qquad\quad = P(\overline{A_1})P(\overline{A_2} \mid \overline{A_1})P(\overline{A_3} \mid \overline{A_1} \overline{A_2}) \cdots P(A_k \mid \overline{A_1} \overline{A_2} \cdots \overline{A_{k-1}})$

$\qquad\quad = \dfrac{n-1}{n} \cdot \dfrac{n-2}{n-1} \cdot \cdots \cdot \dfrac{1}{n-k+1} = \dfrac{1}{n}$；

即每人摸到入场券的概率相同，与摸彩次序无关。

案例 2-17

假设某产品进行验收检查，发现次品率是 10%。现独立地检验 100 件，试求第三次才能取到正品的概率是多少？

解　设 A_1={第一次取得次品}，A_2={第二次取得次品}，A_3={第三次取得正品}，由题可知，100件产品中，有 $100\times10\%$=10件次品，90件正品，

因此，$P(A_1)=\dfrac{10}{100}$，　$P(A_2\mid A_1)=\dfrac{9}{99}$，　$P(A_3\mid A_1A_2)=\dfrac{90}{98}$，

所求事件的概率：

$$P(A_1A_2A_3)=P(A_1)P(A_2\mid A_1)P(A_3\mid A_1A_2)=\dfrac{10}{100}\times\dfrac{9}{99}\times\dfrac{90}{98}=0.0084$$

（三）事件独立性的概率判别法则

在案例 2-17 中，如果产品的抽样改为有放回抽样，则由题意，有

$$P(A_1)=\dfrac{10}{100}，\qquad P(A_2\mid A_1)=\dfrac{10}{100}，\qquad P(A_3\mid A_1A_2)=\dfrac{90}{100}$$

且有 $P(A_2)=\dfrac{10}{100}$，$P(A_3)=\dfrac{90}{100}$，所求事件的概率：

$$P(A_1A_2A_3)=P(A_1)P(A_2\mid A_1)P(A_3\mid A_1A_2)=P(A_1)P(A_2)P(A_3)=\dfrac{10}{100}\times\dfrac{10}{100}\times\dfrac{90}{100}=0.009$$

此时还有 $P(A_2\mid A_1)=P(A_2)$，$P(A_3\mid A_1A_2)=P(A_3)$，由此可以说明，A_1 事件的发生对 A_2 事件发生的概率没有任何影响，即事件 A_1 和 A_2 是相互独立的。同样的，事件 A_3 与 A_1，A_2 是相互独立的。

若事件 A 和 B 相互独立，则根据事件独立性定义及条件概率的定义可得

$$P(B\mid A)=P(B)，\quad P(A\mid B)=P(A)$$

因此有 $P(AB)=P(A)P(B\mid A)=P(A)P(B)$。

反之，若 $P(AB)=P(A)P(B)$，则

$$P(B\mid A)=\dfrac{P(AB)}{P(A)}=\dfrac{P(A)P(B)}{P(A)}=P(B)$$

$$P(A\mid B)=\dfrac{P(AB)}{P(B)}=\dfrac{P(A)P(B)}{P(B)}=P(A)$$

由此说明，事件 A 和 B 相互独立，因此有如下定理。

定理 2.3　两个事件 A 和 B 相互独立的充要条件是

$$P(AB)=P(A)P(B) \tag{2-12}$$

此定理就是事件独立性的概率判别法则，由它还可得到以下重要结论。

定理 2.4　若事件 A 与 B 相互独立，则事件 A 与 $\overline{B}$、$\overline{A}$ 与 B、$\overline{A}$ 与 $\overline{B}$ 也相互独立。

证明　因为 $A\overline{B}=A-AB$，所以有

$$P(A\overline{B})=P(A-AB)=P(A)-P(AB)=P(A)-P(A)P(B)$$
$$=P(A)[1-P(B)]=P(A)P(\overline{B})$$

故 A 与 $\overline{B}$ 相互独立，其他两对事件的独立性可类似证明。

定理 2.5　若事件 $A_1,A_2,\cdots,A_n$ 相互独立，则

$$P(A_1A_2\cdots A_n)=P(A_1)P(A_2)\cdots P(A_n) \tag{2-13}$$

证明　因为 $A_1,A_2,\cdots,A_n$ 相互独立，所以 A_1 与积事件 $A_2A_3\cdots A_n$ 也相互独立，因此有

$$P(A_1A_2\cdots A_n)=P[A_1(A_2A_3\cdots A_n)]=P(A_1)P(A_2A_3\cdots A_n)$$

同理 $P(A_2A_3\cdots A_n)=P(A_2)P(A_3A_4\cdots A_n)$，$\cdots$，$P(A_{n-1}A_n)=P(A_{n-1})P(A_n)$，故有 $P(A_1A_2\cdots A_n)=P(A_1)P(A_2)\cdots P(A_n)$。

注意，由 $P(A_1A_2\cdots A_n) = P(A_1)P(A_2)\cdots P(A_n)$ $(n \geq 3)$ 不能说明事件 $A_1, A_2, \cdots, A_n$ 相互独立。

案例 2-18

根据下面提供的耳聋与色盲的概率统计表，考查耳聋与色盲两种病之间是否有联系。

解 如果耳聋与色盲之间有内在联系，则事件 A 与 B 就不相互独立。所以，要考查它们之间是否有联系，相当于判别 A 与 B 是否相互独立。由表 2-4 可知

$$P(A) = 0.0050, \quad P(B) = 0.0800, \quad P(AB) = 0.0004$$

而 $P(A)P(B) = 0.0050 \times 0.0800 = 0.0004 = P(AB)$，即 A 与 B 相互独立，由此说明耳聋与色盲之间没有联系。

表 2-4 耳聋与色盲概率统计表

	聋(A)	非聋($\overline{A}$)	合计
色盲(B)	0.0004	0.0796	0.0800
非色盲($\overline{B}$)	0.0046	0.9154	0.9200
合计	0.0050	0.9950	1.0000

案例 2-19

某系统由甲、乙两个元件串联组成，在一次运行中每个元件失效的概率分别为 0.1 和 0.2，试求在一次运行中该系统失效的概率。

解 设 $A=\{$甲元件失效$\}$，$B=\{$乙元件失效$\}$，则由题意知 $A+B$ 表示在一次运行中该系统失效，且从实际意义看，A 与 B 相互独立。所以

$$P(A+B) = P(A) + P(B) - P(AB) = P(A) + P(B) - P(A)P(B)$$
$$= 0.1 + 0.2 - 0.1 \times 0.2 = 0.28$$

或 $P(A+B) = 1 - P(\overline{A}\overline{B}) = 1 - P(\overline{A})P(\overline{B}) = 1 - 0.9 \times 0.8 = 0.28$。

案例 2-20

假如每个人血清中含有肝炎病毒的概率为 0.004，混合 100 个人的血清，求此血清中含有肝炎病毒的概率。

解 设 $A_i=\{$第 i 个人的血清中含有肝炎病毒$\}$ $(i = 1, 2, \cdots, 100)$，$A=\{$100 个人混合血清中含有肝炎病毒$\}$，则由题意知，事件 $A_1, A_2, \cdots, A_{100}$ 和 $\overline{A_1}, \overline{A_2}, \cdots, \overline{A_{100}}$ 均相互独立，且

$$A = A_1 + A_2 + \cdots + A_{100}, \quad \overline{A} = \overline{A_1}\overline{A_2}\cdots\overline{A_{100}}$$

所以有

$$P(A) = 1 - P(\overline{A}) = 1 - P(\overline{A_1}\overline{A_2}\cdots\overline{A_{100}}) = 1 - P(\overline{A_1})P(\overline{A_2})\cdots P(\overline{A_{100}})$$
$$= 1 - (1 - 0.004)^{100} = 1 - 0.996^{100} \approx 0.330$$

第三节 全概率公式和贝叶斯公式

把一个复杂事件的概率分解成若干简单事件的概率来计算，仅有概率的加法公式和乘法公式是不够的，还必须借助于全概率公式和贝叶斯公式。

定义 2.7 在随机试验中，如果事件组 A_1，A_2，$\cdots A_n$ 必发生其中之一且两两互不相容，亦即满足

（1）$A_1 + A_2 + \cdots + A_n = \Omega$；

（2）$A_i A_j = \varnothing$ （$i \neq j; i, j = 1, 2, \cdots, n$）。

则称事件组 A_1，A_2，$\cdots$，A_n 为完备事件组（complete group of events）。

> **案例 2-21**
>
> 甲乙两个袋中各装有编号为1，2，3的3个球，先从甲袋中任取一球放入乙袋中，再从乙袋中任取一球，求从乙袋中取出编号为3的球的概率。
>
> **解** 这个试验分两步完成：第一步从甲袋取球；第二步从乙袋取球。
>
> 设 $A_i=\{$从甲袋中取出编号为 i 的球$\}$ （$i=1,2,3$），
>
> $B=\{$从乙袋中取出编号为3的球$\}$，

事件 A_1, A_2, A_3 是试验的第一步产生的一个完备事件组，它们是一些简单事件，其概率容易计算：

$$P(A_1) = P(A_2) = P(A_3) = \frac{1}{3}$$

B 是第二步中的一个事件，虽然它的构成较复杂，但 B 对 A_i ($i=1,2,3$) 的条件概率也容易算得：

$$P(B|A_1) = \frac{1}{4}, \quad P(B|A_2) = \frac{1}{4}, \quad P(B|A_3) = \frac{2}{4}。$$

下面利用完备事件组 A_1, A_2, A_3 及条件概率 $P(B|A_i)$ ($i=1,2,3$) 来计算 $P(B)$。

因为 $B = (A_1 + A_2 + A_3)B = A_1B + A_2B + A_3B$，且 A_1B, A_2B, A_3B 两两互斥，所以

$$P(B) = P(A_1B) + P(A_2B) + P(A_3B)$$
$$= P(A_1)P(B|A_1) + P(A_2)P(B|A_2) + P(A_3)P(B|A_3)$$
$$= \frac{1}{3} \times \frac{1}{4} + \frac{1}{3} \times \frac{1}{4} + \frac{1}{3} \times \frac{2}{4} = \frac{1}{3}$$

本题的解题方法是：借助于一个完备事件组，将复杂事件分解为若干个互不相容的简单事件的和，再利用概率的加法公式和乘法公式求出复杂事件的概率。把这种方法一般化，可以得到重要的计算概率的公式，即如下定理。

定理 2.6 设事件 $A_1, A_2, \cdots, A_n$ 是一个完备事件组，且 $P(A_i) > 0 (i = 1, 2, \cdots, n)$，则对任意事件 B，有

$$P(B) = P(A_1)P(B|A_1) + P(A_2)P(B|A_2) + \cdots + P(A_n)P(B|A_n)$$
$$= \sum_{i=1}^{n} P(A_i)P(B|A_i) \tag{2-14}$$

证明 因为 $A_1, A_2, \cdots, A_n$ 是一个完备事件组，即 $A_1 + A_2 + \cdots + A_n = \Omega$，且 $A_1, A_2, \cdots, A_n$ 两两互斥，所以

$$B = \Omega B = (A_1 + A_2 + \cdots + A_n)B = AB_1 + A_2B + \cdots + A_nB$$

上式中 $AB_1, A_2B, \cdots, A_nB$ 两两互斥，故有

$$P(B) = P(A_1B) + P(A_2B) + \cdots + P(A_nB)$$
$$= P(A_1)P(B|A_1) + P(A_2)P(B|A_2) + \cdots + P(A_n)P(B|A_n)$$
$$= \sum_{i=1}^{n} P(A_i)P(B|A_i)$$

此定理给出的公式称为全概率公式。全概率公式提供了一种思想方法：当计算复杂事件 B 的概率比较困难时，可以把事件 B 分割成诸互斥事件 $A_iB(i=1,2,\cdots,n)$ 的并事件，而事件 A_i 和 A_iB 的概率计算较容易，可以先计算 $P(A_i)$ 和 $P(B|A_i)$，对应乘积之和便是全概率 $P(B)$。在例 2.18 中，如果

已知从乙袋中取出的是编号为3的球，问它来自甲袋或者乙袋的概率分别是多少，那么这个问题需要用贝叶斯公式来解决。

定理 2.7（贝叶斯公式） 设事件 $A_1, A_2, \cdots, A_n$ 是一个完备事件组，且 $P(A_i) > 0$ $(i = 1, 2, \cdots, n)$，则对任意事件 B $(P(B) > 0)$，有

$$P(A_i | B) = \frac{P(A_i)P(B | A_i)}{\sum_{i=1}^{n} P(A_i)P(B | A_i)} \quad (i = 1, 2, \cdots, n) \tag{2-15}$$

证明 由乘法定理得

$$P(A_i B) = P(A_i)P(B | A_i)$$

所以

$$P(A_i | B) = \frac{P(A_i B)}{P(B)} = \frac{P(A_i)P(B | A_i)}{\sum_{i=1}^{n} P(A_i)P(B | A_i)}$$

贝叶斯公式也称为逆概率公式。

一般来说，如果试验分两步完成，那么求第二步中的某个事件 B 发生的概率时，应采用全概率公式计算，这时需要先在第一步中找到一个合适的完备事件组 $A_1, A_2, \cdots, A_n$（通常以第一步中的所有可能结果作为完备事件组），并计算出 $P(A_i)$，它们在试验之前就已知，因此习惯上称为先验概率；若已知事件 B 已发生，要求计算出引起 B 发生的原因 A_i 的概率，即求 $P(A_i | B)$ 时，则采用贝叶斯公式来解决。$P(A_i | B)$ 反映了在试验之后，使得 B 发生的各种原因 A_i 发生的可能性的大小，习惯上称为后验概率。

案例 2-22

设药房的某种药品由3个不同的药厂生产，其中一厂、二厂、三厂生产的药品分别占 $\frac{1}{2}$，$\frac{1}{4}$ 和 $\frac{1}{4}$，且3个药厂的次品率依次为2%、2%和4%。现从中任取一份药品，问取到次品的概率是多少？若已知取到的药品为次品，问该次品是一厂生产的概率有多大？

解 设 $A_i=\{$取到的是厂生产的药品$\}$ $(i = 1, 2, 3)$，$B=\{$取到的药品是次品$\}$，则事件 A_1, A_2, A_3 是一个完备事件组，且由题知

$$P(A_1) = \frac{1}{2}, \quad P(A_2) = P(A_3) = \frac{1}{4}$$

$$P(B | A_1) = 2\%, \quad P(B | A_2) = 2\%, \quad P(B | A_3) = 4\%$$

所以由全概率公式可得

$$P(B) = P(A_1)P(B | A_1) + P(A_2)P(B | A_2) + P(A_3)P(B | A_3)$$

$$= \frac{1}{2} \times \frac{2}{100} + \frac{1}{4} \times \frac{2}{100} + \frac{1}{4} \times \frac{4}{100} = 2.5\%$$

即取到的药品是次品的概率为 2.5%。

又由贝叶斯公式可得

$$P(A_1 | B) = \frac{P(A_1)P(B | A_1)}{P(B)} = \frac{\frac{1}{2} \times \frac{2}{100}}{\frac{2.5}{100}} = 40\%$$

所以，当取到的药品为次品时，该次品是一厂生产的概率为 40%。

案例 2-23

有 3 个射手向一敌机射击，他们射中的概率分别是 0.4，0.6 和 0.7。若一人射中，敌机被击落的概率为 0.2；两人射中，敌机被击落的概率为 0.6；三人射中则必被击落。（1）求敌机被击落的概率；（2）已知敌机被击落，求该机是三人击中的概率。

解 设 $A_i=\{i$ 个射手射中$\}$ $(i=0,1,2,3)$，$B=\{$敌机被击落$\}$，则 A_0,A_1,A_2,A_3 构成一个完备事件组，且

$$P(B|A_0)=0, \qquad P(B|A_1)=0.2, \qquad P(B|A_2)=0.6, \qquad P(B|A_3)=1$$

为求概率 $P(A_i)$，再设事件 $C_i=\{$第 i 个射手射中$\}$ $(i=1,2,3)$，显然，C_1,C_2,C_3 相互独立，故有

$$P(A_0)=P(\bar{C_1}\bar{C_2}\bar{C_3})=0.6\times0.4\times0.3=0.072$$

$$P(A_1)=P(C_1\bar{C_2}\bar{C_3}+\bar{C_1}C_2\bar{C_3}+\bar{C_1}\bar{C_2}C_3)$$

$$=P(C_1)P(\bar{C_2})P(\bar{C_3})+P(\bar{C_1})P(C_2)P(\bar{C_3})+P(\bar{C_1})P(\bar{C_2})P(C_3)$$

$$=0.4\times0.4\times0.3+0.6\times0.6\times0.3+0.6\times0.4\times0.7=0.324$$

$$P(A_2)=P(\bar{C_1}C_2C_3+C_1\bar{C_2}C_3+C_1C_2\bar{C_3})$$

$$=P(\bar{C_1})P(C_2)P(C_3)+P(C_1)P(\bar{C_2})P(C_3)+P(C_1)P(C_2)P(\bar{C_3})$$

$$=0.6\times0.6\times0.7+0.4\times0.4\times0.7+0.4\times0.6\times0.3=0.436$$

$$P(A_3)=P(C_1C_2C_3)=P(C_1)P(C_2)P(C_3)=0.4\times0.6\times0.7=0.168$$

（1）由全概率公式可得

$$P(B)=P(A_0)P(B|A_0)+P(A_1)P(B|A_1)+P(A_2)P(B|A_2)+P(A_3)P(B|A_3)$$

$$=0.072\times0+0.324\times0.2+0.436\times0.6+0.168\times1=0.4944$$

即敌机被击落的概率为 49.44%。

（2）由贝叶斯公式得

$$P(A_3|B)=\frac{P(A_3)P(B|A_3)}{\sum_{i=0}^{3}P(A_i)P(B|A_i)}=\frac{0.168}{0.4944}=0.34$$

案例 2-24

已知某地区人群的肝癌发病率为 0.0004，现用甲胎蛋白免疫检测法（AFP）对该地区人群进行普查。根据临床记录，AFP 法的真阳性率（肝癌患者的检查结果为阳性的概率）为 0.94，假阳性率（非肝癌患者的检查结果为阳性的概率）为 0.04。试问用此法检查的结果为阳性的人确实患肝癌的概率有多大？

解 设 $A=\{$肝癌患者$\}$，$B=\{$检查结果为阳性$\}$，则 $\bar{A}$ 表示非肝癌患者，且 A 与 $\bar{A}$ 为一个完备事件组。由题知，

$$P(A)=0.0004, \quad P(\bar{A})=0.9996, \quad P(B|A)=0.94, \quad P(B|\bar{A})=0.04$$

由全概率公式可得

$$P(B)=P(A)P(B|A)+P(\bar{A})P(B|\bar{A})$$

$$=0.0004\times0.94+0.9996\times0.04=4.036\%$$

再由贝叶斯公式可得

$$P(A|B)=\frac{P(A)P(B|A)}{P(B)}=\frac{0.0004\times0.94}{\frac{4.036}{100}}=0.93\%$$

也就是说，AFP 法检查结果为阳性的人，实际患肝癌的可能性只有 0.93%，不到 1%．这主要是因为这是对肝癌发病率只有万分之四的原始人群进行的普查，如果不注意这点，仅凭普查反应进行诊断，将会出现误诊。

习　题　二

一、思考与讨论题

1. 若 $A \supset B$，则是否必有 $P(A) \geqslant P(B)$？

2. 设 $P(A) = a$，$P(B) = b$，若 $a + b > 1$，则 A 与 B 是否一定互斥？

3. 若 A 与 B 互斥，则 A 与 B 是否相互独立？

4. 已知 A 与 B 相互独立，C 为任意事件，是否有 $P(AB|C) = P(A|C)P(B|C)$？

5. 若 $P(B) > 0$，则 $P(A|B) + P(\bar{A}|B) = 1$ 是否一定成立？

6. 排队摸彩时，排在前面的人是否比排在后面的人机会更大？

7. 若事件 $A_1, A_2, \cdots, A_n$ 两两相互独立，是否 $A_1, A_2, \cdots, A_n$ 相互独立？

8. 在案例 2-24 中，如果某人两次检查都是阳性，则此人患肝癌的概率有多大？

二、计算与解答题

1. 在 3 分球投篮比赛中，规定每人投 3 次，记 $A_i = \{$第 i 次投进$\}$ $(i = 1, 2, 3)$，试用 A_1, A_2, A_3 表示某人下列投篮状况：

（1）3 次都投进；

（2）至少投进一个；

（3）只投进一个；

（4）至少 2 次没有投进。

2. 从某校中任选一名学生，记事件 $A = \{$被选者是男生$\}$，$B = \{$被选者是三年级学生$\}$，$C = \{$被选者是运动员$\}$，问：

（1）$AB\bar{C}$ 表示什么事件？

（2）在什么条件下有 $ABC = C$？

（3）什么条件下有 $C \subset B$？

（4）什么条件下有 $\bar{A} = B$？

3. 一批产品中有 45 件正品，5 件次品，从中任取 3 件。求（1）其中恰有一件次品的概率；（2）其中有次品的概率。

4. 一袋中装有 5 个红球和 2 个白球，从中先后有放回地任取两球。试求：

（1）两球都是红球的概率；

（2）第一次取到红球，第二次取到白球的概率；

（3）两次取得红、白球各一个的概率；

（4）第二次取得红球的概率。

5. 在 0～9 这 10 个数字中不放回地取 5 次，求取出的数字能组成五位数的概率。

6. 在细棒 AD 上任取两点 B 和 C，从 B，C 处将细棒折断得三段，求这三段恰好能构成一个三角形的概率。

7. 设 A, B, C 是三个任意事件，证明：

$$P(A + B + C) = P(A) + P(B) + P(C) - P(AB) - P(AC) - P(BC) + P(ABC)。$$

8. 一袋中装有大小相同的4个白球和5个黑球，从中任取3个球，求其中至少有2个白球的概率。

9. 设 $P(A) = 0.6$ ，$P(B) = 0.5$ ，$P(A\bar{B}) = 0.3$ 。

（1）判别 A 和 B 是否互斥？是否独立？并说明理由；

（2）求 $P(B \mid A)$ 。

10. 已知某种动物活到20岁的概率为0.8，活到25岁的概率为0.4，求现龄为20岁的该种动物能活到25岁的概率。

11. 已知100件药品中有2件次品，无返回地每次从中抽检一件。求第三次才抽检到次品的概率。

12. 甲、乙、丙 3 人独立地破译同一密码，设他们能译出的概率分别为 $\frac{1}{5}$ ，$\frac{1}{3}$ ，$\frac{1}{4}$ ，求密码能被译出的概率。

13. 据以往资料表明，某三口之家，患某种传染病的概率有以下规律：孩子得病的概率为0.6，在孩子得病的情况下母亲得病的概率是 0.5，而在母亲和孩子都得病的情况下父亲得病的概率为 0.4，求母亲及孩子得病但父亲未得病的概率。

14. A,B,C 三组电池按图示方式连接，设电池的损坏与否是相互独立的，且它们各自损坏的概率依次是 0.3，0.2，0.2。求此电路发生断电的概率。

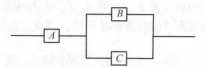

15. 某药厂的针剂车间灌装一批合格的注射液需经四道工序。从长期生产经验获知，由于割据时掉入玻璃屑而成废品的概率为 0.5%，由于安瓿不洁而成废品的概率为 0.2%，由于灌装时污染药液而成废品的概率为 0.1%，由于封口不严而成废品的概率为 0.8%，问注射液经过四道工序全部合格的概率是多少？

16. 若每个人的呼吸道中带有感冒病毒的概率是 0.002，且各人是否带感冒病毒是独立的。求在有 1500 人的剧场中有感冒病毒的概率。

17. 有一种新药，据说能有效地治愈流行性感冒。在 500 名流感患者中，有 210 人服用此药，其中 170 人痊愈；290 人未服用此药，其中有 230 人痊愈。试判断这种新药对医治流感是否有效。

18. 假设玻璃杯成箱出售，每箱 20 只，且知各箱含 0，1，2 只残次品的概率分别为 0.8，0.1 和 0.1。在顾客购买时，售货员随意取一箱，并开箱随机抽检 4 只，若无残次品，则买下该箱玻璃杯，否则退回。试求：

（1）顾客买下该箱的概率；

（2）在顾客买下的一箱中，确实没有残次品的概率。

19. 据统计，某医院急性腹痛患者中 30%患急性阑尾炎，急性阑尾炎患者中 70%体温高于 37.5℃，而非急性阑尾炎患者中只有 40%体温高于 37.5℃。若以体温高于 37.5℃作为一项鉴别诊断的依据，试求急性腹痛者体温高于 37.5℃的情况下患急性阑尾炎的概率。

20. 某药厂生产的某种针剂以 100 支为一批，在抽检时，从每批中抽取 10 支来检查，若发现其中有不合格品，则认为这批产品不合格。假定每 100 支针剂中不合格品最多不超过 4 支，且有表 2-5 所表示的概率分布。求各批针剂通过检查（即抽检的10支针剂都是合格品）的概率。

表 2-5 概率分布

每 100 支针剂中不合格品数	0	1	2	3	4
概率/%	0.1	0.3	0.3	0.2	0.1

第三章 随机变量及其分布

📚 **学习要求**

1. 掌握：随机变量、概率密度函数及分布函数的概念；二项分布、泊松分布、正态分布的特征及应用。

2. 熟悉：均匀分布、指数分布、几何分布、超几何分布的特征及应用；随机变量的独立性。

3. 了解：对数正态分布、负二项分布的特征及应用；随机向量、联合分布函数、边缘分布的概念及应用。

第一节 随机变量及其概率分布

案例 3-1

给青蛙按每单位体重注射一定剂量的洋地黄。由以往实验获知，致死的概率为 0.6，存活的概率为 0.4，现在给两只青蛙注射后观察结果。

问题：

如何恰当描述青蛙死亡只数的统计规律？

分析讨论：

研究给 2 只青蛙注射洋地黄后的死亡只数，该随机试验的所有结果的集合 Ω 可以表示为 $\Omega = \{0,1,2\}$，同时，死亡只数并不是确定地取某个值，而是以相应的概率取各个值，因此，必须用所有可能取值及其相应的概率才能完整地描述青蛙死亡只数的统计规律。

很多随机试验的结果是直接用数量来表示的，如案例 3-1 中青蛙的死亡只数 $\Omega = \{0,1,2\}$，再如，人的寿命 $\Omega = \{x \mid 0 \leqslant x \leqslant 150\}$，然而，也有一些随机试验的结果表现为某种属性，与数之间并没有什么联系，但可以人为地用数值对应这些结果，如某种疾病抽血化验结果的基本事件为阴性、阳性，可用"0"表示阴性，"1"表示阳性，建立这种数量化关系，相当于引入一个变量 X，在随机试验的样本空间 Ω 与变量 X 之间建立了对应关系，即变量 X 是定义在样本空间 $\Omega = \{e\}$ 上的一个函数：

$$X = X(e) = \begin{cases} 0, e = \text{阴性} \\ 1, e = \text{阳性} \end{cases}$$

特别地，当随机试验的结果本身就是数量时，不妨定义 $X(e) = e$，这样，任何一个随机试验，其结果都可以用一个变量来刻画，由于试验结果是随机出现的，因而函数 $X(e)$ 的取值也是随机的，于是将 $X(e)$ 称为随机变量。

定义 3.1 设 X 是一个随机试验，它的样本空间为 $\Omega = \{e\}$，如果对于 Ω 内每一个 e 都有一个实数 $X(e)$ 与之相对应，这样就得到一个定义在 Ω 上的单值实函数 $X = X(e)$，称为随机变量（random variable），简记为 X。

随机变量具有如下两个特点：

（1）取值的随机性，即事先不能确定 X 取哪个值；

（2）取值的统计规律性，即随机变量取各个值有一定的概率。

这两个特点正是随机变量与普通变量的本质区别。

显然，随机变量 X 的函数 $Y=f(X)$ 也是一个随机变量。

随机变量的引入，使得利用数学分析方法来研究随机试验成为可能，并从计算一些孤立事件的概念发展为一个逻辑严谨的理论体系。

在案例 3-1 中，设青蛙死亡只数为 X，X 是随机变量，可能取值为 0，1，2。随机变量按其可能取值状况分为两大类：离散型随机变量和连续型随机变量。

定义 3.2 全部可能取值的数目是有限个或无限可列个的随机变量，称为离散型随机变量（discrete random variable）。全部可能取值不能一一列举出来，而是充满某一实数区间的随机变量，称为连续型随机变量（continuous random variable）。

若青蛙死亡只数 X（3 个可能值），抽血化验结果 X（2 个可能值），显微镜下观察一张片子上某种细胞个数的随机变量 X（可能取值为无限可列个 0，1，2，…），都是离散型随机变量；而如果人的寿命 X、身高 X、体重 X 等取值充满某一区间，不能无遗漏地逐一排列，则是连续型随机变量。

一、离散型随机变量的分布

在案例 3-1 中，要研究青蛙死亡只数 X，不仅要知道 X 的可能取值，更重要的是它取 0，1，2 的概率到底有多大，设 A_1、A_2 分别表示第 1 只和第 2 只青蛙死亡的事件，死亡只数 $X=0$，1，2，由题意可知，

$$P(A_1) = P(A_2) = 0.6 ， P(\bar{A}_2) = P(\bar{A}_2) = 0.4$$

注意到 A_1，A_2 相互独立，根据乘法公式和加法公式有

$$P(X = 0) = P(\bar{A}_1 \bar{A}_2) = P(\bar{A}_1)P(\bar{A}_2) = 0.4 \times 0.4 = 0.16$$

$$P(X = 1) = P(A_1 \bar{A}_2 + \bar{A}_1 A_2) = P(A_1)P(\bar{A}_2) + P(\bar{A}_1)P(A_2) = 0.6 \times 0.4 + 0.4 \times 0.6 = 0.48$$

$$P(X = 2) = P(A_1 A_2) = P(A_1)P(A_2) = 0.6 \times 0.6 = 0.36$$

即随机变量的取值规律如表 3-1 所示。

表 3-1 青蛙死亡只数分布律

X	0	1	2
P	0.16	0.48	0.36

这种用随机变量的可能取值及其相应概率所刻画的随机试验的规律就是随机变量的分布规律。

定义 3.3 设离散型随机变量 X 所有可能取值为 $x_i(i=1,2,\cdots)$，相应的概率 $P(X=x_i) = p_i$ 称为离散型随机变量 X 的概率分布（probability distribution），或分布律（distribution law）。

由概率的定义，p_i 满足两个条件：

$$（1）p_i \geqslant 0 （i=1，2，\cdots）, （2）\sum_{i=1}^{\infty} p_i = 1 \tag{3-1}$$

若概率分布以表 3-2 的形式给出，则称该表为 X 的分布律。

表 3-2 离散型随机变量 X 的分布律

X	x_1	x_2	…	x_i	…
P	p_1	p_2	…	p_i	…

因此，案例 3-1 中青蛙死亡只数的分布律为表 3-1，它完整地描述了其统计规律。

对于案例 3-1，若要继续研究青蛙死亡只数不大于 1 的概率，即 X 不大于实数值 x 的累积概率，则需引入概率分布函数。

定义 3.4 设 X 是一个随机变量，X 是任意实数，则函数

$$F(x) = P(X \leqslant x)$$

称为 X 的分布函数（distribution function）。

分布函数适用于任意随机变量，包括离散型随机变量和连续型随机变量。

对于任意的实数 x_1，x_2（$x_1 < x_2$），有

$$P(x_1 < X \leqslant x_2) = P(X \leqslant x_2) - P(X \leqslant x_1) = F(x_2) - F(x_1) \tag{3-2}$$

因此，若已知 X 的分布函数，就可以求出 X 落在任一区间 $(x_1, x_2]$ 上的概率。

对于离散型随机变量，

$$F(x) = P(X \leqslant x) = \sum_{x_i \leqslant x} P(X = x_i) = \sum_{x_i \leqslant x} p_i$$

这里和式只对满足条件 $x_i \leqslant x$ 的那些 x_i 的概率相加，因此 $F(x)$ 就是累积概率。

例 3-1 试求案例 3-1 中青蛙死亡只数 X 的概率分布函数，并求 $P(X \leqslant 1)$，$P\left(X \leqslant \dfrac{1}{2}\right)$，$P\left(1 < X \leqslant \dfrac{3}{2}\right)$ 及 $P\left(1 \leqslant X \leqslant \dfrac{3}{2}\right)$。

解 当 $x < 0$ 时，$F(x) = 0$；

当 $0 \leqslant x < 1$ 时，$F(x) = P(X \leqslant x) = P(X = 0) = 0.16$；

当 $0 \leqslant x < 2$ 时，$F(x) = P(X \leqslant x) = P(X = 0) + P(X = 1) = 0.16 + 0.48 = 0.64$；

当 $x \geqslant 2$ 时，$F(x) = P(X \leqslant x) = \sum_{i=0}^{2} P(X = i) = 1$。

于是，X 的分布函数为

$$F(x) = \begin{cases} 0, & x < 0, \\ 0.16, & 0 \leqslant x < 1, \\ 0.64, & 1 \leqslant x < 2, \\ 1, & x \geqslant 2 \end{cases}$$

且有

$$P(X \leqslant 1) = F(1) = 0.64$$

$$P\left(X \leqslant \frac{1}{2}\right) = F\left(\frac{1}{2}\right) = 0.16$$

$$P\left(1 < X \leqslant \frac{3}{2}\right) = F\left(\frac{3}{2}\right) - F(1) = 0.64 - 0.64 = 0$$

$$P\left(1 \leqslant X \leqslant \frac{3}{2}\right) = F\left(1 < X \leqslant \frac{3}{2}\right) + P(X = 1) = 0.48$$

如图 3-1 所示，分布函数 $F(x)$ 的图形呈阶梯形，在分段点右连续。

分布函数 $F(x)$ 具有以下 3 条基本性质：

（1）$F(x)$ 是非负不减函数；

（2）$F(-\infty) = 0$，$F(+\infty) = 1$；

（3）$F(x)$ 右连续。

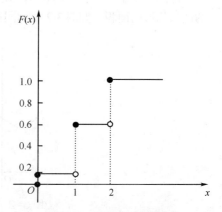

图 3-1 概率分布函数图

二、连续型随机变量的分布

案例 3-2

　　一种含某生物活性物质针剂的有效期 X（单位：h）的概率密度函数为 $f(x)=10^{-3} e^{-10^3 x}(x>0)$，求一支针剂的有效期在 1000h 以上的概率。

问题：

　　（1）有效期 X 属于何种随机变量？

　　（2）能否像离散型随机变量那样从可能取值和对应概率两个方面来描述？

分析讨论：

　　（1）有效期 X 取值充满整个区间 $[0,+\infty)$，无法把 X 的一切可能取值排列起来，因而属于连续型随机变量。

　　（2）从实际出发，没有必要确认以多大概率取得某一点值 x，比如追究针剂有效期恰等于 1100.001 的概率无任何意义。因此，求针剂有效期在 1000 小时以上的概率不能像离散型随机变量那样直接求累计概率，而需要引入概率密度函数。

　　定义 3.5　设连续型随机变量 X 的分布函数为 $F(x)$，如果存在非负函数 $f(x)$，对于任意的实数 x，都有

$$F(x)=\int_{-\infty}^{x}f(t)\mathrm{d}t \quad (-\infty<x<+\infty) \tag{3-3}$$

则称 $f(x)$ 为 X 的概率密度函数（probability density function），简称概率密度。

　　密度函数 $f(x)$ 具有以下性质：

　　（1）$f(x)\geqslant 0$，$-\infty<x<+\infty$，即密度函数曲线 $y=f(x)$ 位于 x 轴上方。

　　（2）$\int_{-\infty}^{+\infty}f(t)\mathrm{d}t=1$，即曲线 $y=f(x)$ 与 x 轴围成的面积为 1。

　　（3）对任何实数 $a,b(a<b)$，总有

$$P(a<X\leqslant b)=F(b)-F(a)=\int_{a}^{b}f(x)\mathrm{d}x \tag{3-4}$$

　　即随机变量 X 落在区间 $(a,b]$ 的概率 $P\{a<x\leqslant b\}$ 等于曲线 $y=f(x)$ 与 x 轴，$x=a,x=b$ 所围成的曲边梯形的面积，如图 3-2 中的阴影部分。

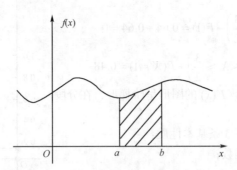

图 3-2　随机变量 X 落在区间 $(a,b]$ 的概率

　　（4）若 $f(x)$ 在点 x 处连续，则有 $F'(x)=f(x)$。

　　（5）$P(X=a)=0$（a 为任意常数）。即连续型随机变量取任意实数概率为零。

　　由性质 4 知，在 $f(x)$ 的连续点处有

$$f(x) = F'(x) = \lim_{\Delta x \to 0} \frac{F(x + \Delta x) - F(x)}{\Delta x} = \lim_{\Delta x \to 0} \frac{P(x < X \leqslant \Delta x)}{\Delta x} \qquad (3\text{-}5)$$

因此概率密度函数也就是在 x 点处（无穷小区段内）单位长的概率，反映了概率在 x 点处的"密集程度"。与物理学中定义的线密度类似，这也正是称 $f(x)$ 为概率密度函数的缘由。

利用微积分的思想考虑式（3-5）。若不计高阶无穷小，应有

$$P(x < X \leqslant x + \mathrm{d}x) \approx f(x)\mathrm{d}x$$

即 X 落在小区间 $(x, x + \Delta x]$ 上的概率近似等于 $f(x)\mathrm{d}x$，这称为离散化，$f(x)\mathrm{d}x$ 在连续型随机变量理论中所起的作用与概率 $P(X = x_i) = p_i$ 在离散型随机变量理论中所起的作用相类似，都是描述随机变量的分布情况。

由性质 5 知

$$P(a < X \leqslant b) = P(a < X < b) = P(a \leqslant X < b) = P(a \leqslant X \leqslant b) = \int_a^b f(x)\mathrm{d}x \qquad (3\text{-}6)$$

即计算连续型随机变量落在某一区间的概率时，不必考虑是开区间还是闭区间。还应指出的是由 $P(X = a) = 0$，说明概率为零的随机事件未必是不可能事件。

例 3-2 设随机变量 X 的概率密度函数为

$$f(x) = \begin{cases} kx(1-x), & 0 < x < 1, \\ 0, & \text{其他} \end{cases}$$

试求：（1）常数 k；（2）$P(X > 0.3)$；（3）分布函数 $F(x)$。

解 （1）由 $\int_{-\infty}^{+\infty} f(x)\mathrm{d}x = 1$，即 $\int_{-\infty}^{+\infty} kx(1-x)\mathrm{d}x = 1$，得 $k = 6$；

（2）$P(X > 0.3) = 1 - P(X \leqslant 0.3) = 1 - \int_0^{0.3} 6x(1-x)\mathrm{d}x = 0.784$；

（3）当 $x < 0$ 时，$F(x) = 0$；

当 $0 \leqslant x < 1$ 时，$F(x) = \int_{-\infty}^x f(t)\mathrm{d}t = \int_0^x 6t(1-t)\mathrm{d}t = 3x^2 - 2x^3$；

当 $x \geqslant 1$ 时，$F(x) = 1$；

于是，X 的分布函数为

$$F(x) = \begin{cases} 0, & x < 0, \\ 3x^2 - 2x^3, & 0 \leqslant x < 1, \\ 1, & x \geqslant 1 \end{cases}$$

第二节 常用离散型随机变量分布

案例 3-3

（设备维修）某制药车间有各自独立运行的设备 80 台，每台设备发生故障的概率均为 0.02，每台设备的故障需一人来维修。现考虑两种维修人员配备方案：

（1）由 4 人负责维修，每人承包 20 台；

（2）3 人共同负责 80 台设备的维修。

问题：如何计算这两种方案下 80 台设备发生故障而不能及时维修的概率，从而能判定两种方案的优劣？

一、（0-1）分布

在很多实际问题之中，一个实验 E 如果只关心某一事件 A 发生还是不发生，试验结果只有两个，即 A 和 $\bar{A}$，令 $P(A) = P, P(\bar{A}) = 1 - p = q, 0 < p < 1$，这样的试验称为伯努利试验。例如，给青蛙

按每单位体重注射一定剂量的洋地黄，青蛙可能存活也可能死亡，有的试验可能不止两个结果，如试验一种新药的疗效，可能分为治愈、显效、有效、无效等多个级别，如果关心的是有效和无效，则可把治愈和显效并入"有效"一类，这样问题就可以归结为伯努利试验来分析。

定义 3.6 在伯努利试验中，分别用 0，1 表示事件 A 不发生和发生，试验结果 X 就是一个只能取 0 或 1 的随机变量，其分布律为 $P(X=k)=p^k(1-p)^{1-k}$，$k=0,1$，$0<p<1$，则称 X 服从（0-1）分布。（0-1）分布的分布律也可写成（表 3-3）。

表 3-3 （0-1）分布的分布律

X	0	1
P	$1-p$	P

二、二 项 分 布

将伯努利试验独立地重复进行 n 次就称为 n 重伯努利试验，也称为伯努利概型。

n 重伯努利试验具有以下两个特点：

（1）每次试验事件 A 发生的概率都等于 p；

（2）n 次试验之间相互独立（即每次试验结果发生的概率不受其他各次试验的影响）。

令 A_i 表示"第 i 次试验中 A 发生"，$\overline{A}_i$ 表示"第 i 次试验中 $\overline{A}$ 发生"，记 B_k 为"n 次试验中 A 恰好出现 k 次"，则 B_k 表示 n 次试验中有某 k 次 A 发生而其余 $n-k$ 次 $\overline{A}$ 发生的所有可能事件之和，即

$$B_k = A_1 A_2 \cdots A_k \overline{A}_{k+1} \cdots \overline{A}_n \bigcup \cdots \bigcup \overline{A}_1 \overline{A}_2 \cdots \overline{A}_{n-k} A_{n-k+1} \cdots A_n$$

由于 n 次试验有 k 次 A 发生，共有 C_n^k 种不同的事件，即上面和式共有 C_n^k 项，由试验的独立性，知

$$P(A_1 A_2 \cdots A_k \overline{A}_{k+1} \cdots \overline{A}_n) = P(A_1)P(A_2)\cdots P(A_k)P(\overline{A}_{k+1})\cdots P(\overline{A}_n) = p^k(1-p)^{n-k}$$

其余各项对应的事件概率也均为 $p^k(1-p)^{n-k}$，且这些事件两两不相容，由概率的有限可加性，可得：$P_n(k)=P(B_k)=C_n^k p^k (1-p)^{n-k}$，$k=0,1\cdots,n$，用 X 表示 n 重伯努利试验中 A 出现的次数，亦即

$$P(X=k)=P_n(k)=C_n^k p^k (1-p)^{n-k}，\quad k=0,1,\cdots,n$$

定理 3.1 设在一次试验中，事件 A 发生的概率为 $p(0<p<1)$，则在 n 次独立重复的试验中，事件 A 恰好发生 k 次的概率为

$$P(X=k)=P_n(k)=C_n^k p^k (1-p)^{n-k}，\quad k=0,1,\cdots,n \tag{3-7}$$

定义 3.7 若随机变量 X 的概率函数为

$$P(X=k)=C_n^k p^k (1-p)^{n-k}，\quad 0<p<1，\quad k=0,1,\cdots,n$$

则称 X 服从参数为 (n,p) 的二项分布（binomial distribution），记作 $X \sim B(n,p)$。

这里取用二项分布的名称是由于 $C_n^k p^k (1-p)^{n-k}$ 恰好是二项展开式 $(p+q)^n = \sum\limits_{k=0}^{n} C_n^k p^k q^{n-k}$ 的缘故。令 $q=1-p$，则有

$$\sum_{k=0}^{n} P(X=k) = \sum_{k=0}^{n} C_n^k p^k q^{n-k} = (p+q)^n = 1$$

当 $n=1$ 时，$B(n,p)$ 就退化为 $B(1,p)$。即是（0-1）分布。因此，（0-1）分布是二项分布的特例。

二项分布在概率论中占有较为重要的地位，可应用于许多实际问题中。例如，对大批量的产品做抽样检查时（相当于无放回抽取）出现次品的件数，射击时击中的次数，掷硬币时出现正面的次数，药理试验中动物的存活头数，临床治愈的人数等，均服从二项分布。

例 3-3　某药治某病的治愈率为 80%，今用该药治病 20 例。试求：（1）有人未治愈的概率；（2）恰有 2 例未治愈的概率；（3）未治愈的不超过 2 例的概率。

解　在大量的人群中任选 20 人服药治疗，观察各患者是否未被治愈，就相当于做了 20 次独立重复试验，每次试验均考察事件 A={该患者未被治愈}是否发生的伯努利概型，因为治愈率为 80%，则未治愈率为 20%，即 $P(A)$=0.2，这就是 n=20，p=0.2 的伯努利试验。

设 X={20 人中未被治愈的人数}，则有
$$P(X=k)=C_{20}^k 0.2^k 0.8^{20-k}, \quad k=0,1,2,\cdots,n$$

（1）有人未治愈就是至少有 1 人未治愈，故所求概率为
$$P(X \geqslant 1)=\sum_{k=1}^{20} C_{20}^k 0.2^k 0.8^{20-k}=1-P(X=0)=1-0.8^{20}=0.9885$$

（2）恰有 2 例未治愈的概率
$$P(X=2)=C_{20}^2 0.2^2 0.8^{18}=0.1369$$

（3）未治愈的人不超过 2 人的概率为
$$P(X \leqslant 2)=\sum_{k=0}^{2} C_{20}^k 0.2^k 0.8^{20-k}=0.0115+0.0576+0.1369=0.2060$$

在计算上述概率时，还可利用二项分布累积概率 $P(X \geqslant k)$ 表（见附表 1）来查表进行。此时，只需对 n=20，p=0.2，直接查附表 1 的 $P(X \geqslant k)$ 值可得

（1）$P_1=P(X \geqslant 1)$=0.98847；

（2）$P_2=P(X=2)=P(X \geqslant 2)-P(X \geqslant 3)$=0.93082−0.79392=0.13690；

（3）$P_3=P(X \leqslant 2)=1-P(X \geqslant 3)$=1−0.79392=0.20608。

例 3-4　设某地区流行某种传染病，人们受感染的概率为 20%，在该地区某单位共有 30 人，现对该单位每人都注射一种据称能预防该传染病的疫苗，注射后至多有 1 人被传染，试推断该疫苗是否真的较为有效？

解　考察这 30 人是否被传染的问题，可归结为 n=30 的 n 重伯努利试验问题。令 X={30 人中被传染的人数}，则 X 服从 n=30，p=0.2 的二项分布 B（30，0.2）。

若该疫苗完全无效，则该单位 30 人被传染的概率仍为 0.2，而 30 人中至多有 1 人被传染的概率为
$$P(X \leqslant 1)=P(X=0)+P(X=1)$$
$$=(0.8)^{30}+C_{30}^1(0.2)(0.8)^{29}$$
$$=0.00124+0.00928=0.01052$$

或查附表 1 得
$$P(X \leqslant 1)=1-P(X \geqslant 2)=1-0.98948=0.01052$$

显然此概率 0.01052 非常小。这表示在正常情况下，如果该疫苗完全无效，则不大可能发生这种情形，由此就可认为该疫苗真的有效。

例 3-5　据以往经验，新生儿染色体异常率为 1%，试求 100 名新生儿中有 0，1，2 个染色体异常的概率。

解　$n=100, p=0.01$，则 100 名新生儿中发生染色体异常例数 $X=k$ 的概率为
$$P(X=k)=C_{100}^k 0.01^k 0.99^{100-k}$$

在这里，n 较大，即使在本例中 $k=0,1,2$，计算也相对较麻烦。下面给出一个当 n 很大，p 很小时的近似计算公式，即二项分布的泊松分布逼近公式。

定理 3.2（泊松定理）　设 $\lambda>0$ 是一常数，n 是任意正整数，设 $np_n=\lambda$，则对于任意固定的非负整数 k，有

$$\lim_{n\to+\infty} C_n^k p_n^k (1-p_n)^{n-k} = \frac{\lambda^k \mathrm{e}^{-\lambda}}{k!} \qquad (3-8)$$

证明　设 $\lambda>0$ 是一常数，n 是任意正整数，设 $np_n = \lambda$，则对于任一固定的非负整数 k，有

$$\lim_{n\to\infty} C_n^k p_n^k (1-p_n)^{n-k} = \frac{\lambda^k \mathrm{e}^{-\lambda}}{k!}$$

由 $p_n = \lambda/n$，则有

$$C_n^k p_n^k (1-p_n)^{n-k} = \frac{n(n-1)\cdots(n-k+1)}{k!}\left(\frac{\lambda}{n}\right)^k \left(1-\frac{\lambda}{n}\right)^{n-k}$$

$$= \frac{\lambda^k}{k!}\left[1\cdot\left(1-\frac{1}{n}\right)\left(1-\frac{2}{n}\right)\cdots\left(1-\frac{k-1}{n}\right)\right]\left(1-\frac{\lambda}{n}\right)^n\left(1-\frac{\lambda}{n}\right)^{-k}$$

对于任意固定的 k，当 $n\to\infty$ 时

$$\left[1\cdot\left(1-\frac{1}{n}\right)\left(1-\frac{2}{n}\right)\cdots\left(1-\frac{k-1}{n}\right)\right]\to 1$$

$$\left(1-\frac{\lambda}{n}\right)^n\to\mathrm{e}^{-\lambda}, \left(1-\frac{\lambda}{n}\right)^{-k}\to 1$$

故有 $\lim\limits_{n\to\infty} C_n^k p_n^k (1-p_n)^{n-k} = \dfrac{\lambda^k \mathrm{e}^{-\lambda}}{k!}$。

根据泊松定理，当 n 很大，且 p 很小时，令 $\lambda = np$，则有以下近似公式：

$$C_n^k p^k (1-p)^{n-k} \approx \frac{\lambda^k \mathrm{e}^{-\lambda}}{k!}$$

在实际应用中，当 $n\geqslant 20, p\leqslant 0.05$ 时，用 $\dfrac{\lambda^k \mathrm{e}^{-\lambda}}{k!}(\lambda=np)$ 作为 $C_n^k p^k (1-p)^{n-k}$ 的近似值效果颇佳。现用上述定理求解例 3-5。

解　用泊松近似公式计算概率 $P(X=0), P(X=1), P(X=2)$

$$P(X=k) = C_{100}^k 0.01^k 0.99^{100-k} \approx \frac{\mathrm{e}^{-1}}{k!}, \lambda=np=1$$

因此

$$P(X=0) = \mathrm{e}^{-1} - \lambda \approx 0.367880$$

$$P(X=1) = \mathrm{e}^{-1} = 0.367880$$

$$P(X=2) = \frac{\mathrm{e}^{-1}}{2} = 0.183940$$

三、泊　松　分　布

定义 3.8　若随机变量 X 的概率函数为

$$P(X=k) = \frac{\lambda^k \mathrm{e}^{-\lambda}}{k!}(\lambda>0), \quad k=0,1,2,3,\cdots$$

则称 X 服从参数为 λ 的泊松分布（Poisson distribution），记作 $X\sim P(\lambda)$ 或 $X\sim\pi(\lambda)$。

显然 $P(X=k)\geqslant 0, k=0,1,2\cdots$，且有

$$\sum_{k=0}^{\infty} P(X=k) = \sum_{k=0}^{\infty} \frac{\lambda^k \mathrm{e}^{-\lambda}}{k!} = \mathrm{e}^{-\lambda}\sum_{k=0}^{\infty}\frac{\lambda^k}{k!} = \mathrm{e}^{-\lambda}\mathrm{e}^{\lambda} = 1$$

即 $P(x=k)$ 满足离散型随机变量概率函数的两个条件。

泊松分布是作为二项分布近似出现的，于 1837 年由法国数学家 S.D.Poisson 引入。目前，泊松分布已经成为概率论中最重要的分布之一，常用于研究稀疏现象，如研究细菌、红细胞、粉尘等在单位面积或单位容积内的数目，放射性物质在单位时间内放射的质点数，在一定人群中生三胞胎、某种少见病的患病数等，都服从或近似服从泊松分布，所以泊松分布律又称为稀疏现象律。

例 3-6 在显微镜下观察一种悬浮液中的某种微粒，设每张样片观察到的微粒数服从参数 $\lambda = 3$ 的泊松分布。

试求：（1）在一次观察中看到 3 个微粒数的概率；

（2）微粒数不超过 3 个的概率。

解 设 X 表示每张样片观察到的微粒数，按题意

$$P(X=k) = \frac{3^k e^{-3}}{k!}, \quad k = 0,1,2,\cdots$$

（1）$P(X=3) = \frac{3^3 e^{-3}}{3!} = 4.5 e^{-3}$；

（2）$P(X \leq 3) = 1 - P(X \geq 4) = 1 - \sum_{k=4}^{\infty} \frac{3^k e^{-3}}{k!} = 1 - 0.352768 = 0.647232$。

$$\left(\sum_{k=4}^{\infty} \frac{3^k e^{-3}}{k!} \text{可以通过查附表获得} \right)$$

例 3-7 对案例 3-3 分析讨论，维修人员能否及时维修设备，取决于同一时刻发生故障的设备台数，考虑分别采用二项分布和泊松分布知识来分析求解。

解 （1）对方案（1），由 4 人负责维修，每人承包 20 台。设

A_i={第 i 人维修的 20 台设备发生故障而不能及时维修}，i=1，2，3，4

X={第一人负责的 20 台设备同时发生故障的台数}

此时 X 服从 n=20，p=0.02 的二项分布 B（20，0.02），从而

$$P(X=k) = C_{20}^k (0.02)^k (0.98)^{20-k}, \quad k = 0,1,\cdots,20$$

则 $P(A_1) = P(X \geq 2) = 1 - P(X \leq 1) = 1 - P(X=0) - P(X=1)$

$$= 1 - (0.98)^{20} - 20 \times 0.02 \times (0.98)^{19} = 1 - 0.6676 - 0.2725 = 0.0599$$

或查附表 1 直接得 $P(A_1) = P(X \geq 2) = 0.0599$。

故所求概率为

$$P(A_1 + A_2 + A_3 + A_4) = 1 - P(\bar{A}_1)P(\bar{A}_2)P(\bar{A}_3)P(\bar{A}_4) = 1 - (P(\bar{A}_1))^4$$

$$= 1 - (1 - P(A_1))^4 = 1 - (1 - 0.0599)^4 = 0.2189$$

（2）考虑方案（2），3 人共同负责 80 台设备的维修。设

$$Y = \{80 \text{ 台设备中同时发生故障的台数}\}$$

则 Y 服从 n=80，p=0.02 的二项分布 B(80，0.02)。此时因为 n=80≥20，p=0.02≤0.1，所以可以利用泊松近似公式来计算。

由 $\lambda = np = 80 \times 0.02 = 1.6$，利用泊松分布表（见附表 2），所求概率为

$$P(Y \geq 4) = \sum_{k=4}^{80} C_{80}^k (0.02)^k (0.98)^{80-k} \approx \sum_{k=4}^{80} \frac{(1.6)^k}{k!} e^{-1.6} = 0.0788$$

该概率小于方案（1）的概率，故方案（2）优于方案（1）。

在该案例中，虽然方案（2）平均每人至少需维修 26 台，比方案（1）增加了 30%的工作量，但是其管理质量反而显著提高了。这也体现了概率统计对于国民经济特别是生产管理等方面问题的解决所具有的意义。

四、其他分布

（一）超几何分布

超几何分布常用于产品的抽样检验，如药品、疫苗等的质量检查，流行病的研究等，是质量管理中经常使用的一种分布。

例 3-8 设一批产品共有 N 件，其中 M 件是次品，现从中不放回地抽取 n 件，求 n 件中有 m 件是次品的概率。

解 从 N 件中抽取 n 件，共有 C_N^n 种取法，n 件中有次品数 $X = m$ 的情形共有 $C_M^m C_{N-M}^{n-m}$ 种，故所求概率为

$$P(X = m) = \frac{C_M^m C_{N-M}^{n-m}}{C_N^n}, \quad m = 0, 1, 2, \cdots, \min(M, n) \tag{3-9}$$

其中，$N \geq M > 0$，$n \leq N - M$，则称 X 服从参数为 N，M，n 的超几何分布（hypergeometric distribution），记作 $X \sim H(N, M, n)$。由于式（3-9）与"超几何函数"的级数展开式的系数有关，因此称为超几何分布。

超几何分布用于描述不放回抽样问题，而有放回抽样问题用二项分布来描述，虽然两种抽样问题不相同，但是当产品总数 N 很大时，两种抽样的差别不大，可以证明当 N 充分大时，超几何分布可用二项分布来近似代替。

（二）几何分布

例 3-9 设某厂的次品率为 p，现一个个的从该厂产品中进行抽样检查，直到发现首个次品为止，试求首次出现次品时所检查产品的个数为 X（包括次品出现的那一次）的分布。

解 设 A_i 表示第 i 次出现的是次品，$\{X=k\}$ 表示次品首次出现在第 k 次，说明前 $k-1$ 次都为正品，第 k 次检查出次品，即 $\{X=k\}$ 表示事件 $\overline{A_1}\overline{A_2}\cdots\overline{A_{k-1}}A_k$，所以 $P(X=k) = P(\overline{A_1}\overline{A_2}\cdots\overline{A_{k-1}}A_k) = (1-p)^{k-1}p$，$k = 1, 2, \cdots$

定义 3.9 若随机变量 X 的概率函数为

$$P(X = k) = pq^{k-1} \quad (k = 1, 2, \cdots)$$

则称 X 服从几何分布。

由于 pq^{k-1} 是几何级数（等比级数）$\sum\limits_{k=1}^{\infty} pq^{k-1}$ 的一般项，故得此名。

几何分布给出了在 n 重伯努利试验中首次成功出现在第 $|k|$ 次试验的概率。

（三）负二项分布

将几何分布进一步推广，在 n 重伯努利试验中考察直到事件 A 第 r 次出现为止的试验次数 X。
$\{X=k\}$ 即事件 A 第 r 次出现恰好在第 k 次试验时实现，即在前 $k-1$ 次试验中 A 出现 $r-1$ 次，第 k 次时 A 出现，共出现了 r 次，这些事件的概率分别为 $C_{k-1}^{r-1}p^{r-1}(1-p)^{k-r}$ 与 p，利用事件的独立性，得到

$$P(X = k) = C_{k-1}^{r-1} p^{r-1}(1-p)^{k-r} \cdot p = C_{k-1}^{r-1} p^r (1-p)^{k-r}, \quad k = r, r+1, \cdots$$

定义 3.10 设随机变量 X 的概率函数为

$$P(X = k) = C_{k-1}^{r-1} p^r (1-p)^{k-r}, \quad k = r, r+1, \cdots$$

则称 X 服从负二项分布（negative binomial distribution），也称为帕斯卡（Pascal）分布。当 $r = 1$ 时，负二项分布就化为几何分布。

由于 $P\{x=k\}$ 是"负指数"展开式的一般项，故称为负二项分布。

第三节 常用连续型随机变量分布

一、正 态 分 布

定义 3.11 设随机变量 X 的概率密度函数为 $f(x)=\dfrac{1}{\sqrt{2\pi}\sigma}\mathrm{e}^{-\frac{(x-\mu)^2}{2\sigma^2}}$，$-\infty<x<\infty$，其中 μ，$\sigma>0$ 为常数，则称 X 服从参数为 μ，σ^2 的正态分布（normal distribution），称 X 为正态变量，记作 $X\sim N(\mu,\sigma^2)$，正态分布又称高斯分布、常态分布等。

正态分布概率密度函数曲线如图 3-3 所示，它具有以下性质：

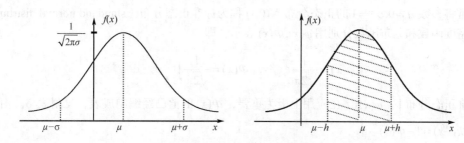

图 3-3 正态分布概率密度函数图

（1）曲线关于 $x=\mu$ 对称，因此，对任意 $h>0$，有 $P(\mu-h<x\leqslant\mu)=P(\mu<x\leqslant\mu+h)$，（见图 3-3 阴影部分）在 $x=\mu$ 时，$f(x)$ 达到最大值 $f(u)=\dfrac{1}{\sqrt{2\pi}\sigma}$，$X$ 距离 μ 越远，$f(x)$ 的值越小，这表明对于同样长度的区间，当区间端点离 μ 越远，X 落在这个区间上的概率越小。

（2）$f(x)$ 中有两个参数 μ 和 σ。μ 的位置确定了图形的中心位置，因而 μ 称为位置参数，若固定 σ 而改变 μ 的值，则 $f(x)$ 的图形沿着 Ox 轴平行移动，形状不变，见图 3-4；σ 是变异度参数，又称为形状参数，若固定 μ 而改变 σ 的值，则由于最大值 $x=f(\mu)=\dfrac{1}{\sqrt{2\pi}\sigma}$，可知，$\sigma$ 越小表示数据越集中，$f(x)$ 的图形越尖陡，σ 越大表示数据越分散，$f(x)$ 的图形越低平，见图 3-5。

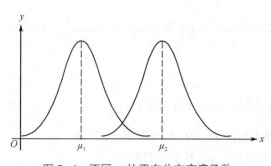

图 3-4 不同 μ 的正态分布密度函数

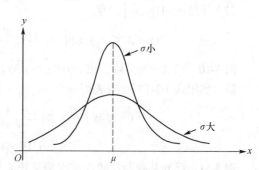

图 3-5 不同 σ 的正态分布密度函数

正态分布的分布函数为 $F(x)=\dfrac{1}{\sqrt{2\pi}\sigma}\displaystyle\int_{-\infty}^{x}\mathrm{e}^{-\frac{(t-\mu)^2}{2\sigma^2}}\mathrm{d}t$，它的图形如图 3-6 所示，显然 $F(\mu)=1/2$。

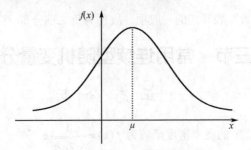

图 3-6　正态分布概率密度函数

正态分布概率密度函数表达式较为复杂，而且随着参数 μ 和 σ 的变化，曲线的位置形状变化多端，为便于计算，有必要将它们转换成较简单的统一形式——标准正态分布。

通常将参数 $\mu=0,\sigma^2=1$ 的正态分布 $N(0,1)$ 称为标准正态分布（standand normal distrbution），其概率密度函数和分布函数分别用 $\varphi(x),\Phi(x)$ 表示，即

$$\varphi(x)=\frac{1}{\sqrt{2\pi}}e^{-\frac{x^2}{2}}\ ,\quad \Phi(x)=\frac{1}{\sqrt{2\pi}}\int_{-\infty}^{x}e^{-\frac{t^2}{2}}\mathrm{d}t\ .$$

标准正态分布 $\int_{-\infty}^{x}\varphi(x)\mathrm{d}t$ 在应用上极为重要，$\Phi(x)$ 的值已经编制成表，见附表 3。由对称性可知：$\Phi(-x)=1-\Phi(x)$。

事实上，将正态分布 $N(\mu,\sigma^2)$ 的概率密度函数图形沿轴平移到 $x=\mu$ 处，并将横轴的单位长度换成 σ，就得到标准正态分布 $N(0,1)$ 的图形。

设 $X\sim N(\mu,\sigma^2)$，则 $F(x)=\dfrac{1}{\sqrt{2\pi}\sigma}\int_{-\infty}^{x}e^{-\frac{(t-\mu)^2}{2\sigma^2}}\mathrm{d}t=\dfrac{1}{\sqrt{2\pi}}\int_{-\infty}^{x}e^{-\frac{1}{2}\left(\frac{t-\mu}{\sigma}\right)^2}\mathrm{d}\left(\dfrac{t-\mu}{\sigma}\right)$，

作变量代换 $u=\dfrac{t-u}{\sigma}$，则 $F(x)=\dfrac{1}{\sqrt{2\pi}}\int_{-\infty}^{\frac{x-u}{\sigma}}e^{-\frac{u^2}{2}}\mathrm{d}u=\Phi\left(\dfrac{x-u}{\sigma}\right)$。

即当 $X\sim N(\mu,\sigma^2)$ 时，随机变量 $U=\dfrac{X-\mu}{\sigma}\sim N(0,1)$，因此

$$F(x)=P(X\leqslant x)=P\left(\frac{X-\mu}{\sigma}\leqslant\frac{x-\mu}{\sigma}\right)=\Phi\left(\frac{x-u}{\sigma}\right)$$

对于任意区间 $(x_1,x_2]$，有

$$P(x_1<X\leqslant x_2)=P\left(\frac{x_1-\mu}{\sigma}<\frac{X-\mu}{\sigma}\leqslant\frac{x_2-\mu}{\sigma}\right)=\Phi\left(\frac{x_2-\mu}{\sigma}\right)-\Phi\left(\frac{x_1-\mu}{\sigma}\right)\quad（3\text{-}10）$$

例 3-10　设 $X\sim N(1,4)$，求 $P(0<x\leqslant1.6)$。

解　利用式（3-10），查表得

$$P(0<X\leqslant1.6)=\Phi\left(\frac{1.6-1}{2}\right)-\Phi\left(\frac{0-1}{2}\right)=\Phi(0.3)-\Phi(-0.5)$$
$$=0.6719-[1-\Phi(0.5)]=0.6179-1+0.6915=0.3094$$

例 3-11　已知某种药片的片重 X 服从正态分布 $N(\mu,\sigma^2)$，其中 $\mu=150$（mg）。

（1）若已知 $\sigma=5$，试求药片片重 X 在 140 与 155 之间的概率；

（2）σ 为何值时，$P(145\leqslant X\leqslant155)=0.8$？

解　（1）因药片的片重 $X\sim N(150,5^2)$，则故所求概率为

$$P(140\leqslant X\leqslant155)=\Phi\left(\frac{155-150}{5}\right)-\Phi\left(\frac{140-150}{5}\right)=\Phi(1)-\Phi(-2)$$

$$= \varPhi(1) - (1 - \varPhi(2)) = 0.84135 - 1 + 0.97725 = 0.8186$$

（2） $P(145 \leqslant X \leqslant 155) = \varPhi\left(\dfrac{155-150}{\sigma}\right) - \varPhi\left(\dfrac{145-150}{\sigma}\right) = \varPhi\left(\dfrac{5}{\sigma}\right) - \varPhi\left(-\dfrac{5}{\sigma}\right) = 2\varPhi\left(\dfrac{5}{\sigma}\right) - 1 = 0.8$

$$= \varPhi\left(\dfrac{5}{\sigma}\right) - \varPhi\left(-\dfrac{5}{\sigma}\right) = 2\varPhi\left(\dfrac{5}{\sigma}\right) - 1 = 0.8$$

即 $\varPhi\left(\dfrac{5}{\sigma}\right) = \dfrac{1+0.8}{2} = 0.9$

查附表 3，得 $\dfrac{5}{\sigma} = 1.28, \sigma = 3.906$，故 $\sigma = 3.906$。

例 3-12 设 $X \sim N(\mu, \sigma^2)$，试求：

（1） $P(|X - \mu| \leqslant 1.96\sigma)$；

（2） $P(|X = \mu| \leqslant 2.58\sigma)$。

解 因为 $X \sim N(\mu, \sigma)$，所以 $\dfrac{X-\mu}{\sigma} \sim N(0,1)$，

（1） $P(|X - \mu| \leqslant 1.96\sigma)$

$\qquad = P(\mu - 1.96\sigma \leqslant X \leqslant \mu + 1.96\sigma)$

$\qquad = F(\mu + 1.96\sigma) - F(\mu - 1.96\sigma)$

$\qquad = \varPhi\left[\dfrac{(\mu + 1.96\sigma) - \mu}{\sigma}\right] - \varPhi\left[\dfrac{(\mu - 1.96\sigma) - \mu}{\sigma}\right]$

$\qquad = \varPhi(1.96) - \varPhi(-1.96) = 0.975 - 0.025 = 0.95$

即 $P(\mu - 1.96\sigma \leqslant X \leqslant \mu + 1.96\sigma) = 0.95$。

（2）仿上可得：$P(|X - \mu| \leqslant 2.58\sigma) = 0.99$，即 $P(\mu - 2.58\sigma \leqslant X \leqslant \mu + 2.58\sigma) = 0.99$。

正态分布的统计问题经常涉及这两个结果，应当熟悉它们。为此作如下说明（仅就问题（1）说明，问题（2）类同）。

第一，凡是正态变量 $X \sim N(\mu, \sigma^2)$，其取值落入区间 $[\mu - 1.96\sigma, \mu + 1.96]$ 的概率为 95%，或直观解释为取 100 次 X 的值，大约有 95 次的值都在该区间内。

第二，从另一方面说，$P(|X - \mu| > 1.96\sigma) = 1 - 0.95 = 0.05$，即 X 落在区间 $[\mu - 1.96\sigma, \mu + 1.96]$ 外的概率是 5%，换言之，事件 $\{X < \mu - 1.96\sigma\} + \{X > \mu + 1.96\sigma\}$ 属于小概率事件。如果在实践中 X 的某次取值竟然导致小概率事件的出现，就有很大把握怀疑该次取值的正确性，进而寻找形成这一反常现象的原因。

无论从理论上或应用上，正态分布都极其重要。许多医学指标，如人体的身高、体重、红细胞数量、血红蛋白的量、脉搏数等，以及实验中的随机误差等都可看作或近似看作正态分布。从理论上看，正态分布是后几章中许多统计方法的理论基础。

二、其他常用连续型分布

（一）对数正态分布

在很多研究中，资料是呈偏态分布的，如环境中若干有害物质的浓度，食品中某些农药的残留量，抗体滴度，血清肌酐和血中的微量元素（如铅）的含量。但是，对这些资料实施对数变换后，能转化为正态分布，从而可以用正态分布规律处理这些资料，也称这些随机变量服从对数正态分布。

定义 **3.12**　若随机变量 X 的概率密度函数为

$$f(x)=\begin{cases}\dfrac{1}{\sqrt{2\pi}\sigma}\mathrm{e}^{\frac{(\ln x-\mu)^2}{2\sigma^2}},x>0,\\0,\qquad\qquad x\leqslant0\end{cases}\tag{3-11}$$

其中，$\mu,\sigma>0$ 为常数，则称 X 服从对数正态分布（log normal distribution）记为 $X\sim\mathrm{LN}(\mu,\sigma^2)$。

可以验证，若 X 服从对数正态分布 $\mathrm{LN}(\mu,\sigma^2)$，则 $\ln X\sim N(\mu,\sigma^2)$，这就是对数正态分布名称的由来。对数正态分布曲线如图 3-7 所示，是一条右偏曲线（即不对称，偏向右侧，右尾较长），但若把横轴换成对数尺度，就可转化为正态曲线。

（二）均匀分布

定义 **3.13**　若随机变量 X 的概率密度函数为

$$f(x)=\begin{cases}\dfrac{1}{b-a},a\leqslant x\leqslant b\\0,\qquad\text{其他}\end{cases}\tag{3-12}$$

则称 X 在区间 $[a,b]$ 上服从均匀分布（uniform distribution）记为 $X\sim Y(a,b)$。

均匀分布概率密度函数如图 3-8 所示。

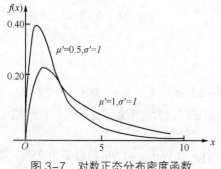

图 3-7　对数正态分布密度函数

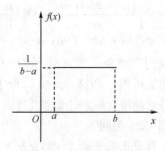

图 3-8　均匀分布图

很明显，密度函数 $f(x)$ 在区间 $[a,b]$ 上为常数，即在区间 $[a,b]$，概率在各处的密集程度一样，也可看作概率均匀地分布在 $[a,b]$ 上，此为均匀分布的来由。

若 $X\sim Y(a,b)$，则对区间 $[a,b]$ 上任意子区间 $[c,c+l]$ 上的概率为

$$P(c<x<c+l)=\int_c^{c+l}\frac{1}{b-a}\mathrm{d}x=\frac{l}{b-a}$$

只与区间长度有关，而与其他的位置无关，X 落在区间 $[a,b]$ 内任意等长度子区间内的概率相等。

X 的分布函数为

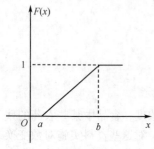

$$F(x)=\begin{cases}0,\qquad x<a,\\\dfrac{x-a}{b-a},\ a\leqslant x\leqslant b,\\1,\qquad x>b\end{cases}\tag{3-13}$$

$F(x)$ 的图形如图 3-9 所示。

公共汽车的等待时间，在计算时因"四舍五入"而产生的误差等都服从均匀分布，特别地，在模型研究中借助舍入误差服从均匀分布，可以在计算机中方便快捷地产生大量随机数。

图 3-9　均匀分布函数图

（三）指数分布

定义 3.14 设随机变量 X 的分布密度为

$$f(x)=\begin{cases} \lambda e^{-\lambda x}, & x\geq 0, \\ 0, & x<0 \end{cases} \qquad (3-14)$$

其中，$\lambda >0$ 为常数，则称 X 服从参数为 λ 的指数分布（exponential distribution），记为 $X\sim E(\lambda)$。

指数分布的分布函数为

$$F(x)=\int_{-\infty}^{x}\lambda e^{-\lambda x}\mathrm{d}x=\begin{cases} 1-e^{-\lambda x}, & x\geq 0, \\ 0, & x<0 \end{cases} \qquad (3-15)$$

$f(x)$ 和 $F(x)$ 的图形如图 3-10 所示。

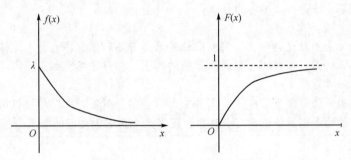

图 3-10 指数分布及指数分布函数图

指数分布常用来描述一些事物"寿命"的分布情况。例如，动物寿命、电子元件寿命、电话通话时间、排队等候服务时间、患者服药的存活时间等都服从指数分布。

例 3-13 已知某批医用电子监测仪的使用寿命 X 服从参数为 λ 的指数分布，且其平均寿命为 1000h，现从中任取一台，试求它能正常使用 1000h 以上的概率。

解 对医用电子监测仪的使用寿命 X，已知 X 服从参数为 λ 的指数分布，而且平均寿命是 1000h，即

$$E(X)=\frac{1}{\lambda}=1000, \quad \lambda=\frac{1}{1000}$$

因此 X 服从的概率分布密度为

$$f(x)=\begin{cases} \dfrac{1}{1000}e^{-\frac{x}{1000}}, & x\geq 0, \\ 0, & \text{其他} \end{cases}$$

则所求概率为

$$P(X>1000)=\int_{1000}^{+\infty}\frac{1}{1000}e^{-\frac{x}{1000}}\mathrm{d}x=e^{-\frac{x}{1000}}\Big|_{1000}^{+\infty}=e^{-1}\approx 0.368$$

指数分布具有"无记忆性"的重要性质，"无记忆性"是说对任意 $s>0, t>0$，有

$$P(X>s+t|X>s)=\frac{P(X>s+t,X>s)}{P(X>s)}=\frac{P(X>s+t)}{P(X>s)}$$

$$=\frac{1-F(s+t)}{1-F(s)}=\frac{e^{-\lambda(s+t)}}{e^{-\lambda s}}=e^{-\lambda t} \qquad (3-16)$$

$$=1-F(t)=P(X>t)$$

若将 X 解释为寿命，"记忆性"表示：如果某生物体已经活了 s 年，则再活 t 年的概率与年龄无关，所以指数分布被趣称为"永远年轻"。

由此可见，指数分布描述了无老化时的寿命分布，但"无老化"是不可能的，因而它只是一种近似，对一些寿命长的元件，在初期阶段老化现象很小，或对于人的寿命，在 50 岁以前，由于生理上老化而死亡的可能性较小，因而各阶段指数分布能较确切地描述其寿命分布情况。

第四节 随 机 向 量

案例 3-4

某研究者为考察学龄前儿童的发育情况，考虑他们的身高 X 和体重 Y 两个指标，经研究者对身高和体重单独进行研究，设 X，Y 均服从正态分布，$X \sim N\left(\mu_1, \sigma_1^2\right)$，$Y \sim N\left(\mu_2, \sigma_2^2\right)$。

问题：

该研究者处理方法是否正确？为什么？

分析讨论：

若将身高和体重单独进行研究，得到的结论只是身高和体重各自的表现情况，而忽略了身高和体重的内在联系，实际中一般是个子高的儿童，相应地体重也高。因此，应将身高和体重作为一个整体进行研究。

(X, Y) 的概率密度函数不能由 X，Y 各自的分布唯一确定，即二维随机向量的性质并不能由它的两个分量的个别性质来确定，这时，还必须考虑它们之间的联系。

一、二维随机向量及其分布

在许多随机现象中，有时同时存在多个随机变量，除了在案例 3-4 中提到的儿童发育情况外，如在对居民家庭经济状况进行调查时，调查指标有家庭收入、生活费支出、教育费支出、家庭人口等，医生在给患者诊断时，往往需根据患者多项检查指标对其病症作出判断。

通常把与同一个随机现象相联系的多个随机变量看作一个整体，设 $X_1, X_2, \cdots, X_n$ 是 n 个随机变量，则由它们构成的一个 n 维向量 $(X_1, X_2 \cdots, X_n)$ 称为 n 维随机变量（n-dimensional random variable）或 n 维随机向量（n-dimensional random vector）。

本节主要讨论二维随机变量 (X, Y)，更高维的情况与之类似。

（一）联合分布

定义 3.15 设 (X, Y) 为二维随机变量，对任意实数 X 和 Y，二元函数

$$F(x, y) = P(X \leqslant x, Y \leqslant y) \tag{3-17}$$

称为二维随机变量 (X, Y) 的联合分布函数（joint distribution function），简称为 (X, Y) 的分布函数。

若将二维随机变量 (X, Y) 看成是平面上随机点的坐标，则分布函数 $F(x, y)$ 在 (x, y) 处的函数值就是随机点 (X, Y) 落在以 (x, y) 为顶点，且位于该点左下方的无穷矩形域内的概率，如图 3-11 所示。

因此，不难得出 (X, Y) 落在如图 3-12 所示的矩形区域 $x_1 < X \leqslant x_2, y_1 < Y \leqslant y_2$ 内的概率为

$$P(x_1 < X \leqslant x_2, y_1 < Y \leqslant y_2) = F(x_2, y_2) - F(x_1, y_2) - F(x_2 - y_1) + F(x_1, y_1)$$

分布函数 $F(X, Y)$ 具有以下性质：

（1）固定其中一个变量，则 $F(x, y)$ 是另一个变量的不减函数，即当 $x_1 < x_2$ 时，$F(x_1, y) \leqslant F(x_2, y)$；当 $y_1 < y_2$ 时，$F(x, y_1) \leqslant F(x, y_2)$。

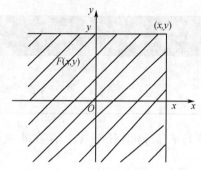

图 3-11　二维分布函数的区域图

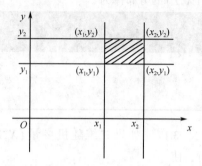

图 3-12　$P(x_1 < X \leqslant x_2, y_1 < Y \leqslant y_2)$ 的积分区域

（2）$0 \leqslant F(x,y) \leqslant 1$，且

对任意固定的 x，$F(x,-\infty) = \lim\limits_{y \to -\infty} F(x,y) = 0$，

对任意固定的 y，$F(-\infty,y) = \lim\limits_{x \to -\infty} F(x,y) = 0$，

$F(-\infty,-\infty) = \lim\limits_{\substack{x \to -\infty \\ y \to -\infty}} F(x,y) = 0$，

$F(+\infty,+\infty) = \lim\limits_{\substack{x \to +\infty \\ y \to +\infty}} F(x,y) = 1$；

与一维的情况类似，二维随机变量仍然分为离散型和连续型。

定义 3.16　如果二维随机变量 (X,Y) 的所有可能取的值是有限对或可列无限多对，则称 (X,Y) 是二维离散型随机变量；$P(X = x_i, Y = y_j) = p_{ij}(i,j = 1,2,\cdots)$ 为二维随机变量 (X,Y) 的联合分布律（joint distribution law），简称为 (X,Y) 的分布律，有时也称为 (X,Y) 的概率分布。

联合分布律的性质：

（1）$p_{ij} \geqslant 0$，$i,j = 1,2,\cdots$；

（2）$\sum\limits_{i=1}^{\infty}\sum\limits_{j=1}^{\infty} p_{ij} = 1$。

例 3-14　设两枚硬币，第一枚掷一次，第二枚掷两次，试求两枚硬币掷出的正面次数的联合分布律。

解　设 A 表示"第一枚硬币掷出正面"，X 表示第一枚硬币掷出的正面数，$B_j(j=1,2)$ 表示"第二枚硬币第 j 次掷出正面"，Y 表示第二枚硬币掷出的正面数，则

$$P(X=0,Y=0) = P(\overline{A}\,\overline{B_1}\,\overline{B_2}) = \frac{1}{8}$$

$$P(X=0,Y=1) = P(\overline{A}B_1\overline{B_2} + \overline{A}\,\overline{B_1}B_2) = \frac{2}{8}$$

$$P(X=0,Y=2) = P(\overline{A}B_1B_2) = \frac{1}{8}$$

$$P(X=1,Y=0) = P(A\overline{B_1}\,\overline{B_2}) = \frac{1}{8}$$

$$P(X=1,Y=1) = P(AB_1\overline{B_2} + A\overline{B_1}B_2) = \frac{2}{8}$$

$$P(X=1,Y=2) = P(AB_1B_2) = \frac{1}{8}$$

故 (X,Y) 的分布律为

Y	X	
	0	1
0	1/8	1/8
1	2/8	2/8
2	1/8	1/8

定义 3.17 如果二维随机变量 (X,Y) 的分布函数是 $F(x,y)$ 对任意 X,Y 存在非负函数 $f(x,y)$，使

$$F(x,y)=\int_{-\infty}^{y}\int_{-\infty}^{x}f(u,v)\mathrm{d}u\mathrm{d}v \tag{3-18}$$

成立，则称 (X,Y) 是二维连续型随机变量，函数 $f(x,y)$ 为 (X,Y) 的联合概率密度函数（joint probability density function），简称联合密度函数。

联合密度函数 $f(x,y)$ 的性质：

（1）$f(x,y)\geqslant 0$；

（2）$\int_{-\infty}^{+\infty}\int_{-\infty}^{+\infty}f(x,y)\mathrm{d}x\mathrm{d}y=F(-\infty,+\infty)=1$；

（3）若 $f(x,y)$ 在点 (x,y) 连续，则有

$$\frac{\partial^2 F(x,y)}{\partial x\partial y}=f(x,y)$$

（4）点 (x,y) 落在区域 D 上的二重积分，即

$$P((x,y)\in D)=\iint_D f(x,y)\mathrm{d}x\mathrm{d}y$$

例 3-15 设二维随机变量 (X,Y) 的密度函数为

$$f(x,y)=\begin{cases} k\mathrm{e}^{-2x-y}, & x>0,y>0,\\ 0, & \text{其他} \end{cases}$$

试求：（1）常数 k；

（2）$P(1\leqslant X\leqslant 2,Y\leqslant 2)$。

解（1）$\int_{-\infty}^{+\infty}\int_{-\infty}^{+\infty}f(x,y)\mathrm{d}x\mathrm{d}y=\int_0^{+\infty}\int_0^{+\infty}k\mathrm{e}^{-2x-y}\mathrm{d}x\mathrm{d}y$

$$=k\int_0^{+\infty}\mathrm{e}^{-2x}\mathrm{d}x\cdot\int_0^{+\infty}\mathrm{e}^{-y}\mathrm{d}y=k\cdot\frac{1}{2}\cdot 1=\frac{k}{2}=1$$

故 $k=2$。

（2）$P(1\leqslant x\leqslant 2,y\leqslant 2)=\int_1^2\mathrm{d}x\int_{-\infty}^2 2\mathrm{e}^{-2x-y}\mathrm{d}y$

$$=2\int_1^2\mathrm{e}^{-2x}\mathrm{d}x\int_0^2\mathrm{e}^{-y}\mathrm{d}y=(\mathrm{e}^{-4}-\mathrm{e}^{-2})(\mathrm{e}^{-2}-1)$$

$$=\mathrm{e}^{-2}(\mathrm{e}^{-2}-1)^2$$

（二）边缘分布

二维随机变量 (X,Y) 作为一个整体，具有联合分布函数 $F(x,y)$，而 X,Y 都是一维随机变量，它们都有各自的分布函数 $F_X(x)$，$F_Y(y)$，相对于 (X,Y) 的联合分布函数，分别称 $F_X(x)$，$F_Y(y)$ 为 (x,y) 关于 X 和关于 Y 的边缘分布函数（marginal distribution function）。

边缘分布完全由分布函数 $F(x,y)$ 确定，有

$$F_X(x) = P(X \leqslant x) = P(X \leqslant x, Y < +\infty) = F(x, +\infty) \quad (3\text{-}19)$$

同理，

$$F_Y(y) = F(+\infty, y) \quad (3\text{-}20)$$

若 (X, Y) 为二维离散型随机变量，其联合分布律为

$$P(X = x_i, Y = y_j) = p_{ij}, i, j = 1, 2, 3, \cdots \quad (3\text{-}21)$$

则 X 的边缘分布函数为

$$F_X(x) = F(x, +\infty) = \sum_{x_i \leqslant x} \sum_{j=1}^{+\infty} p_{ij} \quad (3\text{-}22)$$

因此，$P(X = x_i) = \sum_{j=1}^{\infty} p_{ij} \ (i = 1, 2, \cdots)$ 称为 X 的边缘分布律，类似地，$P(Y = y_j) = \sum_{i=1}^{\infty} p_{ij} \ (j = 1, 2, \cdots)$ 称为 Y 的边缘分布律（marginal distribution law）。

若 (X, Y) 为二维连续型随机变量，联合密度函数为 $f(x, y)$，则 X 边缘分布函数为

$$F_X(x) = F(x, +\infty) = \int_{-\infty}^{x} \left[\int_{-\infty}^{+\infty} f(x, y) \mathrm{d}y \right] \mathrm{d}x \quad (3\text{-}23)$$

因此，

$$f_X(x) = \int_{-\infty}^{+\infty} f(x, y) \mathrm{d}y \quad (3\text{-}24)$$

称为 X 的边缘概率密度函数。类似地，

$$f_Y(y) = \int_{-\infty}^{+\infty} f(x, y) \mathrm{d}x \quad (3\text{-}25)$$

称为 Y 的边缘概率密度函数（marginal probability density）。

例 3-16 求例 3-14 中 (X, Y) 关于 X 和 Y 的边缘分布律。

解 已知

Y	X		$P(Y = y_j)$
	0	**1**	
0	1/8	1/8	1/4
1	2/8	2/8	1/2
2	1/8	1/8	1/4
$P(X = x_i)$	1/2	1/2	1

例 3-17 已知二维正态随机变量 (x, y) 的概率密度函数为

$$f(x, y) = \frac{1}{2\pi\sigma_1\sigma_2\sqrt{1-\rho^2}} \exp\left\{ -\frac{1}{2(1-\rho^2)} \left[\frac{(x-\mu_1)^2}{\sigma_1^2} - 2\rho\frac{(x-\mu_1)(y-\mu_2)}{\sigma_1\sigma_2} + \frac{(y-\mu_2)^2}{\sigma_2^2} \right] \right\} \quad (-\infty < x$$

$< +\infty, -\infty < y < +\infty)$，其中，$\mu_1, \mu_2, \sigma_1, \sigma_2, \rho$ 都是常数，且 $\sigma_1 > 0, \sigma_2 > 0, -1 < \rho < 1$，记 $(X, Y) \sim N(\mu_1, \mu_2, \sigma_1^2, \sigma_2^2, \rho)$，试求二维正态随机变量的边缘概率密度函数。

解 $f_X(x) = \int_{-\infty}^{\infty} f(x, y) \mathrm{d}y$

由于 $\dfrac{(y-\mu_2)^2}{\sigma_2^2} - 2\rho\dfrac{(x-\mu_1)(y-\mu_2)}{\sigma_1\sigma_2} = \left(\dfrac{y-\mu_2}{\sigma_2} - \rho\dfrac{x-\mu_1}{\sigma_1} \right)^2 - \rho^2\dfrac{(x-\mu_1)^2}{\sigma_1^2}$，于是

$$f_X(x) = \frac{1}{2\pi\sigma_1\sigma_2\sqrt{1-\rho^2}} e^{-\frac{(x-\mu_1)^2}{2\sigma_1^2}} \int_{-\infty}^{\infty} e^{-\frac{1}{2(1-\rho^2)}\left(\frac{y-\mu_2}{\sigma_2} - \rho\frac{x-\mu_1}{\sigma_1}\right)^2} dy$$

令 $t = \frac{1}{\sqrt{1-\rho^2}}\left(\frac{y-\mu_2}{\sigma_2} - \rho\frac{x-\mu_1}{\sigma_1}\right)$，则有

$$f_X(x) = \frac{1}{2\pi\sigma_1} e^{-\frac{(x-\mu_1)^2}{2\sigma_1^2}} \int_{-\infty}^{\infty} e^{-\frac{t^2}{2}} dt$$

即 $f_X(x) = \frac{1}{\sqrt{2\pi}\sigma_1} e^{-\frac{(x-\mu)^2}{2\sigma_1^2}}$，$-\infty < x < \infty$。

同理 $f_Y(y) = \frac{1}{\sqrt{2\pi}\sigma_2} e^{-\frac{(y-\mu_2)^2}{2\sigma_2^2}}$，$-\infty < y < \infty$。

由此可见，二维正态分布的两个边缘分布都是一维正态分布。二维正态分布的联合密度函数与 ρ 有关，而边缘密度函数则与 ρ 无关。这表明，联合密度函数确定边缘密度函数，而反过来，边缘密度函数却不能唯一确定联合密度函数，只有当两个随机变量相互独立时，二维联合分布与其边缘分布可相互转化。

二、随机变量的独立性

与事件的独立性类似，引出两个随机变量相互独立的定义。

定义 3.18 设 $F(x,y)$ 及 $F_X(x)$，$F_Y(y)$ 分别是二维随机变量 (X,Y) 的分布函数及边缘分布函数，若对于所有的 x,y 均有

$$P(X \leqslant x, Y \leqslant y) = P(X \leqslant x)P(Y \leqslant y) \tag{3-26}$$

即 $F(x,y) = F_X(x)F_Y(y)$，则称随机变量 X 和 Y 是相互独立的。

定理 3.3 设 X 与 Y 的联合密度函数为 $f(x,y)$，边缘密度函数分别为 $f_X(x)$ 与 $f_Y(y)$，则 X 和 Y 相互独立的充要条件是

$$f(x,y) = f_X(x)f_Y(y) \tag{3-27}$$

类似地，二维离散型随机变量 (X,Y) 独立的充要条件是

$$P(X = x_i, Y = y_j) = P(X = x_i)P(Y = y_j) \tag{3-28}$$

例 3-18 续例 3-16，问 X 和 Y 是否相互独立？

Y	X		$P(Y = y_j)$
	0	1	
0	1/8	1/8	1/4
1	2/8	2/8	1/2
2	1/8	1/8	1/4
$P(X = x_i)$	1/2	1/2	1

显然有 $P(X = x_i, Y = y_j) = P(X = x_i)P(Y = y_j)$，（$i=1, 2$；$j=1, 2, 3$），故 X 与 Y 相互独立。

从实际背景来看，由于 X 为"第一枚硬币掷出的正面数"，Y 为"第二枚硬币掷出的正面数"，也能看出 X 和 Y 是相互独立的，即理论和实际相互符合。与事件的独立性一样，在实际问题中，变量的独立性往往不是从其数学定义去推导，相反，常常从变量产生的实际背景来判断它们是否独立。

例 3-19　设 $X \sim N\left(\mu_1,\ \sigma_1^2\right)$，$Y \sim N\left(\mu_2,\ \sigma_2^2\right)$ 且相互独立，求 (X,Y) 的联合密度函数。

解　由于 $f_X(x) = \dfrac{1}{\sqrt{2\pi}\sigma_1}\mathrm{e}^{-\frac{(x-\mu_1)^2}{2\sigma_1^2}}$，$f_Y(y) = \dfrac{1}{\sqrt{2\pi}\sigma_2}\mathrm{e}^{-\frac{(y-\mu_2)^2}{2\sigma_2^2}}$，且 X，Y 相互独立，由定理知联合密度函数为

$$f(x,y) = f_X(x)f_Y(y) = \frac{1}{2\pi\sigma_1\sigma_2}\mathrm{e}^{-\frac{1}{2}\left[\frac{(x-\mu_1)^2}{\sigma_1^2}+\frac{(y-\mu_2)^2}{\sigma_2^2}\right]}$$

与例 3-17 中的正态联合密度函数相比较，不难发现，二维正态分布的随机变量 X 与 Y 相互独立的充要条件是 $\rho = 0$。

前面讨论了单个随机变量函数的分布，现在来讨论两个随机变量的函数分布，只就几个具体的函数来讨论。

（一）和函数 $Z+X+Y$ 的分布

设 (X,Y) 的联合密度函数为 $f(x,y)$，则 $Z = X + Y$ 的分布函数为

$$F_Z(z) = P(Z \leqslant z) = P(X+Y \leqslant z) = \iint\limits_{x+y\leqslant z} f(x,y)\mathrm{d}x\mathrm{d}y \qquad (3\text{-}29)$$

这里积分区域 $G: x + y \leqslant z$，化成累次积分，得

$$F_Z(z) = \int_{-\infty}^{+\infty}\left[\int_{-\infty}^{z-x} f(x,y)\mathrm{d}y\right]\mathrm{d}x$$

固定 z 和 x，对积分 $\int_{-\infty}^{z-x} f(x,y)\mathrm{d}y$ 作变换，令 $y = u - x$，得

$$\int_{-\infty}^{z-x} f(x,y)\mathrm{d}x = \int_{-\infty}^{z} f(x,u-x)\mathrm{d}u$$

于是有

$$\begin{aligned}
F_Z(z) &= \int_{-\infty}^{+\infty}\left[\int_{-\infty}^{z-x} f(x,y)\mathrm{d}y\right]\mathrm{d}x \\
&= \int_{-\infty}^{+\infty}\left[\int_{-\infty}^{z-x} f(x,y)\mathrm{d}x\right]\mathrm{d}y = \int_{-\infty}^{+\infty}\left[\int_{-\infty}^{z} f(x,u-x)\mathrm{d}u\right]\mathrm{d}x \\
&= \int_{-\infty}^{z}\left[\int_{-\infty}^{+\infty} f(x,u-x)\mathrm{d}x\right]\mathrm{d}u
\end{aligned}$$

由概率密度函数的定义有

$$f_Z(z) = \int_{-\infty}^{+\infty} f(x,u-x)\mathrm{d}x \qquad (3\text{-}30)$$

又由 X,Y 的对称性，密度函数又可以写成

$$f_Z(z) = \int_{-\infty}^{+\infty} f(u-y,y)\mathrm{d}y \qquad (3\text{-}31)$$

（二）最大、最小函数 $M = \max(X,Y)$，$N = \min(X,Y)$ 的分布

设 X,Y 是两个独立的随机变量，它们的分布函数分别为 $F_X(x), F_Y(y)$，现在来求 $M = \max(X,Y)$ 及 $N = \min(X,Y)$ 的分布函数。

由于 $M = \max(X,Y)$ 不大于 z，等价于 X,Y 均不大于 z，故有

$$P(M \leqslant z) = P(X \leqslant z, Y \leqslant z)$$

又因为 X,Y 相互独立，得到 $M = \max(X,Y)$ 的分布函数为

$$F_M(z) = F_X(z)F_T(z) \qquad (3\text{-}32)$$

类似地，可得 $N = \min(X,Y)$ 的分布函数为

$$F_N(z) = P(N \leqslant z)$$
$$= 1 - P(N > z)$$
$$= 1 - P(X > z, Y > z)$$
$$= 1 - P(X > z)P(Y > z)$$
$$= 1 - [1 - P(X \leqslant z)][1 - P(Y \leqslant z)]$$
$$= 1 - [1 - F_X(z)][1 - F_Y(z)]$$

（3-33）

习 题 三

1. 下面两表是否可以作为离散型随机变量的分布律？为什么？

X	0	1	2
P	−0.5	0.9	0.6
X	−1	0	2
P	0.6	0.1	0.15

2. 设随机变量 X 的分布律为

X	0	1	2	3
P	0.4	0.2	p_3	0.1

求：（1）P_3；（2）$P(0 < X < 3)$；（3）分布函数 $F(x)$。

3. 设离散型随机变量 X 的概率分布为 $P(X = k) = ab^k (k = 1, 2, \cdots)$，其中 $a > 0, b > 0$ 为常数，则 a, b 有什么关系？

4. 设有 8 件药品，其中 3 件是次品，现从中任意抽取 2 件，试求：（1）抽样药品中次品数 X 的概率分布律；（2）至多抽得一件次品的概率。

5. 某人向同一目标独立重复射击，每次射击命中目标的概率为 p，则此人第 4 次射击恰好第 2 次命中目标的概率为多少？

6. 利用泊松分布的概率函数，（1）$\lambda = 5$ 时，求 $P(0), P(5)$；（2）$\lambda = 4$ 时，求 $P(X < 4)$ 和 $P(X > 4)$；（3）$\lambda = 5$ 时，求 $P(1 < X < 4)$。

7. 进行某种试验，成功的概率为 3/4，失败的概率为 1/4，现以 X 表示试验成功所需试验的次数，试写出 X 的概率函数，并求 X 取偶数的概率。

8. 某地区癌症患者的发病率为 0.01%，现检查了 5 万人，问：（1）其中没有癌症病患者的概率是多少？（2）其中癌症患者少于 5 人的概率是多少？

9. 设在 40 只零件中，有 3 只是次品，从中不放回地依次取出 3 只，以 X 表示取出 3 只中所含次品的只数，求 X 的分布律和分布函数。

10. 甲、乙两批原料，过筛后得知颗粒分布如下：

粒度	百分比/%	
	甲	乙
180	5	20
200	15	20
220	60	20
240	15	20
260	5	20

平均说来，哪一批颗粒较粗？哪一批颗粒均匀性较差？

11. 设随机变量 X 的分布函数为

$$F(x) = \begin{cases} 1 - \mathrm{e}^{-x}, & x \geqslant 0, \\ 0, & x < 0 \end{cases}$$

求：（1）$P(X<4)$，$P(X>1)$；（2）概率密度函数 $f(x)$。

12. 设连续型随机变量 X 的密度为

$$f(x) = \begin{cases} k(1-x^3), & 0 < x < 1, \\ 0, & \text{其他} \end{cases}$$

求：（1）常数 k；（2）X 的分布函数 $F(x)$；（3）$P\left(-1 < X < \dfrac{1}{2}\right)$。

13. 设连续型随机变量 X 的分布函数为

$$F(x) = \begin{cases} 0, & x < -1, \\ A + B\arcsin x & -1 \leqslant x < 1, \\ 1, & x \geqslant 1 \end{cases}$$

求：（1）常数 A,B；（2）$P\left(|X| < \dfrac{1}{2}\right)$；（3）求 X 的概率密度函数 $f(x)$。

14. 设连续型随机变量 X 的分布函数为

$$F(x) = \begin{cases} A + B\mathrm{e}^{-\frac{x}{2}}, & x > 0, \\ 0, & x \leqslant 0 \end{cases}$$

求：（1）常数 A，B；（2）概率密度函数 $f(x)$。

15. 设 $X \sim N(0,1)$，求（1）$P(0.5 < X < 1.5)$；（2）$P(|X| > 2)$。

16. 已知 $X \sim N(2,\sigma^2)$，$P(2 < X < 4) = 0.3$，求 $P(X<0)$。

17. 某地区 18 岁女青年的血压（收缩压，以 mmHg 计）服从 $N(110, 12^2)$，在该地区任选一 18 岁女青年，测量血压 X，（1）求 $P(X \leqslant 105)$，$P(100 < X \leqslant 120)$；（2）确定最小的 x，使 $P(X>x) \leqslant 0.05$。

18. 某机器生产的螺栓长度（cm）服从参数 $\mu = 10.05, \sigma = 0.06$ 的正态分布，规定长度在范围 10.05 ± 0.12 内为合格品，求一螺栓为不合格的概率。

19. 设 $X \sim N(\mu,\sigma^2)$，若 $P(|X - \mu| < C) = 0.5$，则称 C 为 X 的可能偏差，问 C/σ 等于多少？

20. 设随机变量 X 的分布律为

X	−1	0	1	2	3
P	0.15	0.1	0.3	0.2	0.25

求：$Y = X^2 + 1$ 的分布律。

21. 已知随机变量 X 的概率分布律为 $P(X = k) = 1/2^k, k = 1,2,\cdots$，试求 $Y = \sin\left(\dfrac{\pi}{2}X\right)$ 的概率分布律。

22. 已知随机变量 X 的概率分布为

X	−2	−0.5	0	0.5	4
P	1/8	1/4	1/8	1/6	1/3

试求下列随机变量的分布律：（1）$2X+1$；（2）X^2；（3）$\sin\left(\dfrac{\pi}{2}X\right)$。

23. 设随机变量 X 的概率密度函数为

$$f(x) = \begin{cases} 2x, & 0 < x < 1, \\ 0, & \text{其他} \end{cases}$$

求 $Y = 2X$ 的密度函数。

24. 已知（X，Y）的联合概率分布为

X	Y		
	1	2	3
1	1/6	1/9	1/18
2	1/3	1/A	1/B

问 A，B 取何值时，X，Y 相互独立？

25. 设二维随机变量的概率密度函数为

$$f(x,y) = \begin{cases} Cx^2y, & x^2 \leqslant y \leqslant 1, \\ 0, & \text{其他} \end{cases}$$

求：（1）试确定常数 C；（2）求边缘概率密度函数。

26. 设连续型随机向量（X，Y）具有联合密度函数

$$f(x,y) = \begin{cases} Ce^{-(2x+3y)}, & x > 0, y > 0, \\ 0, & \text{其他} \end{cases}$$

求：（1）常数 C；（2）X，Y 的边缘密度函数。

27. 二维随机变量 (X,Y) 的概率密度函数为

$$f(x,y) = \begin{cases} Ce^{-(x+2y)}, & x > 0, y > 0, \\ 0, & \text{其他} \end{cases}$$

求（1）常数 C；（2）X,Y 是否独立；（3）$Z = 2X + Y$ 的分布函数。

28. 设 (X,Y) 的联合分布律为

X	Y	
	−1	0
1	1/4	1/4
2	1/6	A

求（1）常数 A；（2）联合分布函数在点（3/2，1/2）处的值 $F(3/2,1/2)$。

29. X,Y 相互独立，其分布律如下表

X	−2	−1	0
P	1/4	1/3	1/12
Y	−2	−1	0
P	1/4	1/3	1/12

求：（1）(X,Y) 的联合分布；（2）$P(X + Y = 1)$。

30. 设 (X,Y) 的联合密度函数为

$$f(x,y) = \begin{cases} Axy, & 0 < x < 1, \ 0 < y < 1, \\ 0, & \text{其他} \end{cases}$$

求（1）常数 A；（2）边缘密度函数 $f_X(x)$，$f_Y(y)$；（3）X 与 Y 是否相互独立。

第四章 随机变量的数字特征与极限定理

 学习要求

1. 掌握：随机变量的数字特征，特别是数学期望与方差的概念、性质、计算方法及其应用。
2. 熟悉：常见随机变量的数字特征，如正态分布、指数分布、二项分布等的均数与方差。
3. 了解：几个常用的大数定律和极限定理的概念及应用。

案例 4-1

有甲乙两名射手进行射击，所得分数记为 X_1，X_2，它们的分布律分别为

甲射手

X_1	0	1	2
p_k	0	0.2	0.8

乙射手

X_2	0	1	2
p_k	0.6	0.3	0.1

问题：由分布律能否直接看出甲乙两射手射击技术的优劣？

案例 4-2

为了考核甲乙两个服务员的技术水平，令每人每次从盒子中抓取某种中药 10g 各取 5 次进行称量（单位：g），分别以 X_1, X_2 表示，结果如下：

甲（X_1）	9.6	10.5	10.0	9.5	10.4
乙（X_2）	9.9	10.1	9.9	10.2	9.9

经过计算，算得甲乙的均数都为 10g，从而认为两者的技术水平相同。

问题：

（1）该结论是否正确？

（2）如不正确，需用什么样的指标来评定？

案例 4-3

设二维随机变量（X,Y）的联合分布为

Y	X		$P(Y = y_j)$
	0	1	
0	0.1	0.4	0.3
1	0.3	0.2	0.7
$P(X = x_i)$	0.4	0.6	1

问题：

（1）试求 $E(X), E(Y), D(X), D(Y)$；

（2）思考以上 4 个数字特征是否全面描述了二维随机变量的数字特征（numerical characteristics）。

以下我们将学习随机变量的数字特征：数学期望（mathematical expectation）、方差（variance）与标准差（standard deviation）、协方差（covariance）和相关系数（correlation coefficient）以及大数定律（law of large numbers）和中心极限定理（central limit theorem）。

第一节　随机变量的数字特征

上一章，我们讨论了随机变量的分布函数、密度函数和概率分布，这些都能全面完整地描述随机变量，但是在实际问题中，要求出随机变量的分布函数或密度函数是比较困难的，而且在很多情况下，并不需要全面考察随机变量的变化情况，而只要知道其某些数字特征即可。这些数字特征虽然不一定能够完整地描述随机变量，但是它能够描述随机变量在某些方面的重要特征。因此，研究随机变量的数字特征在理论上和实际中都有重要的意义，为此我们将介绍能够反映随机变量取值的集中性和分散性的数字特征：数学期望、方差与标准差、协方差和相关系数。

一、数 学 期 望

案例 4-1 分析讨论

分布律完整地描述了随机变量，但是却不够"集中"地反映出它的变化情况，因此，依照分布律我们不能直接判定甲乙射击技术的优劣。

需要用平均分数来衡量其射手水平。即

$$甲平均得分 = 0 \times 0 + 1 \times 0.2 + 2 \times 0.8 = 1.8 = \sum_{i=1}^{3} x_i p_i$$

$$乙平均得分 = 0 \times 0.6 + 1 \times 0.3 + 2 \times 0.1 = 0.5 = \sum_{i=1}^{3} x_i p_i$$

即从平均命中环数来看，甲的射击水平高于乙。

（一）离散型随机变量的数学期望

定义 4.1　设离散型随机变量 X 的分布律

$$p(X = x_i) = p_i, \quad i = 1, 2, \cdots$$

若级数 $\sum_{i=1}^{\infty} |x_i| p_i$ 收敛，则称级数 $\sum_{i=1}^{\infty} x_i p_i$ 为 X 的数学期望或均值，记作 $E(X)$，即

$$E(X) = \sum_{i=1}^{\infty} x_i p_i$$

当 $\sum_{i=1}^{\infty} |x_i| p_i$ 发散时，则称 x 的数学期望不存在。

由定义可知，数学期望 $E(X)$ 是一个描述随机变量"平均数"或取值"中心"的数学特征，数学期望由概率分布唯一确定。

在案例 4-1 中，显然 $E(X_1) = 1.8$，$E(X_2) = 0.5$。

例 4-1　设 X 的分布律为

X	0	1	2	3
P	0.3	0.2	0.4	0.1

试求 $E(X)$。

解 $E(X) = \sum_{i=1}^{4} x_i p_i = 0 \times 0.3 + 1 \times 0.2 + 2 \times 0.4 + 3 \times 0.1 = 1.3$。

例 4-2 设 X 服从（0-1）分布，分布律为

X	0	1
P	$1-p$	p

求 $E(X)$。

解 $E(X) = 0 \times (1-p) + 1 \times p = p$。

例 4-3 设 X 服从二项分布，即 $X \sim B(n,p)$，求 $E(X)$。

解 $E(X) = \sum_{k=0}^{n} k C_n^k (1-p)^{n-k}$

$$= \sum_{k=0}^{n} k \frac{n!}{k!(n-k)!} p^k (1-p)^{n-k}$$

$$= \sum_{k=1}^{n} \frac{n(n-1)}{(k-1)!(n-k)!} p^k (1-p)^{n-k}$$

$$= np \sum_{k=1}^{n} C_{n-1}^{k-1} p^{k-1} (1-p)^{(n-1)(k-1)}$$

$$= np \sum_{k=0}^{n-1} C_{n-1}^{k} p^k (1-p)^{n-1-k} = np \left[p + (1-p) \right]^{n-1} = np。$$

例 4-4 设 X 服从泊松分布，即 $X \sim P(\lambda)$，求 $E(X)$。

解 $E(X) = \sum_{k=0}^{\infty} k \frac{\lambda^k e^{-\lambda}}{k!} = \lambda e^{-\lambda} \sum_{k=1}^{\infty} \frac{\lambda^{k-1}}{(k-1)!} = \lambda e^{-\lambda} e^{\lambda} = \lambda \quad \left(\sum_{k=0}^{\infty} \frac{x^k}{k!} = e^x \right)$

（二）连续型随机变量的数学期望

对于连续型随机变量，由于 $f(x) dx$ 的作用与离散型随机变量的 $p(X = x_i) = p_i$ 相类似，因而有下述定义。

定义 4.2 设连续型随机变量 X 的概率密度函数为 $f(x)$，若积分 $\int_{-\infty}^{+\infty} |x| f(x) dx$ 收敛，则称积分 $\int_{-\infty}^{+\infty} |x| f(x) dx$ 为 x 的数学期望，记作 $E(X)$，即

$$E(X) = \int_{-\infty}^{+\infty} x f(x) dx$$

若 $\int_{-\infty}^{+\infty} |x| f(x) dx$ 发散，则称 $E(X)$ 不存在。

例 4-5 设随机变量 X 的密度函数为

$$f(x) = \begin{cases} 2x, & 0 < x < 1, \\ 0, & 其他 \end{cases}$$

求 $E(X)$。

解 $E(X) = \int_{-\infty}^{+\infty} x f(x) dx = \int_{0}^{1} (x \times 2x) dx = \int_{0}^{1} 2x^2 dx = 2 \frac{x^3}{3} \Big|_{0}^{1} = \frac{2}{3}$

例 4-6 设 X 服从正态分布，即 $X \sim N(\mu, \sigma^2)$，求 $E(X)$。

解 $E(X) = \int_{-\infty}^{+\infty} x \frac{1}{\sqrt{2\pi}\sigma} e^{-\frac{(x-\mu)^2}{2\sigma^2}} dx$

$$= \frac{\sigma}{\sqrt{2\pi}} \int_{-\infty}^{+\infty} \frac{x-\mu}{\sigma} e^{-\frac{1}{2}\left(\frac{x-\mu}{\sigma}\right)^2} d\left(\frac{x-\mu}{\sigma}\right) + \frac{\mu}{\sqrt{2\pi}} \int_{-\infty}^{+\infty} e^{-\frac{1}{2}\left(\frac{x-\mu}{\sigma}\right)^2} d\left(\frac{x-\mu}{\sigma}\right)$$

$$= \frac{1}{\sqrt{2\pi}}\left(\sigma \times 0 + \mu \times \sqrt{2\pi}\right) = \mu$$

例 4-7   设 X 服从均匀分布，即 $X \sim U[a,b]$，求 $E(X)$。

解 $E(X) = \int_{-\infty}^{+\infty} xf(x)dx = \int_a^b x\frac{1}{b-a}dx = \frac{x^2}{2(b-a)}\Big|_a^b = \frac{a+b}{2}$。

例 4-8   设 X 服从指数分布，即 $X \sim E(\lambda)$，求 $E(X)$。

解 $E(X) = \int_{-\infty}^{+\infty} xf(x)dx = \lambda\int_{-\infty}^{+\infty} xe^{-Ax}dx$

$$= -xe^{-Ax}\Big|_0^{+\infty} + \int_0^{+\infty} e^{-Ax}dx = -\frac{1}{\lambda}e^{-Ax}\Big|_0^{+\infty} = \frac{1}{\lambda}$$ 。

（三）随机变量函数的数学期望

在很多实际问题中，我们常常对随机变量函数的数学期望感兴趣，例如，设球的直径是随机变量，而我们感兴趣的是球体积 $v = \frac{\pi}{6}x^3$ 的数学期望等。即已知随机变量 X 的分布，如何求函数 $y = g(x)$ 的数学期望？这时，可以通过下面的定理来确定 Y 的数学期望。

定理 4.1   设 Y 是随机变量 X 的函数：$Y = g(X)$（g 是连续函数），

（1）当 X 是离散型随机变量，它的分布律为 $P(X = x_i) = p_i (i = 1,2,\cdots)$，

若 $\sum_{i=1}^{\infty}|g(x_i)|p_i$ 收敛，则有

$$E(Y) = E[g(X)] = \sum_{i=1}^{\infty} g(x_i)p_i$$

（2）当 X 是连续型随机变量，它的密度函数为 $f(x)$。若 $\int_{-\infty}^{+\infty}|g(x)|f(x)dx$ 收敛，则有

$$E(Y) = E[g(X)] = \int_{-\infty}^{+\infty} g(x)f(x)dx$$

证明从略。

例 4-9   设随机变量 X 的分布律为 $Y = 3X + 5$，

X	−2	0	2
P	0.4	0.3	0.3

求 $E(Y)$。

解   如下表所示：

X	−2	0	2
Y	−1	5	11
P	0.4	0.3	0.3

$E(Y) = (-1) \times 0.4 + 5 \times 0.3 + 11 \times 0.3 = 4.4$ 。

例 4-10   设 X 的概率密度函数为 $f(x) = \begin{cases} 2(1-x), & 0 < x < 1 \\ 0, & \text{其他} \end{cases}$，试求 $E(2X^2)$。

解　$E\left(2X^2\right)=\int_{-\infty}^{+\infty}2x^2f(x)\mathrm{d}x=\int_0^1 2x^2\cdot 2(1-x)\mathrm{d}x=\dfrac{1}{3}$。

定理 4.1　给出了求 $Y=g(X)$ 的数学期望的简便方法，对于二维随机变量函数的数学期望，也有类似的定理。

定理 4.2　设 (X,Y) 为二维随机变量，$Z=g(X,Y)$ 为二元连续函数。

（1）当 (X,Y) 为二维离散型随机变量，其联合分布律为

$$P(X=x_i,Y=y_i)=p_{ij},\ i,\ j=1,2,\cdots$$

且级数 $\displaystyle\sum_{i=1}^{\infty}\sum_{j=1}^{\infty}\left|g\left(x_i,y_j\right)\right|p_{ij}$ 收敛，则有

$$E(Z)=E\left[g(X,Y)\right]=\sum_{i=1}^{\infty}\sum_{j=1}^{\infty}g\left(x_i,y_j\right)p_{ij}$$

（2）当 (X,Y) 为二维连续型随机变量，其联合概率密度为 $f(x,y)$，且广义积分 $\displaystyle\int_{-\infty}^{+\infty}\int_{-\infty}^{+\infty}|g(x,y)|f(x,y)\mathrm{d}x\mathrm{d}y$ 收敛，则有

$$E(Z)=E[g(X,Y)]=\int_{-\infty}^{+\infty}\int_{-\infty}^{+\infty}g(x,y)f(x,y)\mathrm{d}x\mathrm{d}y$$

例 4-11　设二维随机变量 (X,Y) 的概率密度为 $f(x,y)=\begin{cases}x+y,&0\leqslant x\leqslant 1,\ 0\leqslant y\leqslant 1,\\0,&\text{其他,}\end{cases}$ 试求 $z=X+Y$ 的数学期望。

解　$E(Z)=\int_{-\infty}^{+\infty}\int_{-\infty}^{+\infty}(x+y)f(x,y)\mathrm{d}x\mathrm{d}y=\int_0^1\int_0^1(x+y)(x+y)\mathrm{d}x\mathrm{d}y=\dfrac{7}{6}$。

（四）数学期望的性质

（1）设 C 为常数，则有 $E(C)$。

（2）设 X 为一个随机变量，C 为常数，则

$$E(CX)=CE(X)$$

（3）设 X,Y 是任意两个随机变量，则

$$E(X\pm Y)=E(X)\pm E(Y)$$

这一性质可以推广到任意有限随机变量和的情况。

（4）设 X 为随机变量，a,b 为常数，则

$$E(aX+b)=aE(X)+b$$

（5）设 X,Y 是相互独立的两个随机变量

$$E(XY)=E(X)E(Y)$$

这一性质可以推广到任意有限个相互独立的随机变量之积的情况。性质（1）、（2）可以由定义直接得到，性质（4）由性质（1）、（2）、（3）得到。性质（3）和（5）的证明见本章第三节.

需要注意的是，该性质关于独立性的假设条件是必不可少的。

更一般的情形是：n 个相互独立的随机变量之积的数学期望等于它们的数学期望之积，即设 $X_1,X_2,\cdots,X_n$ 是任意 n 个独立的随机变量，则

$$E(X_1,X_2,\cdots,X_n)=E(X_1)E(X_2)\cdots E(X_n)$$

在计算数学期望时，如能恰当利用以上性质，可以使计算变得简单。以下考察本章开始提出的案例 4-1 血液化验问题。

例 4-12　某地区流行某种传染病，患者约占 3%，为此该地区的某校决定对全校 5000 名师生进行抽血化验.现在有两种方案：

（1）逐个化验；

（2）按 5 人一组，并将血液混合在一起化验，若发现有问题再对 5 人逐个化验

问题：哪个方案更好？

解　（1）逐个化验需要 5000 次。

（2）按 5 人一组进行分组，X_i 表示第 i 组的化验次数 $(i=1,2,\cdots,n)$，X_i 是随机变量，服从分布

X	1	6
P	$(1-0.03)^5$	$1-(1-0.03)^5$

X_i 的期望（平均化验次数）

$$E(X_i) = 1\times(1-0.03)^5 + 6\times[1-(1-0.03)^5] = 1.706$$

$$E(X) = E(X_1 + X_2 + \cdots + X_{1000}) = E(X_1) + E(X_2) + \cdots + E(X_{1000}) = 1000\times1.706 = 1706$$

按 5 人一组进行分组，平均而言化验 1706 次，可见方案二要优于方案一。

二、方差和标准差

案例 4-2 分析讨论

　　尽管甲乙两人的均数都为 10g，但是，容易发现甲每抓取一次的中药大多与 10g 相差甚远，数据较为分散，波动较大，而相反乙每次抓取都与 10g 很接近，波动较小，因此可以认为乙的技术比甲稳定.

均值（mean，$E(X)$）不能反映稳定性，需要有一个能够表示数据波动程度的数字特征，即方差。

（一）方差定义

定义 4.3　设 X 是一个随机变量，若 $E(X)$ 存在，则称 $X-E(X)$ 为随机变量的离差。

离差（dispersion）体现了 X 的各个取值偏离均值 $E(X)$ 的程度，但正负离差会抵消，随机变量离差的数学期望为 0，即 $E[X-E(X)]=0$。而用离差绝对值的均值 $E\big[|X-E(X)|\big]$ 虽然可消除离差符号的影响，但绝对值运算不方便，故用 $E\big\{[X-E(X)]^2\big\}$ 即可较好地度量随机变量 X 与其均值 $E(X)$ 的偏离程度，这就是方差。

定义 4.4　设 X 是一个随机变量，若 $E\big\{[X-E(X)]^2\big\}$ 存在，则称 $E\big\{[X-E(X)]^2\big\}$ 为 X 的方差，记为 $D(X)$ 或 $V(X)$，即

$$D(X) = V(X) = E\big\{[X-E(X)]^2\big\}$$

方差的平方根 $\sqrt{D(X)}$ 称为标准差，记为 SD 或 $\sigma(X)$，即 $SD = \sigma(X) = \sqrt{D(X)}$。

标准差和方差都反映了随机变量 X 与其均值 $E(X)$ 的偏离程度，由于 SD 与 X 有相同的量纲，因此，SD 使用起来更为直观。

由定义可知，方差是关于随机变量 X 的函数 $g(X) = [X-E(X)]^2$ 的数学期望，因此对于离散型随机变量 X，若其分布律为 $P(X=x_i) = p_i(i=1,2,\cdots)$，则

$$D(X) = \sum_{i=1}^{\infty} [X_i - E(X)]^2 p_i$$

对于连续型随机变量 X，若其概率密度函数为 $f(x)$，则

$$D(X) = \int_{-\infty}^{+\infty} [x - E(X)]^2 f(x)\mathrm{d}x$$

我们还可得到计算 $D(X)$ 的一个更为简便的公式，在今后方差的计算中，经常用到

$$DX = E(X^2) - E(X)^2$$

这是由于

$$DX = E\left\{[X-E(X)]^2\right\} = E\left[X^2 - 2XEX + E(X)^2\right]$$
$$= E(X^2) - 2E(X)E(X) + E(X)^2$$
$$= E(X^2) - E(X)^2$$

例 4-13 求案例 4-1 中 X_1, X_2 的方差 $D(X_1), D(X_2)$。

解 因为 $E(X_1)=9.3, E(X_2)=8.9$，所以

$$D(X_1) = (8-9.3)^2 \times 0.3 + (9-9.3)^2 \times 0.1 + (10-9.3)^2 \times 0.6 = -0.81(环)$$
$$D(X_2) = (8-8.9)^2 \times 0.3 + (9-8.5)^2 \times 0.5 + (10-8.9)^2 \times 0.2 = 0.49(环)$$

例 4-14 设 X 服从泊松分布，即 $X \sim P(\lambda)$，求 $D(X)$。

解 由例 4-4 知 $E(X)=\lambda$，

$$E(X^2) = \sum_{k=0}^{\infty} k^2 \frac{\lambda^k e^{-\lambda}}{k!} = \lambda e^{-\lambda} \sum_{k=1}^{\infty} \frac{k\lambda^{k-1}}{(k-1)!} = \lambda e^{-\lambda} \sum_{k=1}^{\infty} \frac{(k-1+1)\lambda^{k-1}}{(k-1)!}$$
$$= \lambda e^{-\lambda}\left[\sum_{k=1}^{\infty} \frac{(k-1)\lambda^{k-1}}{(k-1)!} + \sum_{k=1}^{\infty} \frac{\lambda^{k-1}}{(k-1)!}\right]$$
$$= \lambda e^{-\lambda}\left[\sum_{k=1}^{\infty} \frac{\lambda\lambda^{k-2}}{(k-2)!} + \sum_{k=1}^{\infty} \frac{\lambda^{k-1}}{(k-1)!}\right] = \lambda e^{-\lambda}(\lambda e^{\lambda} + e\lambda) = \lambda^2 + \lambda$$
$$D(X) = E(x^2) - E^2(x) = \lambda^2 + \lambda - \lambda^2 = \lambda$$

同理可得若 X 服从二项分布，即 $X \sim B(n,p)$，则 $D(X) = npq$，其中，$q = 1-p$。

例 4-15 设 X 服从均匀分布，即 $X \sim U[a,b]$，求 $D(X)$。

解 由例 4-7 知 $E(X) = \dfrac{a+b}{2}$。

$$E(X^2) = \int_{-\infty}^{+\infty} x^2 f(x)dx = \int_a^b x^2 \frac{1}{b-a}dx = \frac{x^3}{3(b-a)}\Big|_a^b = \frac{b^2+ab+a^2}{3}$$
$$D(X) = E(X^2) - E^2(X)\frac{b^2+ab+a^2}{3} - \left(\frac{a+b}{2}\right)^2 = \frac{(b-a)^2}{12}$$

例 4-16 设 X 服从参数为 μ, σ 的正态分布，其概率密度为

$$f(x) = \frac{1}{\sqrt{2\pi}\sigma}e^{\frac{(x-\mu)^2}{2\sigma^2}}, \quad \sigma>0, -\infty<x+\infty$$

试求 X 的方差 $D(X)$。

解 由例 4-6 知 $E(X)=\mu$，则

$$D(X) = \int_{-\infty}^{+\infty}(x-\mu)^2 f(x)dx = \int_{-\infty}^{+\infty}(x-\mu)^2 \frac{1}{\sqrt{2\pi}\sigma}e^{-\frac{(x-\mu)^2}{2\sigma^2}}dx$$

令 $\dfrac{X-\mu}{\sigma} = t$，则

$$D(X) = \frac{\sigma^2}{\sqrt{2\pi}}\int_{-\infty}^{+\infty}t^2 e^{-\frac{t^2}{2}}dt = \frac{\sigma^2}{\sqrt{2\pi}}\left[-te^{-\frac{t^2}{2}}\Big|_{-\infty}^{+\infty} + \int_{-\infty}^{+\infty}e^{-\frac{t^2}{2}}dt\right] = \sigma^2$$

因此，正态分布 $N(\mu, \sigma^2)$ 的位置参数 μ 是数学期望，形状参数 σ 就是标准差，σ^2 是方差，

正态随机变量的分布可由它的数学期望和方差所确定。

同理可得若 X 服从指数分布，即 $X \sim E(\lambda)$，则 $D(X) = \dfrac{1}{\lambda^2}$。

（二）方差的性质

（1）设 C 为常数，则 $D(C) = 0$。

（2）设 X 为随机变量，C 是常数，则

$$D(CX) = C^2 D(X)$$

（3）设 X, Y 是两个相互独立的随机变量，则

$$D(X \pm Y) = D(X) + D(Y)$$

这一性质可以推广到任意有限多个相互独立的随机变量之和的情况，性质（1）、（2）可直接根据方差定义证明，性质（3）证明见本章第三节。

在概率论和统计学中，我们经常需要对随机变量 X 作标准化变换，即令

$$X^* = \frac{X - E(X)}{\sqrt{D(X)}}$$

显然，由数学期望和方差的性质可知，$E(X^*) = 0, D(X^*) = 1$，即标准化变量 X^* 具有零均值和单位方差，X^* 是一个无量纲的随机变量，可以避免各变量因量纲不同而带来的影响，使各变量间有一定的可比性。

特别地，若 $X \sim N(\mu, \sigma^2)$ 我们已知 $E(X) = \mu, D(X) = \sigma^2$，则 X 的标准化随机变量为

$$Y = \frac{X - \mu}{\sigma} \sim N(0,1)$$

三、协方差和相关系数

案例 4-3 分析讨论

由于 X, Y 本身都是一维随机变量，且案例 4-3 中已经给出 X 和 Y 的分布律：$P(X = x_i)$ 和 $P(Y = y_j)$，$i, j = 1, 2$，因此

$$E(X) = \sum_{i=1}^{2} x_i p_i = 0 \times 0.4 + 1 \times 0.6 = 0.6$$

$$E(Y) = \sum_{j=1}^{2} y_j p_j = 0 \times 0.3 + 1 \times 0.7 = 0.7$$

$$D(X) = E(X^2) - E(X)^2$$

其中，$E(X^2) = 0^2 \times 0.4 + 1^2 \times 0.6 = 0.6$，所以 $D(X) = 0.6 - 0.6^2 = 0.24$。

$$D(Y) = E(Y^2) - E(Y)^2$$

其中，$E(Y^2) = 0^2 \times 0.3 + 1^2 \times 0.7 = 0.7$，所以 $D(Y) = 0.7 - 0.7^2 = 0.21$。

以上 4 个数字特征只能反映随机变量 (X, Y) 各个分量的"中心"及其变异程度，(X, Y) 作为一个二维随机变量，我们更关心其作为一个整体的数字特征，因此，需要引入能描述两个分量之间关系的数字特征，即协方差和相关系数。

（一）协方差

定义 4.5 设（X, Y）为二维随机变量，若 $E\{[X - E(X)][Y - E(Y)]\}$ 存在，则称其为随机变量

X 与 Y 的协方差，记作 $\mathrm{Cov}(X,Y)$，即

$$\mathrm{Cov}(X,Y)=E\{[X-E(X)][Y-E(Y)]\}$$

显然，$\mathrm{Cov}(X,Y)=D(X)$。

由 $E\{[X-E(X)]^2\}=D(X)$ 可知，计算协方差 $\mathrm{Cov}(X,Y)$，实际上就是计算二维随机变量的函数 $g(X,Y)=[X-E(X)][Y-E(Y)]$ 的数学期望. 因此，若 (X,Y) 为二维离散型随机变量，联合分布律为

$$P(X=x_i,Y=y_j)=p_{ij},\quad i,j=1,2,\cdots$$

则有

$$\mathrm{Cov}(X,Y)=\sum_{i=1}^{\infty}\sum_{j=1}^{\infty}[x_i-E(x)][y_j-E(Y)]p_{ij}$$

若 (X,Y) 为二维连续型随机变量，联合概率密度为 $f(x,y)$，则有

$$\mathrm{Cov}(X,Y)=\int_{-\infty}^{+\infty}\int_{-\infty}^{+\infty}[x-E(X)][y-E(Y)]f(x,y)\mathrm{d}x\mathrm{d}y$$

将 $\mathrm{Cov}(X,Y)$ 的定义式 $E\{[X-E(X)][Y-E(Y)]\}$ 展开，可以得到一个简化公式：

$$\mathrm{Cov}(X,Y)=E(X,Y)-E(X)E(Y)$$

协方差具有以下性质：

（1）$\mathrm{Cov}(X,Y)=\mathrm{Cov}(Y,X)$；

（2）$\mathrm{Cov}(aX,bY)=ab\mathrm{Cov}(X,Y)$，$a,b$ 是常数；

（3）$\mathrm{Cov}(X_1+X_2,Y)=\mathrm{Cov}(X_1,Y)+\mathrm{Cov}(X_2,Y)$；

（4）$\mathrm{Cov}(aX+b,cY+d)=ac\mathrm{Cov}(X,Y)$；

（5）方差与协方差的关系：$D(X+Y)=D(X)+D(Y)+2\mathrm{Cov}(X,Y)$。

性质（1）、（2）、（3）、（4）均可由协方差的简化公式 $\mathrm{Cov}(X,Y)=E(XY)-E(X)E(Y)$ 和数学期望的性质证明，读者可自行证明，性质（5）证明见本章第三节.

例 4-17　试求案例 4-3 中随机变量 X 与 Y 的协方差 $\mathrm{Cov}(X,Y)$。

解　由案例 4-3 可知：$E(X)=0.6$　$E(Y)=0.7$，因此

$$\mathrm{Cov}(X,Y)=\sum_{i=1}^{2}\sum_{j=1}^{2}[x_i-E(X)][y_i-E(Y)]p_{ij}$$

$$=(0-0.6)(0-0.7)\times0.1+(0-0.6)(1-0.7)\times0.2+(1-0.6)\times(1-0.7)\times0.4$$

$$=-0.02$$

定义 4.6　设 $(X_1,X_2,\cdots,X_n)$ 为 n 维随机变量，若对任意的 $i,j(1\leqslant i,j\leqslant n)$，$\mathrm{Cov}(X_i,X_j)$ 都存在，则称矩阵

$$A=\begin{bmatrix}\mathrm{Cov}(X_1,X_1) & \mathrm{Cov}(X_1,X_2) & \cdots & \mathrm{Cov}(X_1,X_n)\\ \mathrm{Cov}(X_2,X_1) & \mathrm{Cov}(X_2,X_2) & \cdots & \mathrm{Cov}(X_2,X_n)\\ \vdots & \vdots & & \vdots\\ \mathrm{Cov}(X_n,X_1) & \mathrm{Cov}(X_n,X_2) & \cdots & \mathrm{Cov}(X_n,X_n)\end{bmatrix}$$

为 $(X_1,X_2,\cdots,X_n)$ 的协方差矩阵。

由于协方差具有对称性，因此协方差矩阵为对称矩阵，即 $A=A^{\mathrm{T}}$，其中 A^{T} 为 A 的转置.

例 4-18　试求例 4-17 中 (X,Y) 的协方差矩阵。

解　由案例 4-3 知 $D(X)=0.24$，$D(Y)=0.21$，因此

$$\mathrm{Cov}(X,X)=D(X)=0.24$$

$$\mathrm{Cov}(Y,Y)=D(Y)=0.21$$

又由例 4-17 知，$\mathrm{Cov}(X,Y)=\mathrm{Cov}(Y,X)=-0.02$

所以，(X,Y) 的协方差矩阵为

$$A = \begin{bmatrix} 0.24 & -0.02 \\ -0.02 & 0.21 \end{bmatrix}$$

（二）相关系数

由于协方差与 X，Y 的量纲有关，在实际应用中，更常用的是"标准化"以后的协方差，即将 X 与 Y 标准化，即令

$$X^* = \frac{X - E(X)}{\sqrt{D(X)}}, \quad Y^* = \frac{Y - E(Y)}{\sqrt{D(Y)}}$$

得到 X^*, Y^*，然后求 X^*, Y^* 的协方差。

由协方差性质 4 知

$$\text{Cov}(X^*, Y^*) = \frac{\text{Cov}[X - E(X), Y - E(Y)]}{\sqrt{D(X)}\sqrt{D(Y)}} = \frac{\text{Cov}(X,Y)}{\sqrt{D(X)}\sqrt{D(Y)}}$$

此时，$\text{Cov}(X^*, Y^*)$ 与量纲无关，引入如下定义。

定义 4.7 若 $D(X) > 0, D(Y) > 0$，则称 $\rho = \dfrac{\text{Cov}(X,Y)}{\sqrt{D(X)}\sqrt{D(Y)}}$ 为随机变量 X 与 Y 的相关系数或标准协方差。若 $|\rho| = 1$ 则称随机变量 X 与 Y 完全相关；若 $\rho = 0$，则称随机变量 X 与 Y 不相关。

相关系数的性质：

（1）$|\rho| \leqslant 1$。

（2）对随机变量 X 与 Y，下列各式等价：

$\text{Cov}(X,Y) = 0$；

X 与 Y 不相关，即 $\rho = 0$；

$E(XY) = E(X)E(Y)$；

$D(X \pm Y) = D(X) + D(Y)$。

（3）X 与 Y 存在线性关系 $Y = a + bX$ $(b \neq 0)$ 的充要条件是 $|\rho| = 1$，表明当 $\rho = \pm 1$ 时，X 与 Y 存在线性关系，此时如果给定一个随机变量值，另一个随机变量值便可以完全确定。

（4）若 X 与 Y 独立，则 X 与 Y 不相关，反之则不一定成立。

性质（2）的证明可以由相关系数的定义及协方差的简化公式和协方差性质得到。性质（4）可由数学期望性质（5）及协方差简化公式得到，性质（3）证明见本章第三节。

例 4-19 设随机变量 $X \sim N(0,1)$，$Y = X^2$，试讨论 X 与 Y 的相关性和独立性。

解 由 $X \sim N(0,1)$ 知

$$E(X) = 0, \quad D(X) = 1, \quad f(x) = \frac{1}{\sqrt{2\pi}} e^{-\frac{x^2}{2}}$$

$$E(Y) = E(X^2) = D(X) + (E(X))^2 = 1 + 0^2 = 1$$

$$E(XY) = E(X^3) = \frac{1}{\sqrt{2\pi}} \int_{-\infty}^{+\infty} x^3 e^{-\frac{x^2}{2}} \, dx$$

因为奇函数在对称区间上的积分为 0，所以 $E(XY) = 0$，因此

$$\text{Cov}(X,Y) = E(XY) - E(X)E(Y) = 0$$

从而 $\rho = 0$，于是 X 与 Y 不相关，但 X 与 Y 之间确有函数关系 $Y = X^2$，说明 X 与 Y 不独立。

两个随机变量相互独立与不相关是两个不同的概念，"不相关"是说明两个随机变量之间没有线性关系，但这时两个随机变量之间可能有非线性关系，如例 4-19 中 $Y = X^2$；而"相互独立"表示两个

随机变量之间没有任何关系，既无线性关系，也无非线性关系.因此，独立必不相关，但反过来不成立。

特殊地，对二维正态随机变量，不相关与相互独立等价。

第二节　大数定律与中心极限定理

大数定律和中心极限定理是概率论最基本理论之一，在概率论与数理统计的理论研究和实际应用中都十分重要。本节仅介绍一些最基本的定理，感兴趣的读者可以进一步阅读相关文献。

第二章讲到频率与概率时指出，随着随机试验次数的增多，事件发生的频率逐渐稳定于某个常数，如在 n 重伯努力试验中，当试验次数无穷大时，频率 $\dfrac{m}{n}$ 近似地等于概率 p 。下面介绍的大数定律，将从理论上说明频率稳定性这一问题。

一、大　数　定　律

（一）切比雪夫（Chebyshev）不等式

定理 4.3　若随机变量 X 的数学期望 $E(X)$ 和方差 $D(X)$ 存在，则对于任意的 $\varepsilon>0$ 有

$$P\{|X-E(X)|\geqslant\varepsilon\}\leqslant\frac{D(X)}{\varepsilon^2}$$

该式称为切比雪夫不等式。

只就连续型的情形加以证明定理 4.3，见本章第三节。

切比雪夫不等式给出了在随机变量 X 的分布未知时，利用 $E(X)$ 、 $D(X)$ 可以得到 $P\{X-E(X)|<\varepsilon\}$ 的粗略估计，描述了随机变量的变化情况，因此在理论研究和实际应用中很有价值。

例 4-20　已知 $E(X)=\mu$ ， $D(X)=\sigma^2$ 存在，但随机变量 X 的分布未知，试估计 $P(|X-\mu|\geqslant3\sigma)$ 及 $P(|X-\mu|<3\sigma)$ 。

解　由切比雪夫不等式有

$$P(|X-\mu|\geqslant3\sigma)\leqslant\frac{D(X)}{(3\sigma^2)}=\frac{\sigma^2}{(3\sigma)^2}=\frac{\sigma2}{(3\sigma)^2}=\frac{1}{9}$$

$$P(|X-\mu|<3\sigma)\geqslant1-\frac{D(X)}{(3\sigma)^2}=1-\frac{\sigma^2}{(3\sigma)^2}=\frac{8}{9}\approx0.89$$

即无论 X 服从何种分布，其落在 $(\mu-3\sigma,\mu+3\sigma)$ 内的概率都不小于 0.89。

注意：当 $X\sim N(\mu,\sigma^2)$ 时， $P(|X-\mu|<3\sigma)=0.9973$ 。

（二）伯努利（Bernoulli）大数定律

定理 4.4　设 m 是 n 次伯努利试验中事件 A 发生的次数， P 是事件 A 在每次试验中发生的概率，则对任意的 $\varepsilon>0$ ，有

$$\lim_{n\to\infty}P\left(\left|\frac{m}{n}-p\right|<\varepsilon\right)=1$$

伯努利大数定律说明了大次数重复试验下所呈现的客观规律，即频率的稳定性，在实际应用中，当试验次数很大时，可用事件发生的频率代替事件的概率。

（三）辛钦大数定律

定理 4.5　设随机变量 $X_1,X_2,\cdots,X_n$ 相互独立，服从同一分布，且具有数学期望 $E(X_i)=\mu$

$(i = 1, 2, \cdots)$，则对任意的 $\varepsilon > 0$，有

$$\lim_{n \to \infty} P\left(\left| \frac{1}{n} \sum_{i=1}^{n} X_i - \mu \right| < \varepsilon \right) = 1$$

辛钦大数定律从理论上说明了大量观测值的算术均值具有稳定性，即算术平均值在概率意义上稳定地接近总体均数——数学期望.

二、中心极限定理

第三章中讲到正态分布在概率论中占有重要地位，在客观实际中，有很多随机变量，它们是由大量的相互独立的随机因素叠加而形成的，且其中每一个因素单独作用都是微小的，这种随机变量服从或近似服从正态分布，如相同年龄、性别的身高（或体重、胸围）受种族遗传、营养、环境等大量因素的影响，一般可以认为身高服从正态分布。下面给出的中心极限定理研究随机变量和在什么条件下，其极限分布是正态分布。

（一）独立同分布的中心极限定理

定理 4.6　设随机变量 $X_1, X_2, \cdots, X_n$ 独立同分布，且 $E(X_i) = \mu$，$D(X_i) = \sigma^2 < \infty$ 则

$$\lim_{n \to \infty} P\left(\frac{\sum_{i=1}^{n} X_i - n\mu}{\sqrt{n}\sigma} \leqslant x \right) = \int_{-\infty}^{x} \frac{1}{\sqrt{2\pi}} e^{-\frac{t^2}{2}} dt$$

定理 4.6 表明，只要随机变量序列独立同分布，且方差有限，则当 n 充分大时，随机变量之和 $\sum_{i=1}^{n} X_i$ 经过标准化后近似服从标准正态分布 $N(0,1)$。

（二）二项分布的正态近似——棣莫弗-拉普拉斯（De Moivre-Laplace）定理

定理 4.7　设随机变量 X 服从参数为 $n, p(0 < p < 1)$ 的二项分布，则对于任意的 x，恒有

$$\lim_{n \to \infty} P\left(\frac{X - np}{\sqrt{np(1-p)}} \leqslant x \right) = \int_{-\infty}^{x} \frac{1}{\sqrt{2\pi}} e^{-\frac{t^2}{2}} dt \qquad (4\text{-}1)$$

定理 4.7 表明，二项分布的极限分布是正态分布，因此，当 n 充分大时（$n > 50$），可以利用式（4-1）来计算二项分布的概率. 即若随机变量 $X \sim B(n, p)$，则当 n 充分大时，可以认为近似服从 $N[np, np(1-p)]$，从而有

$$P(a < X \leqslant b) \approx \Phi\left(\frac{b - np}{\sqrt{np(1-p)}} \right) - \Phi\left(\frac{a - np}{\sqrt{np(1-p)}} \right)$$

例 4-21　某病的患病率为 0.005，现对 10000 人进行检查，试求查出患者数在[45, 55]内的概率.

解　$X \sim B(10000, 0.005)$，由于 $n = 10000$ 很大，因此采用正态分布求其近似值 $np = 50$，$np(1-p) = 49.75$，得

$$P(45 \leqslant X \leqslant 55) = \Phi\left(\frac{55 - 50}{\sqrt{49.75}} \right) - \Phi\left(\frac{45 - 50}{\sqrt{49.75}} \right)$$
$$= \Phi(0.71) - \Phi(-0.71) = 2\Phi(0.71) - 1$$
$$= 2 \times 0.7611 - 1 = 0.5222$$

第三节 本章公式证明

（一）期望性质（3）证明

证明 只就连续型的证明。设连续型随机变量 (X,Y) 的联合概率密度函数为 $f(x,y)$，X 和 Y 的边缘概率密度分别为 $f_x(x)$ 和 $f_y(y)$，则

$$E(X \pm Y) = \sum_{-\infty}^{+\infty}\sum_{-\infty}^{+\infty} (x \pm y) f(x,y) \mathrm{d}x\mathrm{d}y$$

$$= \int_{-\infty}^{+\infty} x\left[\int_{-\infty}^{+\infty} f(x,y)\mathrm{d}y\right]\mathrm{d}x \pm \int_{-\infty}^{+\infty} y\left[\int_{-\infty}^{+\infty} f(x,y)\mathrm{d}x\right]\mathrm{d}y$$

$$= \int_{-\infty}^{+\infty} xf_x(x)\mathrm{d}x \pm \int_{-\infty}^{+\infty} yf_y(y)\mathrm{d}y = E(X) + E(Y)$$

更一般的情形是：n 个随机变量代数和的数学期望等于它们各自数学期望的代数和，即设 $X_1, X_2, \cdots, X_n$ 是任意 n 个随机变量，则

$$E(X_1 \pm X_2 \pm \cdots \pm X_n) = E(X_1) \pm E(X_2) \pm \cdots \pm E(X_n)$$

（二）期望性质（5）证明

证明 只就连续型的证明如下：设二维连续型随机变量 (X,Y) 的联合概率密度函数为 $f(x,y)$，X 和 Y 的边缘概率密度分别为 $f_x(x)$ 和 $f_y(y)$，因为 X 和 Y 独立，所以

$$f(x,y) = f_x(x) \cdot f_y(y)$$

$$E(XY) = \sum_{-\infty}^{+\infty}\sum_{-\infty}^{+\infty} xyf(x,y)\mathrm{d}x\mathrm{d}y$$

$$= \int_{-\infty}^{+\infty}\int_{-\infty}^{+\infty} \left[xf_x(x)\right] \cdot \left[yf_y(y)\right]\mathrm{d}x\mathrm{d}y$$

$$= \int_{-\infty}^{+\infty} xf_x(x)\mathrm{d}x \cdot \int_{-\infty}^{+\infty} yf_y(y)\,\mathrm{d}y$$

$$= E(X) \cdot E(Y)$$

（三）方差性质（3）证明

证明

$$D(X+Y) = E\left\{\left[(X+Y) - E(X+Y)\right]^2\right\}$$

$$= E\left\{\left[(X - E(X)) + (Y - E(Y))\right]^2\right\} \qquad (4\text{-}2)$$

$$= E\left\{\left[X - E(X)\right]^2\right\} + E\left\{\left[Y - E(Y)\right]^2\right\} + 2E\left\{\left[X - E(X)\right]\left[Y - E(Y)\right]\right\}$$

由于 X，Y 相互独立，$X - E(X)$ 与 $Y - E(Y)$ 也独立，由数学期望的性质（4）知道，上式右端第三项

$$2E\left\{\left[X - E(X)\right]\left[Y - E(Y)\right]\right\}$$

$$= 2E\left[X - E(X)\right]E\left[Y - E(Y)\right] = 0$$

于是得 $D(X+Y) = D(X) + D(Y)$。

$$D(X-Y) = D\left[X + (-Y)\right] = D(X) + D(-Y) = D(X) + (-1)^2 D(Y)$$

$$= D(X) + D(Y)$$

综合以上两种情况则有

$$D(X \pm Y) = D(X) + D(Y)$$

（四）协方差性质（5）证明

证明　由式（4-2）知，

$$D(X+Y) = E\left\{[X - E(X)]^2\right\} + E\left\{[Y - E(Y)]^2\right\} + 2E\left\{[X - E(X)][Y - E(Y)]\right\}$$

$$= D(X) + D(Y) + 2E\left\{[X - E(X)][Y - E(Y)]\right\}$$

由协方差定义知

$$D(X+Y) = D(X) + D(Y) + 2\mathrm{Cov}(X,Y)$$

（五）相关系数性质（3）证明

证明

$$D\left(\frac{X}{\sqrt{D(X)}} \pm \frac{Y}{\sqrt{D(Y)}}\right) = \frac{D(X)}{D(X)} + \frac{D(Y)}{D(Y)} + 2\mathrm{Cov}\left(\frac{X}{\sqrt{D(X)}}, \frac{Y}{\sqrt{D(Y)}}\right)$$

$$= 2 + 2\mathrm{Cov}\left(\frac{X}{\sqrt{D(X)}}, \frac{\pm Y}{\sqrt{D(Y)}}\right)$$

$$= 2 + \frac{2}{\sqrt{D(X)}\sqrt{D(Y)}} E\left\{[X - E(X)][\pm Y - E(\mu Y)]\right\}$$

$$= \left[1 \pm \frac{\mathrm{Cov}(X,Y)}{\sqrt{D(X)}\sqrt{D(Y)}}\right] = 2(1 \pm \rho)$$

当 $\rho = \pm 1$ 时，有 $D\left(\dfrac{X}{\sqrt{D(X)}} + \dfrac{Y}{\sqrt{D(Y)}}\right) = 0$，

所以

$$\frac{X}{\sqrt{D(X)}} \pm \frac{Y}{\sqrt{D(Y)}} = C$$

经过化简可得 $Y = a + bx$ 。

（六）定理 4.3 证明

证明　设 X 为一个连续型随机变量，概率密度函数为 $f(x)$ ，则

$$P\left(|X - E(X)| \geqslant \varepsilon\right) = \int_{|X - E(X)| \geqslant \varepsilon|} f(x)\mathrm{d}x$$

$$\leqslant \int_{|X - E(X)| \geqslant \varepsilon} \frac{[X - E(X)]^2}{\varepsilon^2} f(x)\mathrm{d}x$$

$$\leqslant \frac{1}{\varepsilon^2} \int_{-\infty}^{\infty} [X - E(X)]^2 f(x)\mathrm{d}x = \frac{D(X)}{\varepsilon^2}$$

切比雪夫等式也可定成如下的形式：

$$P\left(|X - E(X)| < \varepsilon\right) \geqslant 1 - \frac{D(X)}{\varepsilon^2}$$

习　题　四

1. 设随机变量 X 的分布律为

X	-2	0	2
P	0.4	0.3	0.3

求：（1）$E(X)$，（2）$E(X+1)$，（3）$E(3X^2+2)$，（4）$D(X)$，（5）$D(2X+5)$。

2. 设随机变量 X 的概率密度函数为：$f(x)=\begin{cases} ax, 0<x<1, \\ 0, \text{其他}, \end{cases}$ 求：（1）a；（2）$E(X)$；（3）$D(X)$。

3. 已知离散型随机变量 X 服从参数为 2 的泊松分布，即 $P(X=k)=\dfrac{2^k e^{-\lambda}}{k!}$，$k=0,1,2,\cdots$，$Z=3X-2$，则 $E(Z)=$ _____，$D(Z)=$ _____。

4. 设随机变量 X 和 Y 的期望分别是-2 和 2，方差分别是 1 和 4，相关系数为-0.5，则根据切比雪夫不等式 $P(|X+Y|\geqslant 6)\leqslant$ _____。

5. 设总体 X 服从参数为 2 的指数分布，$X_1,X_2,\cdots,X_n$ 为来自总体 X 的简单随机样本，则 $n\to\infty$ 时，$Y_n=\dfrac{1}{n}\sum\limits_{i=1}^{n}X_i^2$ 依概率收敛于 _____。

6. 设长度为 1m 的木棒随机地截为 2 段，则两段长度的相关系数为（　　）。

A. 1；　　　　B. $\dfrac{1}{2}$；　　　　C. $-\dfrac{1}{2}$；　　　　D. -1

7. 设离散型随机变量 (X,Y) 的联合分布如下：

X＼Y	0	1	2
0	$\dfrac{1}{4}$	0	$\dfrac{1}{4}$
1	0	$\dfrac{1}{3}$	0
2	$\dfrac{1}{12}$	0	$\dfrac{1}{12}$

求：（1）$P(X=2Y)$；（2）$\text{Cov}(X-Y,Y)$ 与 ρ_{XY}。

第五章 抽样分布

学习要求

1. 掌握：样本均值的分布、χ^2分布、t分布、F分布的构造性定义及相关统计量的分布。
2. 熟悉：总体、样本、统计量等数理统计的基本概念。
3. 了解：查表求 χ^2分布、t分布、F分布的临界值。

前面四章介绍了概率论的基本内容，从本章起将转入课程的第二部分——数理统计。数理统计是以概率论为理论基础，利用观测随机现象所得到的数据来选择、构造数学模型（即研究随机现象）。其研究方法是归纳法（部分到整体）。对研究对象的客观规律性做出种种合理的估计、判断和预测，为决策者和决策行动提供理论依据和建议。数理统计方法包括抽样和推断两方面的内容，前者研究如何合理地搜集数据，后者研究根据抽样数据对总体规律进行统计推断。

> **案例 5-1**
> （灯泡寿命）检测一批灯泡的平均寿命，由于测试是破坏性的，不可能对每个灯泡进行测试。随机抽取一定数量的灯泡，据此来推断这批灯泡的平均使用寿命。
>
> **案例 5-2**
> （新药有效率）某公司研制了一种治疗高血压病的新药，现要考察该新药对高血压患者治疗的有效率，显然不可能对所有的高血压患者用该药进行一一治疗，而只能抽取一部分高血压患者作为样本进行临床治疗，进而根据该部分高血压患者治疗有效的比例来推断该药对全体高血压患者治疗的有效率。

从上面的案例可以看出，在概率论中，随机变量的分布都是假定已知的，我们研究它的性质、特点和规律性，如求它的数字特征。而在数理统计中，我们研究的随机变量的分布是未知的或者是不完全知道的，人们通过对所研究的随机变量进行重复独立的观察，得到许多观察值，对这些数据进行分析，从而对所研究的随机变量的分布作出种种推断。本章介绍总体、样本和统计量等基本概念，并着重介绍几个常用统计量和抽样分布，为进一步学习统计推断作准备。

第一节 总体、样本和统计量

一、总体与样本

（一）总体

在数理统计中，我们把研究对象的全体称为总体（population）；组成总体的每个基本单位称为个体（individual）。总体所包含个体的个数称为总体容量（population size），通常用 N 表示。容量为有限的总体称为有限总体（finite population），容量为无限的总体称为无限总体（infinite population），有时也将个体数相当多的有限总体作为无限总体来处理。

例如，在研究某批灯泡的平均寿命时，该批灯泡的全体就组成了总体，而其中每个灯泡就是个体；在研究某校男大学生的身高和体重的分布情况时，该校的全体男大学生组成了总体，而每个男大学生就是个体。

但对于具体问题，由于我们关心的不是每个个体的种种具体特性，而仅仅是它的某一项或几项数量指标 X（可以是向量）和该数量指标 X 在总体中的分布情况。在上述例子中 X 是表示灯泡的寿命或男大学生的身高和体重。在试验中，抽取了若干个个体就观察到了 X 的这样或那样的数值，因而这个数量指标 X 是一个随机变量（或向量），X 的分布就完全描绘了总体中我们所关心的那个数量指标的分布状况。由于我们关心的正是这个数量指标，因此我们以后就把总体和数量指标 X 可能取值的全体组成的集合等同起来。

我们对总体的研究，就是对相应的随机变量 X 的分布的研究，所谓总体的分布也就是数量指标 X 的分布，因此，X 的分布函数和数字特征分别称为总体的分布函数和数字特征。也就是说，若随机变量 X 的分布函数是 $F(X)$，我们就称总体是具有分布 $F(X)$ 的总体，而把总体 X 的数字特征即总体的特征指标称为总体参数（parameter）。

（二）样本

了解一个总体有两种方法，一种是进行全面的观察统计，另一种是从总体中抽取一部分进行观察统计。前者是理想的，但往往是不现实的，因为很多试验成本很高或是具有破坏性的，如动物试验、灯泡的寿命、导弹的命中率等；有时甚至是不可能的，如个体数量巨大，无法一一进行。一般情况下，都采用后一种方法。

定义 5.1　在一个总体 X 中抽取 n 个个体 $X_1, X_2, \cdots, X_n$，称为抽样（sam-pling）；这 n 个个体称为总体 X 的一个容量为 n 的样本（sample）；n 称为样本容量（sample size）或样本大小。通常把 $n>30$ 的样本称为大样本（large sample），否则称为小样本（small sample）。

随机变量 $X_1, X_2, \cdots, X_n$ 的观察值 $x_1, x_2, \cdots, x_n$ 称为样本观察值，简称样本值。在不引起混淆的情况下，也用 $x_1, x_2, \cdots, x_n$ 泛指一次抽样后的结果。也就是说，样本具有双重属性，在理论上是随机变量，在具体问题中是数据。

抽样的目的在于对总体的统计规律进行推断，因而很自然地要研究如何抽样才能很好地反映总体的特性。在保证抽样结果具有代表性的前提下，同时也要考虑抽样本身的可行性，以求简单方便，节约成本。抽样的方法有很多，如简单随机抽样、系统抽样、分层抽样、整群抽样等，可根据研究设计的要求及人力、物力等实际情况加以选择。不同的抽样，得到的样本也不同，这里主要讨论简单随机样本。

定义 5.2　如果样本 $X_1, X_2, \cdots, X_n$ 相互独立且与总体 X 具有相同的分布函数 $F(x)$，则称 $X_1, X_2, \cdots, X_n$ 为容量为 n 的简单随机样本（simple random sample），简称样本。

由上述定义可知，简单随机样本具有如下 3 个特性：①随机性，总体中每个个体被抽中的概率相等；②代表性：随机变量 X_i $(i=1,2,\cdots,n)$ 与总体具有相同的分布；③独立性：$X_1, X_2, \cdots, X_n$ 相互独立。易知，对有限总体而言，有放回的随机样本为简单随机样本，无放回的抽样不能保证 $X_1, X_2, \cdots, X_n$ 的独立性；但对无限总体而言，无放回随机抽样也能得到简单随机样本。本书中，如无特别说明，提到的样本即简单随机样本。

有了总体和样本的概念，能否直接利用样本来对总体进行推断呢？一般来说是不能的，需要根据研究对象的不同，构造出样本的各种不同函数，然后利用这些函数对总体的性质进行统计推断。为此，我们首先介绍数理统计的另一重要概念——统计量。

二、统　计　量

定义 5.3　设 $X_1, X_2, \cdots, X_n$ 是来自总体 X 的一个样本，$g(X_1, X_2, \cdots, X_n)$ 是样本的函数，若 g 中

不含任何未知参数,则称 g 一个统计量(statistic)。

注意,统计量完全依赖于样本 $X_1, X_2, \cdots, X_n$,不应含有分布的任何未知参数。即一旦有了样本值,代入统计量中就能得到统计量的值。例如,对于正态总体 $X \sim N(\mu, \sigma^2)$,$X_1, X_2, \cdots, X_n$ 是来自总体 X 的样本,若 μ 已知,σ 未知,则 $\frac{1}{n}\sum_{i=1}^{n} X_i$,$\sum_{i=1}^{n}(X_i - \mu)^2$ 都是统计量,而 $\frac{1}{\sigma^2}\sum_{i=1}^{n} X_i^2$ 不是统计量。

一般地,若 $X_1, X_2, \cdots, X_n$ 是来自总体 X 的样本,则常用的样本统计量有

样本均值(sample mean):$\overline{X} = \frac{1}{n}\sum_{i=1}^{n} X_i$

样本方差(sample variance):$S^2 = \frac{1}{n-1}\sum_{i=1}^{n}(X_i - \overline{X})^2 = \frac{1}{n-1}\left(\sum_{i=1}^{n} X_i^2 - n\overline{X}^2\right)$

样本标准差(sample standard deviation):$S = \sqrt{S^2} = \sqrt{\frac{1}{n-1}\sum_{i=1}^{n}(X_i - \overline{X})^2}$

样本标准误(sample standard error):$S_{\overline{x}} = \frac{S}{\sqrt{n}}$

其中,样本均值刻画了样本的集中程度,可用于估计总体均值;样本方差和样本标准差刻画了样本的离散程度,可分别用于估计总体的方差和标准差;样本标准误反映样本均值的变异程度。

此外,还有样本的矩统计量。

定义 5.4 设 $X_1, X_2, \cdots, X_n$ 是来自总体 X 的一个样本,k 为正整数,则称 $A_k = \frac{1}{n}\sum_{i=1}^{n} X_i^k$ 为样本的 k 阶原点矩;$B_k = \frac{1}{n}\sum_{i=1}^{n}\left(X_i - \overline{X}\right)^k$ 为样本值的 k 阶中心矩。

设 $(x_1, x_2, \cdots, x_n)$ 为样本 $(X_1, X_2, \cdots, X_n)$ 的观测值,则样本统计量对应的观测值分别为

$$\overline{x} = \frac{1}{n}\sum_{i=1}^{n} x_i$$

$$s^2 = \frac{1}{n-1}\sum_{i=1}^{n}(x_i - \overline{x})^2 , \quad s = \sqrt{s^2} = \sqrt{\frac{1}{n-1}\sum_{i=1}^{n}(x_i - \overline{x})^2}$$

$$a_k = \frac{1}{n}\sum_{i=1}^{n} x_i^k , \quad b_k = \frac{1}{n}\sum_{i=1}^{n}(x_i - \overline{x})^k \quad (k = 1, 2, 3, \cdots)$$

在不至于混淆的情况下,这些值也分别称为样本均值、样本方差、样本标准差、样本 k 阶原点矩、样本 k 阶中心矩。

第二节 抽 样 分 布

统计量是我们对总体的分布函数或数字特征进行统计推断的最重要的基本概念,所以以寻求统计量的分布成为数理统计的基本问题之一。我们把统计量的分布称为抽样分布(sampling distribution),然而要求出一个统计量的精确分布是十分困难的。在实际问题中,大多总体都服从正态分布。本节将在已知总体分布为正态分布的情况下,讨论一些常用统计量的抽样分布。

一、样本均值的分布

定理 5.1 设 $X_1, X_2, \cdots, X_n$ 是来自正态总体 $N(\mu, \sigma^2)$ 的样本,$\overline{X}$ 为样本均值,则

$$\overline{X} \sim N\left(\mu, \frac{\sigma^2}{n}\right)。$$

证明 因为总体服从正态分布 $N(\mu, \sigma^2)$ ，故样本 $X_1, X_2, \cdots, X_n$ 中每个变量均服从 $N(\mu, \sigma^2)$ ，且相互独立。根据正态分布的性质，作为正态变量 $X_1, X_2, \cdots, X_n$ 的线性函数仍为正态变量，且有

$$E(\overline{X}) = E\left(\frac{1}{n}\sum_{i=1}^{n} X_i\right) = \frac{1}{n}E\left(\sum_{i=1}^{n} X_i\right) = \frac{1}{n}\sum_{i=1}^{n} E(X_i) = \frac{1}{n} \cdot n\mu = \mu$$

$$D(\overline{X}) = D\left(\frac{1}{n}\sum_{i=1}^{n} X_i\right) = \frac{1}{n^2}D\left(\sum_{i=1}^{n} X_i\right) = \frac{1}{n^2}\sum_{i=1}^{n} D(X_i) = \frac{1}{n^2} \cdot n\sigma^2 = \frac{\sigma^2}{n}$$

因此 $\overline{X} \sim N\left(\mu, \frac{\sigma^2}{n}\right)$ 。

该定理说明，样本均值 $\overline{X}$ 的期望与总体 X 的期望相同，而 $\overline{X}$ 的方差却为 X 的方差的 n 分之一，即 $\overline{X}$ 的取值将更向 μ 集中。它从理论上解释了用样本均值估计总体均值的优点：无系统偏差，且样本容量 n 越大时越精确。

二、χ^2 分 布

定义 5.5 设 $X_1, X_2, \cdots, X_n$ 相互独立，且都服从标准正态分布 $N(0,1)$ ，则称统计量 $\chi^2 = X_1^2 + X_2^2 + \cdots + X_n^2$ 所服从的分布是自由度为 n 的 χ^2 分布（chi-square distribution），记作：$\chi^2 \sim \chi^2(n)$ 。

$\chi^2(n)$ 的概率密度函数为 $\chi^2(x, n) = \begin{cases} \dfrac{1}{2^{\frac{n}{2}}\Gamma\left(\frac{n}{2}\right)} x^{\frac{n}{2}-1} \mathrm{e}^{-\frac{x}{2}}, & x > 0, \\ 0, & x \leqslant 0 \end{cases}$

其中，$\Gamma\left(\dfrac{n}{2}\right) = \int_0^{\infty} x^{\frac{n}{2}-1}\mathrm{e}^{-x}\mathrm{d}x$ ，$\Gamma\left(\dfrac{1}{2}\right) = \sqrt{\pi}$ 。

$\chi^2(n)$ 分布的密度函数曲线如图 5-1 所示。

在数理统计中，经常要用到"自由度"这个概念。统计量中独立变量的个数称为自由度（degree of freedom），简记为 df ，其计算公式为 $df = n-k$ ，其中 n 为变量的个数，k 为这些变量之间存在的约束条件的个数。例如，统计量 χ^2 为 n 个相互独立的随机变量 X_i 的平方和，它们之间没有约束条件，故 χ^2 分布的自由度 $df = n$ 。又如样本方差

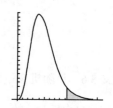

图 5-1 $\chi^2(n)$ 分布的密度函数曲线

$$S^2 = \frac{1}{n-1}\sum_{i=1}^{n}(X_i - \overline{X})^2$$

中有 n 个变量 $X_i - \overline{X}$ ，不难验证 $\sum_{i=1}^{n}(X_i - \overline{X}) = 0$ ，即 n 个变量之间存在一个约束条件，从而 S^2 的自由度 $df = n-1$ 。

χ^2 分布有如下性质：

（1）χ^2 分布具有可加性：设 $\chi_1^2 \sim \chi^2(n_1)$ ，$\chi_2^2 \sim \chi^2(n_2)$ ，且 χ_1^2 与 χ_2^2 相互独立，则：
$$\chi_1^2 + \chi_2^2 \sim \chi^2(n_1 + n_2)$$

（2）若 $\chi^2 \sim \chi^2(n)$ ，则 $E(\chi^2) = n$ ，$D(\chi^2) = 2n$ ，事实上，因为 $X_i \sim N(0,1)$ ，则：$E(X_i^2) = $

$$D(X_i)=1, \quad D(X_i^2)=E(X_i^4)-[E(X_i^2)]^2=\frac{1}{\sqrt{2\pi}}\int_{-\infty}^{+\infty}x^4 e^{-\frac{x^2}{2}}dx-1=3-1=2, \quad i=1,2,\cdots,n$$

所以 $E(\chi^2)=E\left(\sum_{i=1}^{n}X_i^2\right)=\sum_{i=1}^{n}E(X_i^2)=n$; $D(\chi^2)=D\left(\sum_{i=1}^{n}X_i^2\right)=\sum_{i=1}^{n}D(X_i^2)=2n$。

定理 5.2 设 $X_1,X_2,\cdots,X_n$ 为来自总体 $X\sim N(\mu,\sigma^2)$ 的样本，$\overline{X}$ 与 S^2 分别为样本均值和样本方差，则有

（1）$\dfrac{(n-1)S^2}{\sigma^2}\sim\chi^2(n-1)$;

（2）$\overline{X}$ 与 S^2 相互独立。

证明
$$\frac{(n-1)S^2}{\sigma^2}=\sum_{i=1}^{n}\left(\frac{X_i-\overline{X}}{\sigma}\right)^2=\sum_{i=1}^{n}\left(\frac{X_i-\mu+\mu-\overline{X}}{\sigma}\right)^2$$

$$=\sum_{i=1}^{n}\left(\frac{X_i-\mu}{\sigma}\right)^2-n\left(\frac{\overline{X}-\mu}{\sigma}\right)^2=\sum_{i=1}^{n}\left(\frac{X_i-\mu}{\sigma}\right)^2-\left(\frac{\overline{X}-\mu}{\sigma/\sqrt{n}}\right)^2,$$

由于

$$\sum_{i=1}^{n}\left(\frac{X_i-\mu}{\sigma}\right)^2\sim\chi^2(n), \quad \left(\frac{\overline{X}-\mu}{\sigma/\sqrt{n}}\right)^2\sim\chi^2(1)$$

再由 χ^2 分布的可加性可得结论（1）。结论（2）证明略。

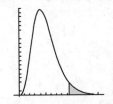

图 5-2 $\chi^2(n)$ 分布的上侧临界值

此定理给出了样本方差与总体方差比值的分布，其 $n-1$ 倍服从自由度为 $n-1$ 的 χ^2 分布，还给出了样本均值与样本方差的关系。以后的章节经常会用到这一定理。

实际应用中，常用到 χ^2 分布的临界值。附表 5 给出了 χ^2 分布的上侧临界值表。对于给定的 α，根据其自由度 n 可查到满足 $P(\chi^2>\chi_\alpha^2(n))=\alpha$ 的 $\chi_\alpha^2(n)$ 的值（图 5-2）。例如，$\chi_{0.05}^2(8)=15.507$。

三、t 分 布

定义 5.6 设随机变量 $X\sim N(0,1)$，$Y\sim\chi^2(n)$，且 X 与 Y 相互独立，则称统计量 $T=\dfrac{X}{\sqrt{Y/n}}$ 服从的分布是自由度为 n 的 t 分布（t distribution），记为 $T\sim t(n)$。

t 分布的概率密度函数为

$$t(x,n)=\frac{\Gamma\left(\dfrac{n+1}{2}\right)}{\sqrt{n\pi}\cdot\Gamma\left(\dfrac{n}{2}\right)}\left(1+\frac{x^2}{n}\right)^{-\frac{n+1}{2}}, \quad -\infty<x<+\infty$$

其密度函数曲线如图 5-3 所示。

t 分布具有如下性质：

（1）$t(x;n)$ 关于 $x=0$ 对称；

（2）$t(x;n)$ 在 $x=0$ 达最大值；

（3）$t(x;n)$ 的 x 轴为水平渐近线；

（4）当 n 较小时，t 分布与 $N(0,1)$ 有较大的差异，t 分布的尾部比 $N(0,1)$ 的尾部具有更大的概率；

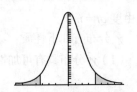

图 5-3 t 分布的密度函数曲线

（5）$\lim\limits_{x\to\infty}t(x,n)=\dfrac{1}{\sqrt{2\pi}}e^{-\frac{x^2}{2}}$；即 $n\to\infty$ 时，t 分布 $\to N(0,1)$，一般地，当 $n>30$ 时，t 分布与 $N(0,1)$ 非常接近。

在实际应用中，总体方差（或标准差）往往是未知的，此时常用样本方差 S^2 代替总体方差 σ^2 或用样本标准差 S 代替总体标准差 σ，对此，有：

定理 5.3 设 $X_1,X_2,\cdots,X_n$ 是来自总体 $X\sim N(\mu,\sigma^2)$ 的一个样本，则

$$\frac{(\overline{X}-\mu)}{s/\sqrt{n}}\sim t(n-1)$$

证明 由 $\overline{X}\sim N\left(\mu,\dfrac{\sigma^2}{n}\right)\Rightarrow\dfrac{\overline{X}-\mu}{\sigma/\sqrt{n}}\sim N(0,1)$，又 $\dfrac{(n-1)S^2}{\sigma^2}\sim\chi^2(n-1)$，且 $\overline{X}$ 与 S^2 相互独立，则 $\dfrac{\overline{X}-\mu}{\sigma}\sqrt{n}$ 与 $\dfrac{(n-1)}{\sigma^2}S^2$ 相互独立，由 t 分布的定义，所以

$$T=\frac{\dfrac{\overline{X}-\mu}{\sigma/\sqrt{n}}}{\sqrt{\dfrac{(n-1)S^2}{\sigma^2}\Big/(n-1)}}=\frac{(\overline{X}-\mu)}{S/\sqrt{n}}\sim t(n-1)$$

在研究两个正态总体均值的统计推断问题时，需要考察分别来自两个正态总体的样本均值之差的分布，对此，有：

定理 5.4 设 $X_1,X_2,\cdots,X_m$ 和 $Y_1,Y_2,\cdots,Y_n$ 是分别来自相同方差的正态总体 $X\sim N(\mu_1,\sigma^2)$ 和 $Y\sim N(\mu_2,\sigma^2)$ 的两个样本，且 X 与 Y 相互独立，则统计量

$$T=\frac{(\overline{X}-\overline{Y})-(\mu_1-\mu_2)}{\sqrt{(m-1)S_m^2+(n-1)S_n^2}}\sqrt{\frac{mn(m+n-2)}{m+n}}\sim t(m+n-2)$$

其中，

$$\overline{X}=\frac{1}{m}\sum_{i=1}^{m}X_i,\qquad S_m^2=\frac{1}{m-1}\sum_{i=1}^{m}(X_i-\overline{X})^2$$

$$\overline{Y}=\frac{1}{n}\sum_{i=1}^{n}Y_i,\qquad S_n^2=\frac{1}{n-1}\sum_{i=1}^{n}(Y_i-\overline{Y})^2$$

证明 因为 $\overline{X}\sim N\left(\mu_1,\dfrac{\sigma^2}{m}\right)$，$\overline{Y}\sim N\left(\mu_2,\dfrac{\sigma^2}{n}\right)$，且 $\overline{X}$ 与 $\overline{Y}$ 相互独立，所以 $\overline{X}-\overline{Y}\sim N\left(\mu_1-\mu_2,\dfrac{\sigma^2}{m}+\dfrac{\sigma^2}{n}\right)$，即：$\dfrac{(\overline{X}-\overline{Y})-(\mu_1-\mu_2)}{\sigma\sqrt{\dfrac{1}{m}+\dfrac{1}{n}}}\sim N(0,1)$；又 $\dfrac{(m-1)S_m^2}{\sigma^2}\sim\chi^2(m-1)$，$\dfrac{(n-1)S_n^2}{\sigma^2}\sim\chi^2(n-1)$，且它们相互独立，由 χ^2 分布的可加性，则 $\dfrac{(m-1)S_m^2}{\sigma^2}+\dfrac{(n-1)S_n^2}{\sigma^2}\sim\chi^2(m+n-2)$。由 t 分布的定义：

$$\frac{\dfrac{(\overline{X}-\overline{Y})-(\mu_1-\mu_2)}{\sigma\sqrt{\dfrac{1}{m}+\dfrac{1}{n}}}}{\sqrt{\dfrac{\dfrac{(m-1)S_m^2+(n-1)S_n^2}{\sigma^2}}{m+n-2}}}=\frac{(\overline{X}-\overline{Y})-(\mu_1-\mu_2)}{\sqrt{(m-1)S_m^2+(n-1)S_n^2}}\sqrt{\frac{mn(m+n-2)}{m+n}}\sim t(m+n-2)$$

附表 6 给出了 t 分布的上侧临界值 $t_\alpha(n)$ 表。对于给定的 α ，根据其自由度 n 可查到满足

$$P(t>t_\alpha(n))=\alpha$$

的上侧临界值 $t_\alpha(n)$ 的值。例如， $t_{0.05}(13)=1.771$ 。

当 n 较大时， $t_\alpha(n)$ 可用标准正态分布 $N(0,1)$ 的临界值 u_α 来近似： $t_\alpha(n) \approx u_\alpha$ 。

四、F 分 布

定义 5.7　设 $X \sim \chi^2(m)$ ， $Y \sim \chi^2(n)$ ，且 X 与 Y 相互独立，则称统计量 $F = \dfrac{X/m}{Y/n}$ 服从自由度为 (m,n) 的 F 分布，记作： $F \sim F(m,n)$ ，其中： m 为第一（分子）自由度， n 为第二（分母）自由度。

由定义，若 $T \sim t(n)$ ，则 $T^2 \sim F(1,n)$ 。

$F(m,n)$ 的概率密度函数为

$$f(x;m,n)=\begin{cases} \dfrac{\Gamma\left(\dfrac{m+n}{2}\right)}{\Gamma\left(\dfrac{m}{2}\right)\Gamma\left(\dfrac{n}{2}\right)}\left(\dfrac{m}{n}\right)\left(\dfrac{m}{n}x\right)^{\frac{m}{2}-1}\left(1+\dfrac{m}{n}x\right)^{-\frac{m+n}{2}}, & x>0, \\ 0, & x\leqslant 0 \end{cases}$$

其密度函数曲线如图 5-4 所示。

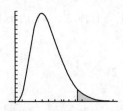

图 5-4　F 分布的密度函数曲线

F 分布具有如下性质：

（1）密度曲线不对称（偏态）。

（2）若 $F \sim F(m,n)$ ，则 $\dfrac{1}{F} \sim F(n,m)$ 。

（3）当 $n>2$ 时， $E_F = \dfrac{n}{n-2}$ 。

在实际应用中需要考虑分别来自两个正态总体的样本方差比的分布，对此，有：

定理 5.5　设 $X_1, X_2, \cdots, X_m$ 和 $Y_1, Y_2, \cdots, Y_n$ 是分别来自正态总体 $X \sim N(\mu_1, \sigma^2)$ 和 $Y \sim N(\mu_2, \sigma^2)$ 的两个样本，且 X 与 Y 相互独立， S_1^2 和 S_2^2 分别是它们的样本方差，则

$$F = \frac{S_1^2/\sigma_1^2}{S_2^2/\sigma_2^2} \sim F(m-1,n-1)$$

证明　因为 $\dfrac{(m-1)S_1^2}{\sigma_1^2} \sim \chi^2(m-1)$ ， $\dfrac{(n-1)S_2^2}{\sigma_2^2} \sim \chi^2(n-1)$ ，由 F 分布的定义，可得

$$F = \frac{\dfrac{(m-1)S_1^2}{\sigma_1^2}/(m-1)}{\dfrac{(n-1)S_2^2}{\sigma_2^2}/(n-1)} = \frac{S_1^2/\sigma_1^2}{S_2^2/\sigma_2^2} \sim F(m-1,n-1)$$

其中， $S_1^2 = \dfrac{1}{m-1}\sum\limits_{i=1}^{n}(X_i - \overline{X})^2$ ， $S_2^2 = \dfrac{1}{n-1}\sum\limits_{i=1}^{n}(Y_i - \overline{Y})^2$ 。

附表 7 给出了 F 分布的上侧临界值表。根据分子和分母自由度 m 和 n ，可查出 4 种常用 α （ $\alpha = 0.10, 0.05, 0.025, 0.01$ ）的上侧临界值 $F_\alpha(m,n)$ ，使得

$$P(F>F_\alpha(m,n))=\alpha$$

例如， $F_{0.01}(5,10)=5.64$ ， $F_{0.05}(5,10)=3.33$ ， $F_{0.10}(5,10)=2.52$ 。

由 F 分布的定义不难得到:

定理 5.6 若随机变量 $F \sim F(m,n)$,则随机变量

$$\frac{1}{F} \sim F(n,m)$$

还可利用此结论推得 F 分布左侧临界值的换算公式:

$$F_{1-\alpha}(m,n) = \frac{1}{F_\alpha(n,m)}$$

附表 7 中的 F 分布表只列出了对应于 $\alpha = 0.10, 0.05, 0.025, 0.01$ 的上侧临界值。利用上式,就可以得到相应于 $\alpha = 0.90, 0.95, 0.975, 0.99$ 的 F 分布左侧临界值。例如,对 $n_1 = 10$,$n_2 = 15$,$\alpha = 0.05$,查表可得 $F_{0.05}(10,15) = 2.54$,进而有

$$F_{0.95}(15,10) = \frac{1}{F_{0.05}(10,15)} = \frac{1}{2.54} = 0.3937$$

习 题 五

1. 从某医院新生女婴中随机选取 10 名,测得体重(单位:kg)分别为 3.20,2.95,2.88,3.86,3.42,4.15,3.22,3.50,3.08,2.64。试求样本均值、样本方差和样本标准差。

2. 证明:$\sum_{i=1}^{n}(X_i - \overline{X}) = 0$;$\sum_{i=1}^{n}(X_i - \overline{X})^2 = \sum_{i=1}^{n}(X_i - \mu)^2 - n(\overline{X} - \mu)^2$。

3. 设总体 $X \sim \chi^2(n)$,$X_1, X_2, \cdots, X_{10}$ 是来自 X 的样本,求 $E(\overline{X})$,$D(\overline{X})$。

4. 求下列各临界值:

(1)$\chi^2_{0.05}(12)$,$\chi^2_{0.95}(7)$,$\chi^2_{0.95}(20)$,$\chi^2_{0.1}(12)$;

(2)$t_{0.025}(16)$,$t_{1-0.05}(12)$,$t_{0.05}(25)$,$t_{0.975}(40)$;

(3)$F_{0.05}(12,8)$,$F_{0.01}(8,5)$,$F_{0.15}(20,2)$,$F_{0.99}(10,9)$。

5. 已知随机变量 $X \sim N(0,1)$,$Y \sim \chi^2(n)$,试求 $\frac{X^2}{Y/n}$ 服从的分布。

6. 已知随机变量 $X \sim t(n)$,求证:$X^2 \sim F(1,n)$。

第六章 参数估计

学习要求

1. 掌握：参数估计的概念；正态分布均值的点估计与区间估计；二项分布的参数估计。
2. 熟悉：正态分布方差的点估计与区间估计。
3. 了解：质量控制的意义及控制图的制作与解释；公式证明。

案例 6-1

　　某药厂从其生产的某批"小儿感冒颗粒"药中随机选取 20 袋，测得其质量（单位：g）如下 4.90 4.85 4.93 4.75 4.78 4.96 4.80 4.89 4.93 4.98 4.80 4.89 4.95 4.83 4.82 4.73 4.87 4.96 4.85 4.86。

问题：

　　（1）该资料为何种类型资料？

　　（2）该批"小儿感冒颗粒"每袋的平均质量是多少？

案例 6-2

　　使用替诺滴眼液和杞菊地黄丸结合治干眼症 162 例，结果 121 例治愈。

问题：

　　（1）该资料为何种类型资料？

　　（2）该疗法治疗干眼症治愈率是多少？

案例 6-1 与案例 6-2 分析讨论

　　（1）案例 6-1 的资料为数值型资料，而案例 6-2 的资料为分类资料。

　　（2）这两个研究所得数据均为样本数据，我们所要的结论是对总体而言，因此我们要用样本的信息来对总体的特征进行推断。这种推断的方法我们称之为总体参数的估计，其计算方法有两种：一种方法是直接用样本统计量对总体参数进行估计（即点估计），另外一种方法是在考虑抽样误差的前提下，按某一可信度计算出一个区间（即区间估计），本章重点讲解估计的方法与理论。

第一节　参数的点估计

一、点估计概念

　　定义 6.1　设 $\theta = (\theta_1, \theta_2, \cdots, \theta_k)$ 是总体 X 的参数，X_1，X_2，$\cdots$，X_n 是来自总体 X 的随机样本，其观察值为 x_1，x_2，$\cdots$，x_n。若以统计量 $\hat{\theta} = \hat{\theta}(X_1, X_2, \cdots, X_k)$ 作为 $\hat{\theta} = \hat{\theta}(X_1, X_2, \cdots, X_k)$ 的估计量（estimator），以 $\hat{\theta} = \hat{\theta}(X_1, X_2, \mathrm{L}, X_k)$ 的值作为 θ 的近似值，习惯上称前者为估计量，后者为估计

值（estimate value）。在不引起混淆的情况下，常将二者统称为点估计（point estimator）。

从定义可见，参数的点估计受随机样本的含量 n、样本观察值及所选择的统计量计算方法的影响。那么在正确的科研设计基础上，抽取足够的样本，科学地收集其观察值后，选择一个计算统计量的方法，是获得好的估计值的关键。

二、点估计方法

未知参数点估计的方法较多，本章仅介绍常用的两种方法：矩估计法、最大似然估计法。

1. 矩估计法 设总体 X 有 k 个未知参数，且总体分布的 k 阶矩存在，记总体分布的 m 阶原点矩为 $a_m(\theta_1,\theta_2,\cdots,\theta_k)=\mathrm{E}(X^m)$，是 k 个未知参数的函数（$1\leq m\leq k$）。X_1, X_2, $\cdots$, X_n 为总体 X 的随机样本，定义样本的 m 阶样本矩（sample moment）为 $A_m=\dfrac{1}{n}\sum X_i^m$。矩估计法（method of moment）就是用样本矩作为总体矩的估计量，即

$$a_m(\theta_1,\theta_2,\cdots,\theta_k)=\frac{1}{n}\sum X_i^m \quad (m=1,2,\cdots,k)$$

显然，这是个包含 k 个未知参数 $\theta_1,\theta_2,\cdots,\theta_k$ 的 k 个方程的方程组，其解为 $\hat{\theta}_1,\hat{\theta}_2,\cdots,\hat{\theta}_k$，即为未知参数 $\theta_1,\theta_2,\cdots,\theta_k$ 的估计量。

对于服从正态分布的随机变量 X，若 X_1, X_2, $\cdots$, X_n 是总体 X 的随机样本，且总体的二阶矩存在，那么总体均数 μ 与方差 σ^2 的矩估计是

$$\begin{cases}\hat{\mu}=\bar{X}\\ \hat{\sigma}^2=\dfrac{1}{n}\sum(X-\bar{X})^2\end{cases} \tag{6-1}$$

对于案例 6-1，该批"小儿感冒颗粒"的平均重量与方差的估计值是

$$\hat{\mu}=\bar{X}=\frac{4.90+4.85+\cdots+4.86}{20}=4.87$$

$$\hat{\sigma}^2=\frac{1}{n}\sum(X-\bar{X})^2=\frac{1}{20}\left((4.90-4.87)^2+(4.85-4.87)^2+\cdots(4.86-4.87)^2\right)=0.01$$

2. 最大似然估计法 设 x_1, x_2, $\cdots$, x_n 为总体 X 的随机样本 X_1, X_2, $\cdots$, X_n 的一组观察值，若总体 X 分布为连续型的，其密度函数为 $f(x;\theta_1,\theta_2,\cdots,\theta_k)$，其中，$\theta_1,\theta_2,\cdots,\theta_k$ 为总体的未知参数，称

$$L(x_1,x_2,\cdots x_n;\theta_1,\theta_2,\cdots,\theta_k)=\prod_{i=1}^{n}f(x_i;\theta_1,\theta_2,\cdots,\theta_k)$$

为连续型总体样本的似然函数（likelihood function）；若总体分布为离散型，其概率函数为 $P(x;\theta_1,\theta_2,\cdots,\theta_k)$，其中 $\theta_1,\theta_2,\cdots,\theta_k$ 为总体的未知参数，称

$$L(x_1,x_2,\cdots x_n;\theta_1,\theta_2,\cdots,\theta_k)=\prod_{i=1}^{n}P(x_i;\theta_1,\theta_2,\cdots,\theta_k)$$

为离散型总体样本的似然函数。似然函数是未知参数 $\theta_1,\theta_2,\cdots,\theta_k$ 的函数，用以表示随机样本取 x_1, x_2, $\cdots$, x_n 时的可能性的大小。最大似然估计法（method of maximum likelihood estimate，MLE）就是以使似然函数为最大值时未知参数 $\theta_1,\theta_2,\cdots,\theta_k$ 的取值 $\hat{\theta}_1,\hat{\theta}_2,\cdots,\hat{\theta}_k$ 作为其估计的方法，并称 $\hat{\theta}_1,\hat{\theta}_2,\cdots,\hat{\theta}_k$ 为未知参数 $\theta_1,\theta_2,\cdots,\theta_k$ 的最大似然估计。

因为 $\ln X$ 是 X 的单调函数，求 $L(x_1,x_2,\cdots x_n;\theta_1,\theta_2,\cdots,\theta_k)$ 的最大值与求 $\ln L(x_1,x_2,\cdots x_n;\theta_1,\theta_2,\cdots,\theta_k)$ 的最大值等价。由微积分学的知识可知，若 $\theta_1,\theta_2,\cdots,\theta_k$ 取值为开集，

$f(x_1, x_2, \cdots, x_n; \theta_1, \theta_2, \cdots, \theta_k)$ 关于 θ_j 可微，则似然方程（likelihood equation）的解，即为所求的最大似然估计。

$$\frac{\partial \ln L(x_1, x_2, \cdots, x_n; \theta_1, \theta_2, \cdots, \theta_k)}{\partial \theta_j} = 0 \qquad (j = 1, 2, \cdots, k)$$

对于随机变量 X 而言，若 x_1，x_2，$\cdots$，x_n 是一组取自正态总体 $N(\mu, \sigma^2)$ 的随机样本的观察值，其中 μ，σ^2 是未知参数，$-\infty < \mu < +\infty$，$\sigma^2 > 0$，则 μ 和 σ^2 的最大似然估计是

$$\begin{cases} \hat{\mu} = \bar{X} \\ \hat{\sigma}^2 = \dfrac{1}{n} \sum (X - \bar{X})^2 \end{cases} \qquad (6\text{-}2)$$

其结果与矩估计法结果相同。

若 x_1，x_2，$\cdots$，x_n 是来自概率函数为 $P(x, \pi) = \pi^x (1-\pi)^{1-x}$ $(x = 0, 1, 0 < \pi < 1)$ 的二点分布总体的样本观察值，其 π 的最大似然估计是

$$\hat{\pi} = \frac{1}{n} \sum_{i=1}^{n} x_i = \bar{x} = \frac{X}{n} \qquad (6\text{-}3)$$

其中，这里的 X 为 n 次实验中发生的次数。

对于案例 6-2，该疗法治疗干眼症的治愈率是

$$\hat{\pi} = \frac{X}{n} = \frac{121}{162} = 0.7469 = 74.69\%$$

从以上两种点估计方法可以看出，矩估计法具有直观、便于应用的特点。最大似然估计法所得的估计值往往具有较好的数学性质，但只能用于在总体分布的密度函数或概率函数已知的前提下，且计算过程比较复杂。应用时，应视具体的已知条件来选择使用。

第二节 正态总体参数的区间估计

一、区间估计概念

从参数的点估计可知，我们是用样本的观察值 x_1，x_2，$\cdots$，x_n 代入参数的估计量，求得的估计值 $\hat{\theta}$ （x_1，x_2，$\cdots$，x_n）作为未知参数的估计值。由于是用样本的观察值，则必然存在着抽样误差，在估计量不变的情况下，其估计值则随着样本的含量及样本的观察值的不同而变化。又由于总体参数的真值未知，无法确定估计值与参数真值的离散程度。为此，我们把抽样误差引入估计量，即在预先给定概率的前提下，估计总体参数可能存在的一个范围。预先给定的概率称为可信度或置信度（confidence level），用 $1-\alpha$ 表示。所估计的范围用区间表示，称为 $1-\alpha$ 的置信区间或可信区间（confidence interval）。常用的可信度为 95%（即 $\alpha = 0.05$）。

定义 6.2 设 θ 为总体 X 的一个未知参数，X_1，X_2，$\cdots$，X_n 为总体 X 的随机样本。若存在两个统计量 θ_1（X_1，X_2，$\cdots$，X_n）和 θ_2（X_1，X_2，$\cdots$，X_n）使得

$$P(\theta_1(X_1, X_2, \cdots, X_n) < \theta < \theta_2(X_1, X_2, \cdots X_n)) = 1 - \alpha$$

则区间（θ_1，θ_2）称为总体未知参数 θ 的一个置信度为（$1-\alpha$）的置信区间，θ_1，θ_2 分别称为置信区间的下限（confidence lower limit）和上限（confidence upper limit），而这种用具有特定概率含义的区间来表示未知参数所在范围的方法称为参数的区间估计（interval estimate）。

因为样本 X_1，X_2，$\cdots$，X_n 为随机变量，θ_1（X_1，X_2，$\cdots$，X_n）和 θ_2（X_1，X_2，$\cdots$，X_n）也是随机变量。则区间（θ_1，θ_2）是一个随机区间，它是否包含 θ 是一个随机事件，其发生的概率为

$1-\alpha$。若将某次抽样获得的一组样本观察值 x_1，x_2，$\cdots$，x_n 代入统计量 θ_1（X_1，X_2，$\cdots$，X_n）和 θ_2（X_1，X_2，$\cdots$，X_n），便得到估计值 $\hat{\theta}_1$（x_1，x_2，$\cdots$，x_n）和 $\hat{\theta}_2$（x_1，x_2，$\cdots$，x_n），则区间（$\hat{\theta}_1$，$\hat{\theta}_2$）就是一个非随机的数值区间。在实际应用中，在不混淆的情况下也叫置信区间。由于 θ 的真值未知，这个区间（$\hat{\theta}_1$，$\hat{\theta}_2$）是否包含 θ 无法确定，但我们可以确定的是：以可信度为 95%（$\alpha = 0.05$）为例，如果抽取 100 组样本观察值，所得的 100 个非随机区间中，约有 100（$1-\alpha$）=95 个区间包含了 θ 的真值。这就是说，当 α 较小时，一次抽样获得的区间一般都会包含 θ。

二、正态总体均值的区间估计

（一）总体方差 σ^2 已知时的区间估计

一般而言，在一个具体的问题中正态总体的参数 μ 和 σ^2 往往都是未知的，这里我们所说的 σ^2 已知，是指根据以往的研究和参考文献，对所要研究的正态总体方差 σ^2 作出过较好的估计，此时可以把这样的估计值作为 σ^2 的真值来用。

设 X_1，X_2，$\cdots$，X_n 为来自正态总体 $N(\mu,\sigma^2)$ 的独立随机样本，则样本均数为 $X : N(\mu,\sigma^2 / n)$，故有 $Z = \dfrac{\overline{X} - \mu}{\sigma / \sqrt{n}} : N(0,1)$

对给定 $\alpha \in (0,1)$，记标准正态分布双侧临界值为 $u_{\alpha/2}$，如图 6-1 所示，有 $P(|Z| < u_{\alpha/2}) = 1-\alpha$ 即

$$P\left(-u_{\alpha/2} < \frac{\overline{X} - \mu}{\sigma / \sqrt{n}} < u_{\alpha/2}\right) = 1-\alpha$$，当 σ^2 已知时，

$\mu_1 = \overline{X} - u_{\alpha/2} \dfrac{\sigma}{\sqrt{n}}$ 和 $\mu_2 = \overline{X} - u_{\alpha/2} \dfrac{\sigma}{\sqrt{n}}$ 是两个仅依赖于样本的统计量。将样本观察值 x_1，x_2，$\cdots$，x_n 代入可得置信区间的上、下限，

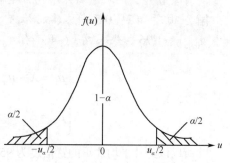

图 6-1 标准正态分布双侧临界值示意图

$$\begin{cases} \hat{\mu}_1 = \overline{X} - u_{\alpha/2} \dfrac{\sigma}{\sqrt{n}} \\ \hat{\mu}_2 = \overline{X} - u_{\alpha/2} \dfrac{\sigma}{\sqrt{n}} \end{cases} \tag{6-4}$$

所以 σ^2 已知时，正态总体均数 μ 的 $1-\alpha$ 的置信区间为

$$\left(\overline{X} - u_{\alpha/2} \frac{\sigma}{\sqrt{n}}, \quad \overline{X} + u_{\alpha/2} \frac{\sigma}{\sqrt{n}}\right) \tag{6-5}$$

结合正态总体均数 μ 的 $1-\alpha$ 的置信区间，我们也可以这样来理解置信区间的含义：从同一总体中随机抽取含量相同的 100 份独立样本，每一个样本都可以得到 1 个 95% 的可信区间，得到了不全相同的 100 个区间。这 100 个区间中大约有 95 个可信区间包含总体均数 μ，约有 5 个可信区间不包含总体均数 μ。图 6-2 为从正态总体 $N(4.83,0.73^2)$ 中随机抽取样本含量为 10 的样本 30 个，算得的 20 个 95% 的可信区间，图中的横线为总体均数，每一条竖线代表一个可信区间，则可以看到这些区间有包含总体均数 μ 的，也有不包含总体均数 μ 的，说明总体均数为常量，而可信区间则是变量。在实际研究中，一般只进行一次抽样，得到 1 个可信区间，对于这个可信区间来说，我们有 $1-\alpha$ 的把握度认为其包含了总体均数。

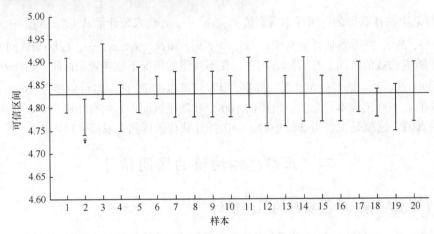

图 6-2 总体均数的可信区间示意图

案例 6-3

某批中成药"阿司匹林"每片片重的标准差为 0.08g，现随机抽取 25 片检查，称得平均片重 0.5g，试求该药片平均片重的置信度为 95% 的置信区间。

解 由题知 $\bar{x}=0.5$，总体标准差 $\sigma=0.08$，$n=25$ 且 $1-\alpha=0.95$，$\sigma=0.05$，查表得 $u_{0.05/2}=1.96$，代入式（6-4）得

$$\begin{cases} \hat{\mu}_1 = \bar{X} - u_{\alpha/2}\dfrac{\sigma}{\sqrt{n}} = 0.5 - 1.96 \times \dfrac{0.08}{\sqrt{25}} = 0.47 \\[2mm] \hat{\mu}_2 = \bar{X} - u_{\alpha/2}\dfrac{\sigma}{\sqrt{n}} = 0.5 + 1.96 \times \dfrac{0.08}{\sqrt{25}} = 0.53 \end{cases}$$

所以该药片平均片重的置信度为 95% 的置信区间为（0.47，0.53）g。

由前面的讨论，可以看出确定总体未知参数的区间估计步骤如下：

（1）构造统计量：根据估计需要，构造一个能确定其分布的统计量（随机变量），而它是未知参数和样本的函数；

（2）确定临界值：由给定的置信水平 $1-\alpha(0<\alpha<1)$，按上述统计量的分布确定临界值；

（3）建立随机不等式：按区间估计的定义，给出关于未知参数 θ 的随机不等式：

$$P(\theta_1(X_1, X_2, \cdots, X_n) < \theta < \theta_2(X_1, X_2, \cdots X_n)) = 1 - \alpha$$

其中，θ_1 和 θ_2 仅为样本 X_1，X_2，$\cdots$，X_n 的函数（统计量）；

（4）计算 θ_1 和 θ_2 的样本值：将样本的观察值 x_1，x_2，$\cdots$，x_n 代入 θ_1 和 θ_2 的算式，计算出置信区间的下限 $\hat{\theta}_1(X_1, X_2, \cdots, X_n)$ 和上限 $\hat{\theta}_2(X_1, X_2, \cdots, X_n)$，得到置信区间 $\left[\hat{\theta}_1(X_1, X_2, \cdots, X_n)\right.$，$\left.\hat{\theta}_2(X_1, X_2, \cdots, X_n)\right]$

另外，对不服从正态分布的总体，根据中心极限定理，当 n 较大时样本均数近似服从正态分布，因而仍可按式（6-4）近似计算总体均数 μ 的 $1-\alpha$ 的置信区间。

（二）总体方差 σ^2 未知时的区间估计

通常所遇到的情况是没有可靠的资料可作为方差 σ^2 的真值，只能完全依靠样本提供的信息，以样本方差代替总体方差 σ^2，对总体均数 μ 作出估计。

按建立区间估计的一般步骤，首先构造一个含未知参数 μ 和随机样本 X_1，X_2，$\cdots$，X_n 的随机变量，由第五章的定理可知：

$$t = \frac{\bar{X} - \mu}{S / \sqrt{n}}$$

服从自由度为 $df = n-1$ 的 t 分布，其中，$S^2 = \dfrac{\sum\limits_{i=1}^{n}(X_i - \bar{X})^2}{n-1}$，对给定的置信水平 $1-\alpha$，双侧 α 的临界值为 $t_{\alpha/2, n-1}$。如图 6-3 所示，有 $P(|t| < t_{\alpha/2, n-1})$ 即

$$P\left(-t_{\alpha/2, n-1} < \frac{\bar{X} - \mu}{\sigma / \sqrt{n}} < t_{\alpha/2, n-1}\right) = 1 - \alpha$$

经不等式变形可得

$$P(\bar{X} - t_{\alpha/2, n-1} S / \sqrt{n} < \mu < \bar{X} + t_{\alpha/2, n-1} S / \sqrt{n}) = 1 - \alpha$$

则

$$\mu_1 = \bar{X} - t_{\alpha/2, n-1} S / \sqrt{n}, \ \mu_2 = \bar{X} + t_{\alpha/2, n-1} S / \sqrt{n}$$

可作为定义中的两统计量，将所得的样本观察值 x_1，x_2，$\cdots$，x_n 代入上式可得估计值

$$\begin{cases} \bar{X} - t_{\alpha/2, n-1} S / \sqrt{n} \\ \bar{X} + t_{\alpha/2, n-1} S / \sqrt{n} \end{cases} \tag{6-6}$$

则当 σ^2 未知时，总体均数 μ 的 $1-\alpha$ 的信区间为

$$(\ \bar{X} - t_{\alpha/2, n-1} S / \sqrt{n}, \ \bar{X} + t_{\alpha/2, n-1} S / \sqrt{n}\ ) \tag{6-7}$$

对于案例 6-1，因 $n = 20$，$\bar{X} = 4.87$，$S = 0.07$，$t = 0.05 / 2.093$。据式（6-7）得该批"小儿感冒颗粒"平均重量的 95% 的可信区间是

$$(\ 4.87 - 2.097 \times 0.07 / \sqrt{20},\ 4.87 + 2.097 \times 0.07 / \sqrt{20}\ )$$

即（4.84，5.00）。

三、正态总体方差的区间估计

与总体均数的点估计相似，总体方差的点估计与真值之间的误差也无法确定。同样需要作总体方差的区间估计。

设 X_1，X_2，$\cdots$，X_{n_1} 为来自正态总体 $N(\mu, \sigma^2)$ 的独立随机样本，由第五章的样本分布可知：

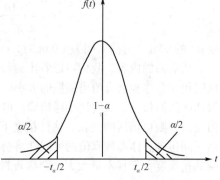

图 6-3 t 分布双侧临界值示意图

$$\chi^2 = \frac{(n-1)S^2}{\sigma^2} \sim \chi^2(n-1)$$

其中，$S^2 = \dfrac{\sum\limits_{i=1}^{n}(X_i - \bar{X})^2}{n-1}$，当置信水平为 $1-\alpha(0 < \alpha < 1)$ 时，取上侧临界值为 $\chi_{\alpha/2}^2(n-1)$，下侧临界值为 $\chi_{1-\alpha/2}^2(n-1)$，由

$$P\left(\chi_{1-\alpha/2}^2(n-1) < \frac{(n-1)S^2}{\sigma^2} < \chi_{\alpha/2}^2(n-1)\right) = 1 - \alpha$$

经不等式变形后得

$$P\left(\frac{(n-1)S^2}{\chi_{\alpha/2}^2(n-1)} < \sigma^2 < \frac{(n-1)S^2}{\chi_{1-\alpha/2}^2(n-1)}\right) = 1-\alpha$$

由此可得两样本统计量

$$\sigma_1^2 = \frac{(n-1)S^2}{\chi_{\alpha/2}^2(n-1)}, \quad \sigma_2^2 = \frac{(n-1)S^2}{\chi_{1-\alpha/2}^2(n-1)}$$

将样本的观察值代入上两式，便可得

$$\begin{cases} \hat{\sigma}_1^2 = \dfrac{(n-1)S^2}{\chi_{\alpha/2}^2(n-1)} \\ \hat{\sigma}_2^2 = \dfrac{(n-1)S^2}{\chi_{1-\alpha/2}^2(n-1)} \end{cases} \tag{6-8}$$

正态总体方差 σ^2 的 $1-\alpha$ 的置信区间为 $\left(\dfrac{(n-1)S^2}{\chi_{\alpha/2}^2(n-1)}, \dfrac{(n-1)S^2}{\chi_{1-\alpha/2}^2(n-1)}\right)$，正态总体标准差 σ 的 $1-\alpha$ 的

置信区间为 $\left(\sqrt{\dfrac{(n-1)}{\chi_{\alpha/2}^2(n-1)}} \cdot S, \sqrt{\dfrac{(n-1)}{\chi_{1-\alpha/2}^2(n-1)}} \cdot S\right)$。

对于案例6-1，因 $n=20$，$S=0.07$，$\chi_{0.05/2.19}^2 = 30.4$，$\chi_{1-0.05/2.19}^2 = 8.91$。据式（6-8）得该批"小儿感冒颗粒"重量标准差的95%的可信区间是

$$\begin{cases} \hat{\sigma}_1^2 = \dfrac{(n-1)S^2}{\chi_{\alpha/2}^2(n-1)} = \dfrac{19 \times 0.07^2}{30.14} = 0.0031 \\ \hat{\sigma}_2^2 = \dfrac{(n-1)S^2}{\chi_{1-\alpha/2}^2(n-1)} = \dfrac{19 \times 0.07^2}{8.91} = 0.0104 \end{cases}$$

故 σ^2 的95%的可信区间为（0.0031，0.0104），σ 的95%的可信区间为（0.0557，0.1020）。

　　从前面的内容，我们可以看出参数区间估计的优劣可由两个方面来衡量：一是把握度，置信区间包含总体参数真值可能性的大小，即置信水平 $1-\alpha$ 的大小，其值越大越可靠；二是精确度，置信区间的长度，长度越小越精确。但在样本量一定的情况下，二者是矛盾的，$1-\alpha$ 变大，临界值变大，则可信区间变长，估计精度下降。反之，缩短了区间的长度，估计精度得到了提高，置信区间包含总体参数真值的可能性将会降低。置信水平 $1-\alpha$ 一定时，增加样本量则可提高置信区间的精确度，但样本量太大，会给资料的收集带来困难。所以我们在应用时要结合具体问题，兼顾施行。

第三节　二项分布参数的区间估计

一、大样本正态近似法

　　二项分布是描述 n 次独立重复试验中，每次发生概率为π的事件 A 出现总次数 X 的分布，设 X 服从二项分布，即 $X = \sum_{i=1}^{n} X_i \sim B(n, \pi)$，其中 X_i 服从同一二点分布，即 $P(X_i=1) = \pi$，$P(X_i=0) = 1-\pi$（$i=1,2,\cdots,n$）。由第二章中心极限定理理知 $X \sim B(n\pi, n\pi(1-\pi))$，按连续性校正的理论可得：当给定 n，k 和 α 时，π 的 $1-\alpha$ 的置信区间下限 π_1 和上限 π_2 满足

$$P(X \geqslant k) \approx 1 - \varPhi\left(\frac{k - n\pi_1}{\sqrt{n\pi_1(1-\pi_1)}}\right) = \frac{\alpha}{2} \qquad (6\text{-}9)$$

$$P(X \leqslant k) \approx 1 - \varPhi\left(\frac{k - n\pi_2}{\sqrt{n\pi_2(1-\pi_2)}}\right) = \frac{\alpha}{2} \qquad (6\text{-}10)$$

由式（6-9）可得

$$\frac{k - n\pi_1}{\sqrt{n\pi_1(1-\pi_1)}} = u_{\alpha/2}$$

变形后整理得

$$(n + u_{\alpha/2}^2)\pi_1^2 - (2k + u_{\alpha/2}^2)\pi_1 + \frac{k^2}{n} = 0$$

解此方程，并取近似值得 $\pi_1 = \frac{k}{n} - u_{\alpha/2}\sqrt{\frac{k}{n}\left(1-\frac{k}{n}\right)\frac{1}{n}}$。

由式（6-10）可得

$$\frac{k - n\pi_2}{\sqrt{n\pi_2(1-\pi_2)}} = -u_{\alpha/2}$$

即

$$(n + u_{\alpha/2}^2)\pi_2^2 - (2k + u_{\alpha/2}^2)\pi_2 + \frac{k^2}{n} = 0$$

解此方程取近似值得 $\pi_2 = \frac{k}{n} - u_{\alpha/2}\sqrt{\frac{k}{n}\left(1-\frac{k}{n}\right)\frac{1}{n}}$。

将 $x = \frac{1}{n}\sum_{i=1}^{n} x_i = \frac{k}{n} = p = \hat{\pi}$ 代入后得

$$\begin{cases} \pi_1 = p - u_{\alpha/2}\sqrt{\dfrac{p(1-p)}{n}} \\ \pi_2 = p + u_{\alpha/2}\sqrt{\dfrac{p(1-p)}{n}} \end{cases} \qquad (6\text{-}11)$$

则参数 π 的 $1-\alpha$ 的置信区间的正态近似为

$$\left(p - u_{\alpha/2}\sqrt{\frac{p(1-p)}{n}},\ p + u_{\alpha/2}\sqrt{\frac{p(1-p)}{n}}\right) \qquad (6\text{-}12)$$

对于案例 6-2，得 $\hat{\pi} = p = \frac{X}{n} = \frac{121}{162} = 0.7469$，依式（6-12）得

$$\left(0.7469 - 1.96\sqrt{\frac{0.7469 \times (1-0.7469)}{162}},\ 0.7469 + 1.96\sqrt{\frac{0.7469 \times (1-0.7469)}{162}}\right)$$

即（0.6799，0.8139）。

二、小样本查表法

设第 i 次试验中事件 A 出现次数为 X_i（$i=1,2,\cdots,n$），$P(X_i=1)=\pi$，$P(X_i=0)=1-\pi$。若 n 次独立重复试验中事件 A 发生 k 次，则 $X = \sum_{i=1}^{n} X_i$ 满足

$$P(X = k) = P\left(\sum_{i=1}^{n} X_i = k\right) = C_n^k \pi k (1 - \pi)^{n-k}$$

当 n, k 给定后，上式仅为 π 的函数。对给定的 α，只有当 π 较小时，事件 A 发生的次数较少，事件 $|X \geq K|$ 才可能为小概率事件，所以满足方程

$$P(X \geq k) = \sum_{i=1}^{n} C_n^i \pi_1^i (1 - \pi_1)^{n-i} = \alpha / 2 \tag{6-13}$$

由此方程解得 π_1 为参数 π 的 $1-\alpha$ 的置信区间下限；反之，π 较大时，事件 A 发生的次数较大，事件 $|X \leq K|$ 才可能为小概率事件，所以满足方程

$$P(X \leq k) = \sum_{i=1}^{k} C_n^i \pi_2^i (1 - \pi_2)^{n-i} = \alpha / 2 \tag{6-14}$$

由此方程解得 π_2 为参数 π 的 $1-\alpha$ 的置信区间上限。这种确定参数 π 的区间估计的方法是直接计算概率后解方程（6-13）、（6-14）得出的，称为参数 π 的区间估计的精确估计方法（exact probability method）。

解方程（6-13）、（6-14）是比较复杂的，为应用方便，针对 n 和 k 的不同取值，将解得的 π_1，π_2 编制成二项分布参数 π 的置信区间表（附表 8），由它可直接查出 π 的 95% 和 99% 的置信区间上、下限。

案例 6-4

某新药的毒理研究中，用 20 只小白鼠作急性毒性实验，死亡 3 只，估计该药急性致死率的 95% 的可信区间。

解 由附表 8 查得，在 $n=20$ 与 $X=3$ 横纵交叉处的数值为 $3 \sim 38$，即该药急性致死率的 95% 的可信区间为 3%～38%。

第四节 质量控制

案例 6-5

某药厂对"复方氨酚那敏颗粒"的生产进行过程控制，以重量（单位：克）为其控制指标。收集数据 25 组，每组 5 个。具体数据如表 6-1 所示。

表 6-1

序号	X_1	X_2	X_3	X_4	X_5	$\bar{X}$	R
1	4.85	4.90	4.85	4.92	4.83	4.870	0.09
2	4.86	4.96	4.89	4.96	4.81	4.896	0.15
3	4.80	4.72	4.82	4.72	4.85	4.782	0.13
4	4.88	4.96	4.85	4.82	4.76	4.854	0.20
5	4.83	4.96	4.92	4.86	4.96	4.906	0.13
6	4.96	4.83	4.85	4.90	4.91	4.890	0.13
7	4.96	4.80	4.81	4.79	4.87	4.846	0.17
8	4.92	4.85	4.81	4.90	4.95	4.886	0.14
9	4.73	4.70	4.85	4.75	4.73	4.752	0.15
10	4.72	4.75	4.80	4.72	4.86	4.770	0.14

续表

序号	X_1	X_2	X_3	X_4	X_5	$\bar{X}$	R
11	4.78	4.80	4.91	4.74	4.73	4.792	0.18
12	4.79	4.92	4.86	4.85	4.90	4.864	0.13
13	4.71	4.79	4.78	4.90	4.86	4.808	0.19
14	4.88	4.85	4.89	4.86	4.84	4.864	0.05
15	4.78	4.70	4.75	4.85	4.76	4.768	0.15
16	4.71	4.72	4.81	4.72	4.90	4.772	0.19
17	4.86	4.91	4.85	4.75	4.81	4.836	0.16
18	4.79	4.78	4.71	4.70	4.75	4.746	0.09
19	4.76	4.86	4.91	4.82	4.81	4.832	0.15
20	4.75	4.86	4.80	4.82	4.86	4.818	0.11
合计						4.83	0.14

问题：

（1）如何确定质量控制标准？

（2）若再观察 5 组数据表 6-2，此时生产质量是否正常？表 6-2

表 6-2

序号	X_1	X_2	X_3	X_4	X_5	$\bar{X}$	R
1	4.85	4.86	4.80	4.88	4.83	4.84	0.08
2	4.91	4.87	4.95	4.73	4.86	4.86	0.22
3	4.74	4.85	4.90	4.86	4.85	4.84	0.16
4	4.71	4.73	4.75	4.78	4.70	4.73	0.08
5	4.89	4.75	4.81	4.85	4.71	4.80	0.18

案例 6-4 分析讨论

（1）采用质量控制图进行质量控制标准的确定。

（2）将新采集的 5 组数据在质量图中标记出，以确定此时生产的过程是否正常。

质量控制图（quality control chart）是进行生产过程控制的一种形象而有效的方法，质量控制图简称质控图，是用来判定被观察的生产过程的波动是由于随机因素引起的，还是由于系统因素引起的，从而在管理上评定此时的生产过程是否处于正常控制状态。

质量控制图是根据概率论和数理统计的原理绘制的。其理论基础是事物具有变异性。生产过程的波动是客观存在的，其波动的度量指标常计算极差（R）和标准差（S），可用其判定波动是来自随机因素或系统因素。在一个正态分布的事物中，根据正态曲线下面积分布规律 $\mu \pm 2\sigma$ 的面积占全面积的 95.45%，$\mu \pm 3\sigma$ 占全面积的 99.73%。因此，$\mu \pm 2\sigma$ 这个范围视为数据落在这个区间的占 95.45%；$\mu \pm 3\sigma$ 这个范围意即数据落在这个范围的占 99.73%。若以 $\mu \pm 3\sigma$ 作为控制界限，则理论上有 99.73% 的数据落在其中，若点在此范围内可以认为该生产的波动是随机因素所致；不在此范围中的概率为 0.27%，这样小的概率一旦出现，说明实际生产中发生了很少可能发生的不正常现象，因此判为异常，应分析原因，采取控制措施加以管理。质量控制图的基本结构图见图 6-4。

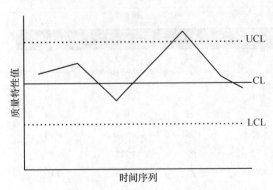

图 6-4　质量控制图的基本结构示意

图 6-4 是以 $\mu \pm 3\sigma$ 所绘的控制图的基本结构，其中 CL（control line）为中心线，平均值 μ 所在；UCL（upper control limit）为上控制限，绘于平均数加 3 个标准差 $\bar{X}+3S$ 处；LCL（lower control limit）为下控制限，绘于平均数减 3 个标准差（$\bar{X}-3S$）处；图中各数据点及其连线，是各时间实际质量特性值依时间顺序的连线，显示被观测事物质量在时间上的变化。例如，点随机地分布在中心线的两侧，表示为生产正常波动或称质量在控制中；点越过上下控制限，表示出现异常情况，生产过程失控。系统误差常表示为一定的趋势或周期性，可从图中散点的分布状态来分析。例如，有 7 个点连续在中心线的一侧，就意味着有趋势存在。因为按照随机误差的分析规律可知，点子落在同一侧的概率为 0.5，连续 7 点落在同一侧的概率即 $(0.5)^7=0.0078125<0.01$。这是一个小概率事件，意即连续 7 点落在某一侧，这一现象是由随机误差造成的，概率很小，通常是不会发生的，因此认为是系统误差造成的，应查出造成系统误差的具体原因，加以纠正，以使生产处于监控之中。

按分析指标性质分类：质控图可分为数值变量资料质控图、分类变量资料质控图、选控图 3 类。数值变量资料质控图又分为均数-极差（$\bar{X}-R$）控制图，个值（X）控制图，中位数-极差（$M-R$）控制图，单值-移动极差控制图（$\bar{X}-R_m$）等。分类变量资料质控图又分为不合格品数（率）的控制图（P 图），缺陷数控制图（C 图），单位缺陷数控制图（U 图）等。

按质控图的用途分类：可分为分析控制图和管理控制图两种。分析质控图是在较为稳定的指标值中抽取样本，然后据此样本数值求均数和标准差，再用 $\bar{X}+3S$ 和 $\bar{X}-3S$ 求出上、下控制限，然后将控制限值绘于坐标图中，即构成分析质控图，用于分析监控以往指标的波动情况。管理质控图是以分析质控图为基准，将控制线右延，用以判断以后生产过程有无异常波动。本节仅介绍常用的均数-极差（$\bar{X}-R$）控制图的制作与应用，其他的质控图可参阅相关资料。

一、平均值控制图

平均值控制图适用于服从正态分布的数值型变量资料，又称为 $\bar{X}$ 控制图，用来考察生产过程的测量值的平均变化和准确度水平。控制界限的计算：

$$\begin{cases} CL=\bar{X}=\dfrac{\sum X}{n} \\ UCL=\bar{X}+A_2 \cdot \bar{R} \\ LCL=\bar{X}+A_2 \cdot \bar{R} \end{cases} \tag{6-15}$$

式中，R 为极差，$\bar{R}$ 为平均极差，A_2 为 A 控制因素，可查表 6-3 得到。在正态分布的前提下，可以证明 $A_2 \cdot \bar{R}=3\sigma_{\bar{X}}$。

表 6-3 质量控制因素表

n	A_1	A_2	D_3	D_4	B_3	B_4
2	3.760	1.880	0	3.267	0	3.267
3	2.394	1.023	0	2.575	0	2.568
4	1.880	0.729	0	2.282	0	2.266
5	1.596	0.577	0	2.114	0	2.089
6	1.410	0.483	0	2.004	0.030	1.970
7	1.277	0.419	0.076	1.924	1.118	1.882
8	1.175	0.373	0.136	1.864	0.185	1.815
9	1.094	0.337	0.184	1.816	0.230	1.761
10	1.028	0.308	0.223	1.777	0.284	1.716
11	0.973	0.285	0.256	1.744	0.321	1.679
12	0.925	0.266	0.283	1.717	0.354	1.645
13	0.884	0.249	0.307	1.693	0.382	1.618
14	0.848	0.235	0.328	1.672	0.406	1.594
15	0.816	0.223	0.347	1.653	0.428	1.572
16	0.788	0.212	0.363	1.637	0.448	1.552
17	0.762	0.203	0.378	1.622	0.465	1.534
18	0.738	0.194	0.391	1.609	0.482	1.518
19	0.717	0.187	0.404	1.596	0.407	1.503
20	0.697	0.180	0.415	1.585	0.510	1.490
21	0.679	0.173	0.425	1.575	0.523	1.477
22	0.662	0.167	0.435	1.565	0.534	1.466
23	0.647	0.162	0.443	1.557	0.545	1.455
24	0.632	0.157	0.452	1.548	0.555	1.445
25	0.619	0.153	0.459	1.541	0.565	1.435

二、极差控制图

极差控制图又称为 R 控制图，主要观察测量值分散情况，用于考察精密度水平。控制界限的计算：

$$\begin{cases} CL=\bar{R}=\dfrac{\sum R}{n} \\ UCL = D_4 \cdot \bar{R} \\ LCL = D_3 \cdot \bar{R} \end{cases} \quad (6\text{-}16)$$

式中，R 为极差，$\bar{R}$ 为平均极差，D_3，D_4 为 D 控制因素，可查表得到。

$\bar{X}$ 控制图与 R 控制图常联合使用，简称 $\bar{X}$-R 控制图亦称为 Shewhart 控制图，用于控制观察生产过程重复观察数据的准确性与精密度。

对于案例 6-4，将数据代入式（6-15）、式（6-16）得：

$\bar{X}$ 控制图：

$$
\begin{cases}
\mathrm{CL}=\overline{X}=\dfrac{\sum X}{n}=4.83 \\[2mm]
\mathrm{UCL}=\overline{X}+A_2\cdot\overline{R}=4.83+0.577\times0.14=4.91 \\[2mm]
\mathrm{LCL}=\overline{X}+A_2\cdot\overline{R}=4.83-0.577\times0.14=4.75
\end{cases}
$$

R 控制图：

$$
\begin{cases}
\mathrm{CL}=\overline{X}=\dfrac{\sum X}{n}=0.14 \\[2mm]
\mathrm{UCL}=D_4\cdot\overline{R}=2.114\times0.14=0.30 \\[2mm]
\mathrm{LCL}=D_3\cdot\overline{R}=0.014=0.00
\end{cases}
$$

绘制控制图见图 6-5、图 6-6。

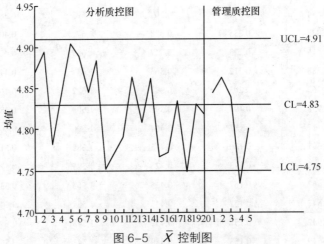

图 6-5　$\overline{X}$ 控制图

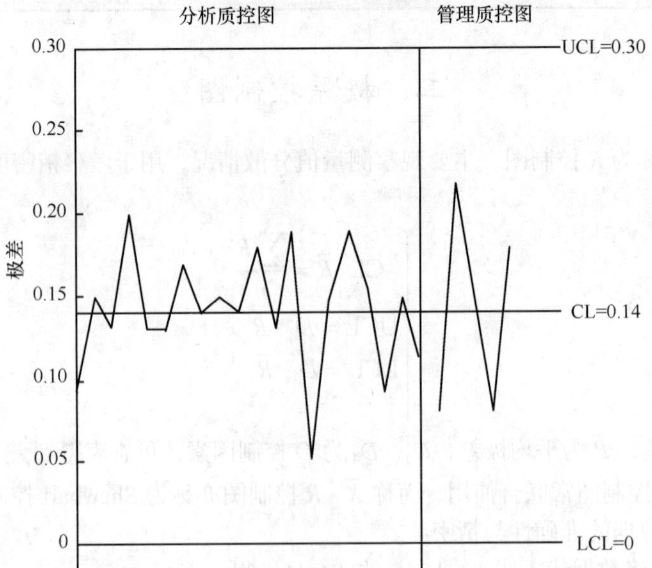

图 6-6　R 控制图

第五节　本章公式证明

（一）估计量优劣的标准

由于参数真值未知，一个估计量的优劣只能由其统计特征来衡量，通常可考虑下列 3 个基本方面。

1. 无偏性　若选取的统计量能保证其估计值是以未知参数的真值为中心分布，则用它求估计值时，可免除系统误差的影响。

定义 6.3　设 θ 为未知参数，$\hat{\theta}$ 为 θ 的点估计量。若

$$E\left(\hat{\theta}\right) = \theta$$

则称 $\hat{\theta}$ 为 θ 的无偏估计量（unbiased estimator）。

证明 6.1　若 X_1，X_2，$\cdots$，X_n 来自总体 X，其均数为 μ。则样本均数 $\bar{X} = \dfrac{\sum\limits_{i=1}^{n} X_i}{n}$ 为 μ 的无偏估计。

证　因为 X_1，X_2，$\cdots$，X_n 来自总体 X，其总体均数为 μ，所以 $E(X_i) = \mu$

$$E\left(\frac{\sum\limits_{i=1}^{n} x_i}{n}\right) = \frac{1}{n}\sum_{i=1}^{n} E(X_i) = \frac{1}{n}\sum_{i=1}^{n} E(X_i) = \frac{1}{n}\sum_{i=1}^{n}\mu = \frac{1}{n}\cdot n\mu = \mu$$

证明 6.2　若 X_1，X_2，$\cdots$，X_n 为来自总体 X 的一个随机样本，其均数为 μ，方差为 σ^2。则样本方差 $S^2 = \dfrac{1}{n-1}\sum\limits_{i=1}^{n}(X_i - \bar{X})^2$ 是总体方差 σ^2 的无偏估计。

证　因为样本 X_1，X_2，$\cdots$，X_n 的总体均数为 μ，方差为 σ^2，所以，$V(X_i) = \sigma^2$，$V(\bar{X}) = \dfrac{\sigma^2}{n}$

（$i=1,2,\cdots,n$）

$$
\begin{aligned}
E(S^2) &= E\left(\sum_{i=1}^{n}(X_i - \bar{X})^2 \Big/ (n-1)\right) = E\left(\sum_{i=1}^{n}((X_i - \mu)(\bar{X} - \mu))^2 \Big/ (n-1)\right) \\
&= E\left(\sum_{i=1}^{n}(X_i - \mu)^2 - 2(X_i - \mu)(\bar{X} - \mu) + (\bar{X} - \mu)^2 \Big/ (n-1)\right) \\
&= E\left(\sum_{i=1}^{n}(X_i - \mu)^2 - 2n(\bar{X} - \mu)^2 + n(\bar{X} - \mu)^2 \Big/ (n-1)\right) \\
&= E\left(\sum_{i=1}^{n}(X_i - \mu)^2 - n(\bar{X} - \mu)^2 \Big/ (n-1)\right) \\
&= \left(\sum_{i=1}^{n} E(X_i - \mu)^2 - nE(\bar{X} - \mu)^2\right) \Big/ (n-1) \\
&= \left[\sum V(X_i) - nV(\bar{X})\right] / (n-1) = \left(n\sigma^2 - n\frac{1}{n}\sigma^2\right) \Big/ (n-1) = \sigma^2
\end{aligned}
$$

由此可见，为保证估计量的无偏性，在定义样本方差时分母应用 $n-1$，而不用 n。

2. 有效性　在满足无偏性的估计母中，应选取 $V(\hat{\theta})$ 的最小值，因为用这样的估计量作出的估计值，在样本的观察值变动时波动更小。

定义 6.4　设 $\hat{\theta}_1,\hat{\theta}_2$ 为参数 θ 的两个无偏估计量，即 $E\left(\hat{\theta}_1\right)=E\left(\hat{\theta}_2\right)$，若

$V\left(\hat{\theta}_1\right)<V\left(\hat{\theta}_2\right)$，则称 $\hat{\theta}_1$ 比 $\hat{\theta}_2$ 有效（effective）。

证明 6.3　试证样本均数 $\bar{X}=\dfrac{1}{n}\sum\limits_{i=1}^{n}X_i$ 是加权均数 $\sum\limits_{i=1}^{n}c_iX_i$ 中最有效的总体均数 μ 的估计量，其中，$\sum\limits_{i=1}^{n}C_i=1$，且 $C_i>0$，$i=1,2,\cdots,n$。

证　由证明 6-1 可知 $\bar{X}=\dfrac{1}{n}\sum\limits_{i=1}^{n}X_i$ 和 $\sum\limits_{i=1}^{n}c_iX_i$ 都为总体均数 μ 的无偏估计，且 $V(X_i)=V(X)$（$i=1,2,\cdots,n$）。

又因为

$$V\left(\sum_{i=1}^{n}c_iX_i\right)=\sum_{i=1}^{n}V(c_iX_i)=\sum_{i=1}^{n}c_i^2V(X_i)=\left(\sum_{i=1}^{n}c_i^2\right)V(X)\geq\frac{1}{n}\left(\sum_{i=1}^{n}c_i\right)^2V(X)=\frac{V(X)}{n}=V(\bar{X})$$

故结论成立。

3. 一致性　当样本的容量无限增大时，一个好的估计量的估计值应稳定地趋于参数值。

定义 6.5　设 $\hat{\theta}_n$ 是总体未知参数 θ 的估计量，n 为样本容量。对任意的 $\varepsilon>0$，都有

$$\lim_{n\to\infty}P\left(\left|\hat{\theta}_n-\theta\right|<\varepsilon\right)=1$$

则称估计量 $\hat{\theta}_n$ 为 θ 的一致估计量（consistent estimator）。

证明 6.4　试证样本均数是总体均数的一致估计量。

证　对于任意的 $\varepsilon>0$，由大数定理知：

$$\lim_{n\to\infty}P\left(\left|\hat{\theta}_n-\theta\right|<\varepsilon\right)=\lim_{n\to\infty}P\left(\left|\frac{1}{n}\sum X_i-\mu\right|<\varepsilon\right)=1$$

所以，样本均数 $\bar{X}$ 是总体均数 μ 的一致估计量。

因此，在选择统计量作参数的估计量时，应尽可能选择满足无偏性、有效性和一致性的估计量，以使其估计具有更优良的统计特征。从前面的例题可见，样本均数 $\bar{X}$ 作为总体均数 μ 的估计量，同时满足上述 3 个标准。但是总体的未知参数并非都存在能同时满足上述 3 个标准的估计量。

（二）估计计算公式

证明 6.5　总体均数 μ 与方差 σ^2 的矩估计

设 X_1，X_2，$\cdots$，X_n 是总体 X 的随机样本，且总体的二阶矩存在，又 $V(X)=E(X^2)-\left[E(X)\right]^2$，故总体原点矩为

$$\begin{cases}a_1(\mu,\sigma)=E(X)=\mu\\a_1(\mu,\sigma)=E(X^2)=\mu^2+\sigma^2\end{cases}$$

样本矩为

$$\begin{cases}A_1=\dfrac{1}{n}\sum X\\A_2=\dfrac{1}{n}\sum X^2\end{cases}$$

同样本矩估计总体矩为

$$\begin{cases} \mu = \dfrac{1}{n}\bar{X} = \bar{X} \\ \mu^2 + \sigma^2 = \dfrac{1}{n}\sum X^2 \end{cases}$$

解之得

$$\begin{cases} \hat{\mu} = \bar{X} \\ \hat{\sigma}^2 = \dfrac{1}{n}\sum (X - \bar{X})^2 \end{cases}$$

证明 6.6 总体均数 μ 和 σ^2 的最大似然估计

设 X_1，X_2，$\cdots$，X_n 是正态总体 X 的一个随机样本，且总体分布的密度函数

$f(x,\mu,\sigma^2) = \dfrac{1}{\sigma\sqrt{2\pi}}\mathrm{e}^{-\frac{(x-\mu)^2}{2\sigma^2}}$，则似然函数为

$$\begin{aligned} L(x_1,x_2,\cdots,x_n;\mu,\sigma^2) &= \prod_{i=1}^{n}\left(\dfrac{1}{\sigma\sqrt{2\pi}}\mathrm{e}^{-\frac{(x-\mu)^2}{2\sigma^2}} \right) \\ &= \dfrac{1}{\left(\sigma\sqrt{2\pi}\right)^n}\exp\left(-\dfrac{1}{2\sigma^2}\sum_{i=1}^{n}(x_i - \mu)^2 \right) \end{aligned}$$

似然方程为

$$\begin{cases} \dfrac{\partial \ln L}{\partial \mu} = \dfrac{1}{\sigma^2}\sum_{i=1}^{n}(x_i - \mu) = 0 \\ \dfrac{\partial \ln L}{\partial \sigma^2} = \dfrac{1}{\sigma^4}\sum_{i=1}^{n}(x_i - \mu)^2 - \dfrac{n}{2\sigma^2} = 0 \quad (-\infty < \mu < +\infty, \sigma^2 > 0) \end{cases}$$

解方程组得

$$\begin{cases} \hat{\mu} = \bar{X} \\ \hat{\sigma}^2 = \dfrac{1}{n}\sum (X - \bar{X})^2 \end{cases}$$

证明 6.7 二点分布 p 的最大似然估计 $\hat{p} = \dfrac{1}{n}\sum_{i=1}^{n}x_i = \bar{x}$。

证明 设 X_1，X_2，$\cdots$，X_n 是来自概率函数为 $P(x,p) = p^x(1-p)^{1-x}$ $(x = 0,1, 0 < p < 1)$ 的二点分布总体的样本，其观察值为 x_1，x_2，$\cdots$，x_n。则构造的似然函数是

$$L(x_1,x_2,\cdots,x_n;p) = \prod_{i=1}^{n}P(x_i,p) = \prod_{i=1}^{n}p^{x_i}(1-p)^{1-x_i}$$

得似然方程为

$$\dfrac{\partial \ln L}{\partial p} = \dfrac{\sum\limits_{i=1}^{n}x_i}{p} - \dfrac{n - \sum\limits_{i=1}^{n}x_i}{1-p} = 0 \quad p \in (0,1)$$

解之得 p 的最大似然估计 $\hat{p} = \dfrac{1}{n}\sum_{i=1}^{n}x_i = \bar{x}$。

证明 6.8 泊松分布 λ 的最大似然估计是 $\hat{\lambda} = \dfrac{1}{n}\sum\limits_{i=1}^{n} x_i = \overline{x}$。

设 X_1，X_2，$\cdots$，X_n 是来自概率函数为 $P(x, \lambda) = \dfrac{\lambda^x}{x!}\mathrm{e}^{-\lambda}$ $(x = 0, 1, \cdots)$ 的泊松分布总体的样本，其观察值为 x_1，x_2，$\cdots$，x，则似然函数是

$$L(x_1, x_2, \cdots, x_n; p) = \prod_{i=1}^{n} P(x_i, \lambda) = \prod_{i=1}^{n} \frac{\lambda^{x_i}}{x_i!}\mathrm{e}^{-\lambda} = \lambda^{\sum\limits_{i=1}^{n} x_i} \mathrm{e}^{-n\lambda} \bigg/ \prod_{i=1}^{n} x_i!$$

似然方程为

$$\frac{\partial \ln L}{\partial p} = \frac{\sum\limits_{i=1}^{n} x_i}{\lambda} - n = 0 \quad \lambda \in (0,1)$$

解之得 p 的最大似然估计 $\hat{\lambda} = \dfrac{1}{n}\sum\limits_{i=1}^{n} x_i = \overline{x}$。

习 题 六

1. 某研究者使用气相色谱法测定某药厂生产的喉痛消炎片中冰片的含量，共测定 10 份样品，其平均含量为 7.78%g/g，标准差为 0.20%g/g，试估计该厂生产的喉痛消炎片中冰片平均含量的 95% 的可信区间。

2. 从一批阿莫西林胶囊中，随机抽出 100 粒，测定其平均溶解时间为 1.5min，标准差为 0.02min，求该批阿莫西林溶解时间的总体均数的 95% 的置信区间。

3. 从同一批号的阿司匹林中随机抽取 10 片，测定其溶解 50% 所需时间（单位：min）的结果如下：5.3，3.6，5.1，6.6，4.9，6.5，5.2，3.7，5.4，5.0，求总体方差的 90% 的置信区间。

4. 从某地健康人群中随机抽查 13 人，得到血磷测定值（单位：mg/100ml）如下：1.67，1.98，1.98，2.33，2.34，2.50，3.60，3.73，4.14，4.17，4.57，4.82，5.78。

求：总体方差 σ^2 的 90% 的置信区间。

5. 某医院采用中西医结合法治疗牙龈炎患者 189 例，95 例有效，试求该疗法有效率的 95% 的可信区间。

第七章 参数假设检验

1. 掌握：假设检验的基本概念、原理和步骤，单侧检验与双侧检验的含义及确定方法，两类错误及其联系，单个总体及两总体的参数检验方法。
2. 熟悉：小概率事件的含义。
3. 了解：抽样检验的原理及方法。

第一节 假设检验的基本概念

案例 7-1

车间有一台抗癌药品包装机，包装的每包抗癌药品服从正态分布，且标准差 $\sigma = 0.01\text{kg}$，某日抽查其包装的 12 包抗癌药物，平均重量为 0.4938kg，试问，这天包装的每包抗癌药物重量是否符合额定标准 0.5kg 的要求？

问题：

（1）用什么方法解决此类问题？

（2）基于什么原理？

（3）解决此类问题的一般步骤是什么？

案例 7-1 分析讨论

我们用类似"反证法"的做法来解决这个问题

解 记每包抗癌药物的重量为 X，由题知道 $X \sim N(\mu, 0.01^2)$，这样，问题归结为检验数学期望 μ 是否符合规定要求的问题。

先不妨假设 $\mu = 0.5$，根据第四章抽样分布的知识，在这种假设的条件下，本题中容量为 12 的样本可构造一个统计量

$$U = \frac{\bar{X} - \mu}{\sigma / \sqrt{N}} = \frac{\bar{X} - 0.5}{0.01 / \sqrt{12}} \sim N(0,1) \tag{7-1}$$

进而得知

$$p(|U| \geq 1.96) = 0.05 \tag{7-2}$$

$$p(|U| \geq 2.58) = 0.01 \tag{7-3}$$

式（7-2）说明，$|U| \geq 1.96$ 是一个小概率事件，即 U 变量绝对值超过 1.96 的可能性是很小的，或大体上说，它的 100 个取值中其绝对值超过 1.96 的只不过是 5 个左右。然而，本题中，由随机样本得出的一个值 $\left(u = \frac{0.4938 - 0.5}{0.01 / \sqrt{12}} = -2.1477, |u| = 2.1477 > 1.96 \right)$ 却超过了 1.96。这显然是与式（7-2）的解释是相违背的。问题出在哪里呢？数学推理显然没有错误，我们只能归咎于事先的假设，认为 "$\mu = 0.5$" 有误，应予以拒绝。即我们最终认为这天包装的每包抗癌药品的重量不符合要求。

一、假设检验问题及基本原理

假设检验是根据某种实际需要，预先对未知总体作出一些假设，然后再根据实测样本的信息去检验假设的合理性，以最后决定对该假设的取舍。这种关于总体的种种假设称为统计假设，处理假设的统计方法称为统计假设检验，简称假设检验（hypothesis testing），也称显著性检验（significance test）。

假设检验的基本思想是小概率反证法思想。当样本统计量的值（随机事件）在其抽样分布上出现的概率小于或等于事先规定的水平，这时，就认为小概率事件发生了。把出现小概率的随机事件称为小概率事件。而假设检验的反证法就是基于这种统计认知："一个小概率事件在一次试验中一般是不应该发生的。"这种说法从概率的定义上讲是容易理解的，人们在实践中也普遍认同了，常被称为假设检验中的"小概率原理"，假设检验就是这样：一旦预先的假设导致了小概率事件发生，就认为不合理，就拒绝该假设。在统计推断中，小概率事件的概率常用 α 表示，$\alpha \leqslant 0.05$，尤其多取 $\alpha = 0.05$ 和 $\alpha = 0.01$ 等数值。

二、假设检验的一般步骤

假设检验一般有如下步骤：

（一）建立原假设和备择假设

1. 假设。在研究之前不知其结果，可根据已有经验或理论对预期的结果做出假定性的说明，即假设。

假设检验一般要提出两个相互对立的假设：一个叫原假设（null hypothesis），另一个叫备择假设（alternative hypothesis）。

2. 原假设。所谓原假设，就是关于样本所属总体与假设总体之间无差异的假设，也叫做零假设、虚无假设、解消假设。原假设是假设检验中希望拒绝的假设，记作 H_0。

3. 备择假设。所谓备择假设，就是和零假设相反的假设。指的是关于当前样本所属的总体与假设总体有差异的假设，是研究者根据样本信息期待证实的假设，是否定了原假设后应当采取的假设，也叫做研究假设、对立假设，记作 H_1。

（二）在原假设成立的条件下构造一个与本问题密切相关且分布已知的统计量

$S = f(X_1, \cdots, X_n)$，使得 $P(S \in S_0) = \alpha$，即 $S \in S_0$ 是一个小概率事件。这里 S_0 称为拒绝域（critical region），它是实数轴的一部分。当拒绝域位于数轴的两端即 $S_0 = (-\infty, a] \bigcup [b, +\infty)$ 时，相应的假设检验称为双侧检验（two-sided test）；当拒绝域位于数轴一端即 $S_0 = (-\infty, a]$，或者 $S_0 = [b, +\infty)$ 时，称为单侧检验（one-sided test）。这些拒绝域的端点数值 a, b 称为临界值。

当统计量 S 分别服从标准正态分布、χ^2 分布、t 分布和 F 分布时，相应的检验就分别叫做 u 检验、χ^2 检验、t 检验和 F 检验。

（三）对于给定的 α 值作出检验结论，并给予专业解释

先由样本值计算出统计量 S 的值 s，称为统计量的样本值或当前值（由于统计量是随机变量故一般用大写字母表示，其样本值用相应的小写字母表示），然后根据此做检验结论：

若 $s \in S_0$，就拒绝 H_0；若 $s \notin S_0$，就不拒绝 H_0。最后，要根据具体问题给出这种结论的专业性说明，给实际工作者以明确的信息。

到此，假设检验过程结束。

需注意 α 的重要性，它的取值直接关系到检验结论的把握性程度。案例 7-1 中我们是在 $\alpha = 0.05$ 的水平上作出拒绝结论的，如果取 $\alpha = 0.01$，由式（7-3）知道，拒绝域将变成 $|U| \geqslant 2.58$，U 的样本值为 $u = -2.1477$，它显然不属于拒绝域，这样，结论只能是不拒绝原假设了。这就是说 α 的大小直接决定着检验结论的弃取。正是由于 α 的重要性，故称之为检验的信度或检验的显著性水平（significance level）。

三、两 类 错 误

任何一种假设检验，不管是用 u, t, χ^2, F 哪种变量的检验，也不管是检验哪种问题，其检验结论都不是绝对正确的。首先，这是统计学的学科性质决定的。统计学研究随机现象，由样本推断总体，由局部去概观全部，自然不可能完全正确（要求统计假设检验的结论绝对正确反而是违背认识论的）。具体到假设检验中依据的"小概率原理"，其本身也显然不是百分之百正确的，概率为 α 的小概率事件在一次试验中一般不应该发生，但由于是随机抽样，就仍有 $100\alpha\%$ 的可能性是碰巧在一次试验中就发生的。小概率原理是我们作出拒绝或不拒绝假设的唯一依据，这就决定了假设检验的结论总有犯错误的可能性。当然，作为统计科学这种错误是能被减小到最低限度的。

统计学中约定，如果原假设 H_0 真是正确的，却被检验拒绝了，这属于第一类错误（type I error），或称"弃真"错误；如果 H_0 原本不正确但没有被拒绝，就属于第二类错误（type II error），也称"取伪"错误。一个假设检验犯第一类错误的概率显然就是 α，犯第二类错误的概率习惯上用 β 表示。将两类错误用条件概率表示出来，就是

$$P(S \in S_0 | H_0) = \alpha, \quad P(S \notin S_0 | H_1) = \beta$$

任何检验的结果，不是拒绝原假设（即接受备择假设），就是不拒绝原假设，二者必选其一，拒绝有可能犯第一类错误，不拒绝有可能犯第二类错误，想少犯第一类错误就会多犯第二类错误，总之，错误是不能完全避免的。想要将两类错误同时减小，就只能扩大样本容量，当然，扩大样本是要付出代价的，理论上讲，一个好的检验总是在保证 α 不超过给定数值的前提下，使 β 降低到最小。而面对一个实际问题就要权衡两类错误的利弊得失进行合理决策。比如检验一种抗癌药物，原假设是疗效显著，由于药品攸关患者的健康必须严格把关，所以宁可犯第一类错误；若是检验学生用铅笔，原假设是"平均长度 $\mu = 18cm$"，那我们就不必担心犯第二类错误了。

进行假设检验应注意的问题：

（1）做假设检验之前，应注意资料本身是否有可比性。

（2）当差别有统计学意义时应注意这样的差别在实际应用中有无意义。

（3）根据资料类型和特点选用正确的假设检验方法。

（4）根据专业及经验确定是选用单侧检验还是双侧检验。

（5）当检验结果为拒绝无效假设时，应注意有发生 I 类错误的可能性，即错误地拒绝了本身成立的 H_0，发生这种错误的可能性预先是知道的，即检验水准那么大；当检验结果为不拒绝无效假设时，应注意有发生 II 类错误的可能性，即仍有可能错误地接受了本身就不成立的 H_0，发生这种错误的可能性预先是不知道的，但与样本含量和 I 类错误的大小有关系。

（6）判断结论时不能绝对化，应注意无论接受或拒绝检验假设，都有判断错误的可能性。

（7）报告结论时应注意说明所用的统计量、检验的单双侧及 P 值的确切范围。是用来判断样本与样本，样本与总体的差异是由抽样误差引起还是由本质差别造成的统计推断方法。

第二节　单个正态总体参数的假设检验

一、σ^2 已知时单个正态总体均值的 u 检验

案例 7-2

　　在某药厂生产的药丸中随机抽查 6 个样品，其中药成分含量经测定为 $x\%$：32.46，31.54，30.10，29.76，31.67，31.23。设测定值服从正态分布，方差 $\sigma^2=1.21$。若这批药丸的中药成分为 32.50，问在 $\alpha=0.01$ 时能否接受假设？

问题：

　　（1）该资料为何种类型资料？来自何种分布总体？

　　（2）该次研究的目的是什么？

　　（3）能否把样本均数与总体均数直接进行比较？为什么？

　　（4）σ^2 是否已知？

　　（5）该资料应该采用何种方法进行比较？其步骤如何？

案例 7-2 分析讨论

　　（1）该资料是通过测量得到的定量数值，有度量衡单位，属于计量单位，根据已知条件，该资料来自于正态总体或近似正态总体。

　　（2）随机测量 6 个样品药丸中的中药含量，计算样品的中药含量，与总体药丸含量进行比较（双侧检验），故该次研究的目的是样本均数代表的未知总体均数与已知总体均数的比较。

　　（3）不能直接进行比较。因为通过 6 个样品测得的中药含量属于样本均数，存在样本误差，是否能够代表总体均数不能确定，故不能直接进行比较。

　　（4）σ^2 已知。

　　（5）正态分布资料单个小样本均数与总体均数的比较，应该用单样本的 u 检验。

检验步骤

1）建立假设检验，确定检验水准

H_0：样品的中药含量与总体一致，即 $\mu=\mu_0$

H_1：样品的中药含量与总体不一致，即 $\mu\neq\mu_0$

$\alpha=0.01$

2）计算检验统计量 u 值　计算得：$\bar{x}=31.13$，$\sigma=1.1$，

$$|u|=\frac{|\bar{x}-\mu_0|}{\sigma/\sqrt{n}}=\frac{|31.13-32.50|}{1.1/\sqrt{6}}=3.05$$

3）确定 P 值，作出统计推断　查表知拒绝域为 $|u|_{0.01}\geqslant u_{\frac{0.01}{2}}=2.58$，因 $|u|=3.05>u_{0.005}=2.58$，所以拒绝 H_0，即病毒患者的脉搏与正常人有显著差异。

　　应用统计软件进行分析时，直接给出 P 值，然后由 P 值与 α 比较，而不会用统计量值与临界值比较，P 值是统计量可能取值比一次抽样计算出的样本统计量值更极端的概率，P 值的计算与单双侧假设对应，如本例是双侧检验，P 值 $=P(|u|\geqslant3.05)$，而 $P(|u|\geqslant2.58)=0.01$，因此，P 值比 0.01 小，所以拒绝 H_0。如果是单侧检验，则 P 值 $=P(u\geqslant3.05)$ 或 P 值 $=P(u\leqslant-3.05)$。应用其他统计方法时，在选定检验统计量后，P 值的计算类似，以后不再赘述。课堂教学时为查表方

便，所以一般选查表法比较。

> **案例 7-3**
>
> 某药品有效期为 3 年（1095 天），先从改进配方后新生产的一批药品中任取 5 件留样观察，其中有效期（天）分别为 1050，1100，1150，1250，1280。已知该药品原来的有效期服从正态分布 $X \sim N(\mu, 50^2)$，试问该批药品的有效期是否确有提高？（$\alpha = 0.05$）
>
> **问题：**
> （1）该资料为何种类型资料？来自何种分布总体？
> （2）该次研究的目的是什么？
> （3）能否把样本均数与总体均数直接进行比较？为什么？
> （4）σ^2 是否已知？
> （5）该资料应该采用何种方法进行比较？其步骤如何？

> **案例 7-3 分析讨论**
>
> （1）该资料是通过测量得到的定量数值，有度量衡单位，属于计量单位，根据已知条件，该资料来自于正态总体或近似正态总体。
> （2）随机测量 5 件留样的有效期，计算留样的有效期与该药品原有有效期进行比较是否有提高（单侧检验），故该次研究的目的是样本均数代表的未知总体均数与已知总体均数的比较。
> （3）不能直接进行比较。因为通过 5 件留样测得的有效期属于样本均数，存在样本误差，是否能够代表总体均数不能确定，故不能直接进行比较。
> （4）σ^2 已知。
> （5）正态分布资料单个小样本均数与总体均数的比较，应该用单样本的 u 检验。

检验步骤

1）建立假设检验，确定检验水准

H_0：留样的有效期与原有有效期一致，即 $\mu = \mu_0$

H_1：留样的有效期高于原有有效期，即 $\mu > \mu_0$

$\alpha = 0.05$。

2）计算检验统计量 u 值 计算得：$\bar{x} = 1166$、$\sigma = 50$，

$$|u| = \frac{|\bar{x} - \mu_0|}{\sigma / \sqrt{n}} = \frac{|1166 - 1095|}{50 / \sqrt{5}} \approx 3.175$$

3）确定 P 值，作出统计推断 查表知拒绝域为 $u \geq u_\alpha = 1.96$，因 $u = 3.175 > u_{0.05} = 1.96$，所以拒绝 H_0，即留样的有效期高于原有有效期。

单侧检验与双侧检验一样，只是备择假设、临界值等选择有差异，具体见表 7-1。为了便于比较学习，下面的各种检验方法都汇总列表，不再赘述。

表 7-1 单双侧 u 检验的比较

已知条件	假设检验	检验统计量样本值	拒绝域单、双侧	P 值法检验结论
单个正态总体	H_0：$\mu = \mu_0$ H_1：$\mu \neq \mu_0$	$U = \dfrac{\bar{X} - \mu_0}{\sigma / \sqrt{n}}$	$|U| \geq u_{\frac{\alpha}{2}}$ 双侧	若 $|u| \geq u_{\frac{\alpha}{2}}$，拒绝 H_0（$P \leq \alpha$）， 否则不拒绝
方差已知	H_0：$\mu \geq \mu_0$ H_1：$\mu < \mu_0$	$\bar{U} = \dfrac{\bar{X} - \mu_0}{\sigma / \sqrt{n}}$	$U < -u_\alpha$ 左侧	若 $\bar{u} < -u_\alpha$ 拒绝 H_0（$P \leq \alpha$）， 否则不拒绝

已知条件	假设检验	检验统计量样本值	拒绝域单、双侧	P值法检验结论
一个小样本	$H_0: \mu \leq \mu_0$ $H_1: \mu > \mu_0$	$\overline{U} = \dfrac{\overline{X} - \mu_0}{\sigma/\sqrt{n}}$	$U > u_\alpha$ 右侧	若 $\overline{u} > u_\alpha$，拒绝 H_0（$P \leq \alpha$），否则不拒绝

二、σ^2 未知时单个正态总体均值的 t 检验

案例 7-4

正常人的脉搏平均跳动为 72 次/分。某医生测得 10 例病毒患者的脉搏均值 $\overline{x} = 77$，样本方差 $S^2 = \dfrac{1}{9}\sum_{i=1}^{10}(X_i - \overline{X})^2 = 36$，假设脉搏每分钟跳动次数 $X \sim N(72, \sigma^2)$，问病毒患者的脉搏与正常人有无显著差异？（$\alpha = 0.05$）

问题：

（1）该资料为何种类型资料？来自何种分布总体？

（2）该次研究的目的是什么？

（3）能否把样本均数与总体均数直接进行比较？为什么？

（4）该资料应该采用何种方法进行比较？其步骤如何？

案例 7-4 分析讨论

（1）该资料是通过测量得到的定量数值，有度量衡单位，属于计量单位，根据已知条件，该资料来自于正态总体或近似正态总体。

（2）随机测量 10 例病毒患者的脉搏，计算其脉搏均值与已知总体（正常人的脉搏）进行比较（双侧检验），故该次研究的目的是样本均数代表的未知总体均数与已知总体均数的比较。

（3）不能直接进行比较。因为通过 10 例病毒患者得到的平均脉搏属于样本均数，存在样本误差，是否能够代表总体均数不能确定，故不能直接进行比较。

（4）正态分布资料单个小样本均数与总体均数的比较，应该用单样本的 t 检验。

检验步骤

1）建立假设检验，确定检验水准

H_0：病毒患者的平均脉搏与正常人的脉搏相等，即 $\mu = \mu_0$

H_1：病毒患者的平均脉搏与正常人的脉搏不相等，即 $\mu \neq \mu_0$

$\alpha = 0.05$

2）计算检验统计量 t 值

$$t = \frac{\overline{x} - \mu_0}{s/\sqrt{n}} = \frac{77 - 72}{6/\sqrt{10}} \approx 2.635 \sim t(n-1)$$

自由度 $v = n - 1 = 10 - 1 = 9$

3）确定 P 值，作出统计推断　查表知拒绝域为 $|t| \geq 2.262$，因 $t = 2.365 > 2.262$，所以拒绝 H_0，即病毒患者的脉搏与正常人有显著差异（表 7-2）。

表 7-2　单个总体的 t 检验

已知条件	假设检验	检验统计量样本值	拒绝域单、双侧	P值法检验结论
正态总体	$H_0: \mu = \mu_0$ $H_1: \mu \neq \mu_0$	$T = \dfrac{\overline{X} - \mu_0}{S/\sqrt{n}} \sim t(n-1)$	$\|t\| \geq t_{\frac{\alpha}{2}}$ 双侧	若 $\|t\| \geq t_{\frac{\alpha}{2}}$，拒绝 H_0（$P \leq \alpha$），否则不拒绝

续表

已知条件	假设检验	检验统计量样本值	拒绝域单、双侧	P值法检验结论
方差未知	$H_0:\ \mu \geqslant \mu_0$ $H_1:\ \mu < \mu_0$	$\overline{T}=\dfrac{\overline{X}-\mu_0}{S/\sqrt{n}}$	$t<-t_\alpha$ 左侧	若 $\overline{t}<-t_\alpha$，拒绝 H_0（$P\leqslant\alpha$），否则不拒绝
	$H_0:\ \mu \leqslant \mu_0$ $H_1:\ \mu > \mu_0$	$\overline{T}=\dfrac{\overline{X}-\mu_0}{S/\sqrt{n}}$	$t>-t_\alpha$ 右侧	若 $\overline{t}>t_\alpha$，拒绝 H_0（$P\leqslant\alpha$），否则不拒绝

三、配对比较总体均值的 t 检验

案例 7-5

　　为了比较新旧两种安眠药的疗效，10 名失眠患者先后（间隔数日以消除先期药物的影响）服用了两种安眠药，测得延长睡眠时数如下：

试验号	1	2	3	4	5	6	7	8	9	10
新药延长时数 x	1.9	0.8	1.1	0.1	−0.1	4.4	5.5	1.6	4.6	3.4
旧药延长时数 y	0	0.7	−0.2	−1.2	−0.1	2.0	3.7	0.8	3.4	2.4
时数差 $d=x-y$	1.9	0.1	1.3	1.3	0.0	2.4	1.8	0.8	1.2	1.0

　　假定睡眠延长时数服从正态分布，试问两种安眠药的疗效是否有显著性差异？（$\alpha=0.001$）

问题：

　　（1）该数据为何种类型数据？来自何种分布总体？

　　（2）该次研究的目的是什么？

　　（3）两组数据间有何特点？

　　（4）该数据应该采用方法进行比较？其步骤如何？

案例 7-5 分析讨论

　　（1）该资料是通过测量得到的定量数值，有度量衡单位，属于计量单位，根据经验，该资料来自于正态总体或近似正态总体。

　　（2）通过 10 名失眠患者服用新旧两种安眠药后测得的延长睡眠时数，来比较两种安眠药的疗效。故该次研究的目的是两个样本均数代表的两个未知总体均数的比较。

　　（3）条件相同的受试对象（都为失眠患者）接受了两种不同的处理（服用新旧两种安眠药）所获得的数据。

　　（4）两个正态分布资料单个小样本均数之间的比较，应该用 t 检验。

检验步骤

1）建立假设检验，确定检验水准

H_0：新旧两种安眠药的疗效无显著差异，即 $\mu=0$

H_1：新旧两种安眠药的疗效有显著差异，即 $\mu\neq0$

$\alpha=0.001$

2）计算检验统计量 t 值：记两种安眠药的睡眠延长时数之差为 $D\sim N(\mu,\sigma^2)$，D 的样本容量 $n=10$，样本均值和样本标准差分别为 $\overline{d}=1.18$，$s_d=0.7569$，

$$t = \frac{\overline{d}}{s_d / \sqrt{n}} = \frac{1.18}{0.7569 / \sqrt{10}} = 4.93 \sim t(n-1)$$

自由度 $v = n - 1 = 10 - 1 = 9$。

3）确定 P 值，作出统计推断：$t = 4.93 > 4.781 = t_{\frac{0.001}{2}}(9)$，所以拒绝 H_0，即两种安眠药的疗效有显著差异（表 7-3）。

表 7-3　配对 t 检验

已知条件	假设检验	统计量	样本值	拒绝域单、双侧	P 值法检验结论
对子的差值 $D \sim N(\mu, \sigma^2)$ 小样本：$d_1, d_2, \cdots, d_n$	H_0：$\mu = 0$ H_1：$\mu \neq 0$	$T = \dfrac{\overline{D} - \mu_0}{S_d / \sqrt{n}} \sim t(n-1)$	$t = \dfrac{\overline{d}}{s_d / \sqrt{n}}$	$\lvert t \rvert \geq t_{\frac{\alpha}{2}}$ 双侧	若 $\lvert t \rvert \geq t_{\frac{\alpha}{2}}$，拒绝 H_0（$P \leq \alpha \leq 0.05$），否则不拒绝

配对比较是指配对资料的均值比较。同质受试对象先后接受两种不同的处理，或者受试对象接受处理前后的资料都属于配对资料。

配对设计的优势：

（1）节省样本。

（2）能排除受试对象个体差异的干扰，从而提高试验效能。

配对资料可以作如下处理：

先假设两组总体均数 μ_1，μ_2 无显著差异，H_0：$\mu_1 = \mu_2$，两组样本资料的差异是抽样误差造成的。作出两组资料各对之差值 d，其均数为 $\overline{d}$，在上述前提下，可以认为差值 d 的总体均数 μ_d 应为 0。所以要检验"$\mu_1 = \mu_2$"是否成立，只要检验 d 的总体均数 μ_d 与 0 的差异是否显著，从而把两个资料的分析转化为对一个总体均数的 t 检验。

四、单个正态总体方差的 χ^2 检验

案例 7-6

某厂生产一种新药，通常收率在 5% 以内认为是稳定的。现生产 8 批，收率为 64，57，62，65，55，56，67，63。

（1）总体均值 $\mu = 60$ 时，检验 $\sigma^2 = 5^2$（$\alpha = 0.01$）；

（2）总体均值 μ 未知时，检验 $\sigma^2 = 5^2$（$\alpha = 0.01$）。

问题：

（1）该资料为何种类型资料？来自何种分布总体？

（2）该次研究的目的是什么？

（3）该资料应该采用何种方法进行比较？其步骤如何？

案例 7-6 分析讨论

（1）该资料的数据是点计而来的间断变量，根据已知条件，该资料来自于正态总体。

（2）研究的目的是对总体方差的检验。

（3）采用 χ^2 检验。

检验步骤

（1）

1）建立假设检验，确定检验水准

H_0：生产工艺稳定，即 $\sigma^2 = 5^2$；H_1：生产工艺不稳定，即 $\sigma^2 \neq 5^2$

$\alpha = 0.05$

2）计算检验统计量 χ^2 值，

$$\chi^2 = \frac{1}{\sigma^2}\sum_{i=1}^{n}(x_i - \mu)^2 = \frac{1}{5^2}\sum_{i=1}^{8}(x_i - 60)^2 = 6.12 \sim \chi^2(n)$$

自由度 $v = 8$

3）确定 P 值，作出统计推断：拒绝域为 $\chi^2 \leqslant \chi^2_{1-\frac{\alpha}{2}}(n)$ 或 $\chi^2 \geqslant \chi^2_{\frac{\alpha}{2}}(n)$，查表得 $\chi^2_{1-\frac{\alpha}{2}}(n) = \chi^2_{0.995}(8) = 1.344$，$\chi^2_{\frac{\alpha}{2}}(n) = \chi^2_{0.005}(8) = 21.955$，因此，拒绝域为 $\chi^2 \leqslant 1.344$ 或 $\chi^2 \geqslant 21.955$，由于 $1.344 < \chi^2 = 6.12 < 21.955$，所以，接受原假设 H_0：$\sigma^2 = 5^2$

（2）

1）建立假设检验，确定检验水准

H_0：生产工艺稳定，即 $\sigma^2 = 5^2$；H_1：生产工艺不稳定，即 $\sigma^2 \neq 5^2$

$\alpha = 0.01$

2）计算检验统计量 χ^2 值　由于 $\bar{x} = \frac{1}{8}\sum_{i=1}^{8}x_i = 61.125$，$s^2 = \frac{1}{8-1}\sum_{i=1}^{8}(x_i - \bar{x})^2 = 17.197$，

$$\chi^2 = \frac{(n-1)S^2}{\sigma^2} = 4.815 \sim \chi^2(n-1)$$

自由度 $v = 7$

3）确定 P 值，作出统计推断　拒绝域为 $\chi^2 \leqslant \chi^2_{1-\frac{\alpha}{2}}(n-1)$ 或 $\chi^2 \geqslant \chi^2_{\frac{\alpha}{2}}(n-1)$，查表得 $\chi^2_{1-\frac{\alpha}{2}}(n) = \chi^2_{0.995}(7) = 0.989$，$\chi^2_{\frac{\alpha}{2}}(n) = \chi^2_{0.005}(7) = 20.278$，因此，拒绝域为 $\chi^2 \leqslant 0.989$ 或 $\chi^2 \geqslant 20.278$，由于 $0.989 < \chi^2 = 4.815 < 20.278$，所以，接受原假设 H_0：$\sigma^2 = 5^2$（表7-4）。

表 7-4　单个正态总体方差的检验

假设检验	检验统计量样本值	拒绝域单、双侧	P 值法检验结论
H_0：$\sigma^2 = \sigma_0^2$ H_1：$\sigma^2 \neq \sigma_0^2$	$\chi^2 = \frac{(n-1)S^2}{\sigma^2} \sim \chi^2(n-1)$	$\chi^2 \leqslant \chi^2_{1-\frac{\alpha}{2}}$ 双侧 $\chi^2 \geqslant \chi^2_{\frac{\alpha}{2}}$	若 $\chi^2 \leqslant \chi^2_{1-\frac{\alpha}{2}}$ 或者 $\chi^2 \geqslant \chi^2_{\frac{\alpha}{2}}$，拒绝 H_0（$P \leqslant \alpha \leqslant 0.05$），否则不拒绝
H_0：$\sigma^2 \leqslant \sigma_0^2$ H_1：$\sigma^2 > \sigma_0^2$	$\bar{\chi}^2 = \frac{(n-1)S^2}{\sigma_0^2}$	$\bar{\chi}^2 \geqslant \chi^2_{\alpha}$ 左侧	若 $\bar{\chi}^2 \geqslant \chi^2_{\alpha}$，拒绝 H_0（$P \leqslant \alpha$），否则不拒绝
H_0：$\sigma^2 \geqslant \sigma_0^2$ H_1：$\sigma^2 < \sigma_0^2$	$\bar{\chi}^2 = \frac{(n-1)S^2}{\sigma_0^2}$	$\bar{\chi}^2 \leqslant \chi^2_{1-\alpha}$ 右侧	若 $\bar{\chi}^2 \leqslant \chi^2_{1-\alpha}$，拒绝 H_0（$P \leqslant \alpha$），否则不拒绝

第三节 两个正态总体参数的假设检验

一、两个总体方差比较的 F 检验

> **案例7-7**
>
> 为了比较两批重要黄连的小檗碱的含量，分别随机取出4个150g的样品，在同样条件下测定其含量，第一批得数据（Xg）为8.96，8.90，8.96，8.98，第二批数据（Yg）为8.82，8.90，8.85，8.91，试检验两批黄连小檗碱含量的总体方差是否相等。
>
> **问题：**
>
> （1）用什么方法解决此类问题？
>
> （2）基于什么原理？
>
> （3）解决此类问题的一般步骤是什么？

> **案例7-7分析讨论**
>
> （1）该问题是根据来自于两个总体的样本数据，判断两个总体的方差是否相等。
>
> （2）基于小概率反证法原理。
>
> （3）判断两总体方差是否相等，使用 F 检验。

检验步骤

1）建立假设检验，确定检验水准

H_0：两批黄连小檗碱含量的总体方差相等，即 $\sigma_1^2 = \sigma_2^2$

H_1：两批黄连小檗碱含量的总体方差不相等，即 $\sigma_1^2 \neq \sigma_2^2$

$\alpha = 0.01$

2）计算检验统计量 F 值　由已知得，$n_1 = 4$，$S_1^2 = 0.0012$，$n_2 = 4$，$S_2^2 = 0.0018$，

$$F = \frac{S_2^2}{S_1^2} = \frac{0.0018}{0.0012} = 1.5$$

自由度 $f_1 = 3$，$f_2 = 3$

3）确定 P 值，作出统计推断　$F_{\frac{0.01}{2}} = F_{0.005}(3,3) = 47.47$，$F = 1.5 < 47.47 = F_{\frac{0.01}{2}}$，所以接受 H_0，即两批黄连小檗碱含量的总体方差相等。

> **案例7-8**
>
> 医院新进2台不同厂商的检测仪，用甲厂的仪器来测量某物体11次得11个数据，用乙厂的同类测量仪器测量同一物体也得11个数据，两样本的方差分别为 $S_甲^2 = 3.789$，$S_乙^2 = 1.263$，问能否说乙厂仪器比甲厂的好（$\alpha = 0.05$）。
>
> **问题：**
>
> （1）用什么方法解决此类问题？
>
> （2）基于什么原理？
>
> （3）解决此类问题的一般步骤是什么？

案例 7-8 分析讨论

（1）该问题是根据来自于两个总体的样本数据，判断两个总体的方差的优劣性。

（2）基于小概率反证法原理。

（3）判断两总体方差的优劣性，使用 F 检验的单侧检验。

检验步骤

1）建立假设检验，确定检验水准

H_0：两个厂的仪器一样，即 $\sigma_甲^2 = \sigma_乙^2$ ；H_1：乙厂的仪器比甲厂的好，即 $\sigma_甲^2 > \sigma_乙^2$

$\alpha = 0.05$

2）计算检验统计量 F 值　由已知得：$n_1 = 11$ ，$S_甲^2 = 3.789$ ，$n_2 = 11$ ，$S_乙^2 = 1.263$ ，

$$F = \frac{S_甲^2}{S_乙^2} = \frac{3.789}{1.263} = 3$$

自由度 $f_1 = 10$ ，$f_2 = 10$

3）确定 P 值，作出统计推断　$F_{0.05}(10,10) = 2.98$ ，$F = 3 > 2.98 = F_{0.05}$ ，所以拒绝 H_0 ，即乙厂的仪器比甲厂的好（表7-5）。

表7-5　两个正态总体方差的比较

检验名称	前提	假设	统计量	拒绝域
F	正态分布	双侧：H_0: $\sigma_1^2 = \sigma_2^2$ ，H_1: $\sigma_1^2 \neq \sigma_2^2$ 单侧：H_0: $\sigma_1^2 = \sigma_2^2$ ，H_1: $\sigma_1^2 < \sigma_2^2$	$F = \dfrac{S_2^2}{S_1^2}$	$F > F_{\frac{\alpha}{2}}(n_1-1, n_2-1)$ $F > F_\alpha(n_1-1, n_2-1)$

注意：通常使用的是 F 分布上侧临界值 F_α ，$P(F \geqslant F_\alpha) = \alpha$ 。这样，在单侧检验时的检验水平即 α ，而双侧检验时是 2α 。

二、两个总体均值比较的 t 检验

案例 7-9

为了比较两种安眠药的疗效，将 20 名年龄、性别、病情等状况大体相同的失眠病患者随机平分为两组，分别服用新旧两种安眠药，测得的睡眠延长时数如下表：

新药组：x_1	1.9	0.8	1.1	0.1	-0.1	4.4	5.5	1.6	4.6	3.4
旧药组：x_2	0.0	0.7	-0.2	-1.2	-0.1	2.0	3.7	0.8	3.4	2.4

假定两组睡眠延长时数均服从正态分布且方差齐性，试检验两种安眠药的疗效是否有显著性差异？

问题：

（1）利用该资料需要解决什么问题？

（2）基于什么原理？

（3）解决此类问题的一般步骤是什么？

案例 7-9 分析讨论

（1）其目的是推断两个样本分别代表的总体均数是否相等。

（2）基于小概率反证法原理。

（3）采用 t 检验。

检验步骤

1）建立假设检验，确定检验水准

H_0：两种安眠药的疗效无显著性差异，即 $\mu_1 = \mu_2$

H_1：两种安眠药的疗效有显著性差异，即 $\mu_1 \neq \mu_2$

$\alpha = 0.05$

2）计算检验统计量 t 值：由已知得：$\bar{x}_1 = 2.33$，$S_1^2 = 4.009$，$\bar{x}_2 = 1.15$，$S_2^2 = 2.7117$，

$$s_\omega^2 = \frac{(n_1 - 1)s_1^2 + (n_2 - 1)s_2^2}{n_1 + n_2 - 2} = 3.36$$

$$t = \frac{\overline{X_1} - \overline{X_2}}{S_\omega \sqrt{\dfrac{1}{n_1} + \dfrac{1}{n_2}}} = 1.4395$$

自由度 $f = 10 + 10 - 2 = 18$

3）确定 P 值，作出统计推断 $t_{\frac{0.05}{2}} = t_{\frac{0.05}{2}}(18) = 2.1009$，$t = 1.4395 < 2.1009 = t_{\frac{0.05}{2}}(18)$，所以接受 H_0，即两种安眠药的疗效无显著性差异。

案例 7-10

在上一案例的条件下，试问新药的疗效是否显著优于旧药？

问题：

（1）用什么方法解决此类问题？

（2）基于什么原理？

（3）解决此类问题的一般步骤是什么？

案例 7-10 分析讨论

（1）其目的是推断两个样本分别代表的总体均数是否相等。

（2）基于小概率反证法原理。

（3）采用 t 检验的单侧检验。

检验步骤

1）建立假设检验，确定检验水准

H_0：新药的疗效不优于旧药，即 $\mu_1 \leqslant \mu_2$；

H_1：新药的疗效优于旧药，即 $\mu_1 > \mu_2$

$\alpha = 0.05$

2）计算检验统计量 t 值 在 H_0 成立时，显然成立不等式

$$\bar{t} = \frac{\overline{X}_1 - \overline{X}_2}{S_\omega \sqrt{\dfrac{1}{n_1} + \dfrac{1}{n_2}}} \leqslant \frac{(\overline{X}_1 - \overline{X}_2) - (\mu_1 - \mu_2)}{S_\omega \sqrt{\dfrac{1}{n_1} + \dfrac{1}{n_2}}} = t$$

从而 $P(\bar{t} \geqslant t_{0.05}(18)) \leqslant P(t \geqslant t_{0.05}(18)) = 0.05$。

3）确定 P 值，作出统计推断 $\bar{t} = 1.4395 < 1.734 = t_{\frac{0.1}{2}}(18)$，所以接受 H_0，即新药的疗效不优于旧药。

请读者自己练习：将本例中假设改为"H_0：$\mu_1 \geqslant \mu_2$，H_1：$\mu_1 > \mu_2$"，检验结果如何？

案例 7-11

某中西医结合医院科研室，比较单味大黄与西药（氨甲苯酸）治疗急性上消化道出血的效果，以止血天数为指标，结果如表：

| 西药治疗组 | $n_1 = 20$ | $\bar{x} = 6.90$ 天 | $S_1 = 6.90$ 天 |
| 单味大黄治疗组 | $n_2 = 30$ | $\bar{y} = 1.50$ 天 | $S_2 = 0.88$ 天 |

取 $\alpha = 0.05$，已知两总体方差 $\sigma_1^2 \neq \sigma_2^2$，试问单味大黄治疗组的效果是否优于西药治疗组？

问题：

（1）用什么方法解决此类问题？

（2）基于什么原理？

（3）解决此类问题的一般步骤是什么？

案例 7-11 分析讨论

（1）其目的是推断两个样本分别代表的总体均数是否相等。

（2）基于小概率反证法原理。

（3）采用 t 检验的单侧检验，但此时方差不等，同时样本为小样本。

检验步骤

1）建立假设检验，确定检验水准

H_0：单味大黄治疗组的效果与西药治疗组的效果一样，即 $\mu_1 = \mu_2$

H_1：单味大黄治疗组的效果是否优于西药治疗组，即 $\mu_1 > \mu_2$

$\alpha = 0.05$

2）计算检验统计量 t 值，

$$\frac{S_1^2}{n_1} = \frac{6.90^2}{20} = 2.3805 \ , \quad \frac{S_2^2}{n_2} = \frac{0.88^2}{30} = 0.0258$$

$$t = \frac{6.90 - 1.50}{\sqrt{2.3805 + 0.0258}} = 3.484$$

$$自由度\ df = \frac{\left(\dfrac{S_1^2}{n_1} + \dfrac{S_2^2}{n_2} \right)^2}{\dfrac{\left(\dfrac{S_1^2}{n_1} \right)^2}{n_1 - 1} + \dfrac{\left(\dfrac{S_2^2}{n_2} \right)^2}{n_2 - 1}} = \frac{\left(\dfrac{6.9^2}{20} + \dfrac{0.88^2}{30} \right)^2}{\dfrac{\left(\dfrac{6.9^2}{20} \right)^2}{19} + \dfrac{\left(\dfrac{0.88^2}{30} \right)^2}{29}} \approx 19.4131 \approx 19$$

3）确定 P 值，作出统计推断 $t = 3.484 > 1.729 = t_{\frac{0.1}{2}}(19)$，所以拒绝 H_0，即单味大黄治疗组的效果是否优于西药治疗组。

案例 7-12

　　在中成药的研究中，需镜检六味地黄丸中茯苓的菌丝数，检测 75 次，得其均数 $\bar{x} = 56.5$，方差 $S_1^2 = 9.4$；需镜检熟地的棕色核状物数，检测 65 次，得其均数 $\bar{y} = 65$，方差 $S_2^2 = 5.5$，问镜检六味地黄丸中菌丝数与熟地的棕色核状物数的差异是否有显著意义。

问题：

（1）用什么方法解决此类问题？

（2）基于什么原理？

（3）解决此类问题的一般步骤是什么？

案例 7-12 分析讨论

（1）其目的是推断两个样本分别代表的总体均数是否相等。

（2）基于小概率反证法原理。

（3）采用大样本的 u 检验的双侧检验，同时此时方差不等。

检验步骤

1）建立假设检验，确定检验水准

H_0：镜检六味地黄丸中菌丝数与熟地的棕色核状物数的差异无显著意义，即 $\mu_1 - \mu_2 = 0$

H_1：镜检六味地黄丸中菌丝数与熟地的棕色核状物数的差异有显著意义，即 $\mu_1 - \mu_2 > 0$

$\alpha = 0.01$

2）计算检验统计量 t 值，

$$u = \frac{\bar{X} - \bar{Y}}{\sqrt{\dfrac{S_1^2}{n_1} + \dfrac{S_2^2}{n_2}}} = \frac{56.5 - 65}{\sqrt{\dfrac{9.4}{75} + \dfrac{5.5}{65}}} = -18.56$$

3）确定 P 值，作出统计推断　$|u| = 18.56 > 2.58 = u_{\frac{0.01}{2}}$，所以拒绝 H_0，即镜检六味地黄丸中菌丝数与熟地的棕色核状物数的差异有显著意义（表 7-6）。

表 7-6　两个正态总体均值的比较

前提	（1）正态分布	（2）方差 σ_1^2, σ_2^2 未知	
	$\sigma_1^2 = \sigma_2^2$	$\sigma_1^2 \neq \sigma_2^2$	
		大样本（$n > 50$）	小样本（$n \leq 50$）
假设	$\mu_1 - \mu_2 = 0$	$\mu_1 - \mu_2 = 0$	$\mu_1 - \mu_2 = 0$
	$\mu_1 - \mu_2 \neq 0$，$\mu_1 - \mu_2 > 0$	$\mu_1 - \mu_2 \neq 0$，$\mu_1 - \mu_2 > 0$	$\mu_1 - \mu_2 \neq 0$，$\mu_1 - \mu_2 > 0$
统计量	$t = \dfrac{\overline{X_1} - \overline{X_2}}{S_\omega \sqrt{\dfrac{1}{n_1} + \dfrac{1}{n_2}}}$ $S_\omega^2 = \dfrac{(n_1-1)S_1^2 + (n_2-1)S_2^2}{n_1 + n_2 - 2}$	$u = \dfrac{\bar{X} - \bar{Y}}{\sqrt{\dfrac{S_1^2}{n_1} + \dfrac{S_2^2}{n_2}}}$	$t = \dfrac{\bar{X} - \bar{Y}}{\sqrt{\dfrac{S_1^2}{n_1} + \dfrac{S_2^2}{n_2}}}$
临界值	$t_{\frac{\alpha}{2}}(n_1 + n_2 - 2)$ $t_\alpha(n_1 + n_2 - 2)$	$u_{\frac{\alpha}{2}}$ u_α	$t_{\frac{\alpha}{2}}(df)$ $t_\alpha(df)$ $df = \dfrac{\left(\dfrac{S_1^2}{n_1} + \dfrac{S_2^2}{n_2}\right)^2}{\dfrac{\left(\dfrac{S_1^2}{n_1}\right)^2}{n_1 - 1} + \dfrac{\left(\dfrac{S_2^2}{n_2}\right)^2}{n_2 - 1}}$

续表

前提	（1）正态分布	（2）方差 σ_1^2, σ_2^2 未知	
拒绝域	$\lvert t \rvert \geq t_{\frac{\alpha}{2}}$ $t \geq t_\alpha$	$\lvert u \rvert \geq u_{\frac{\alpha}{2}}$ $u \geq u_\alpha$	$\lvert t \rvert \geq t_{\frac{\alpha}{2}}$ $t \geq t_\alpha$
检验名称	t 检验	u 检验	t 检验

t 检验的应用条件和注意事项。

两个小样本均数比较的 t 检验有以下应用条件：

（1）两样本来自的总体均符合正态分布；

（2）两样本来自的总体方差齐。

第四节 非正态总体参数的假设检验

一、总体均值的假设检验（大样本方法）

案例 7-13

　　某药厂生产的某种药品的不合格率为 10%，在一次例行检查中，随机抽取 80 件，发现有 11 件不合格品，在 $\alpha = 0.05$ 下能否认为该药品的不合格率仍为 10%。

问题：

　　（1）该资料为何种类型资料？来自何种分布总体？

　　（2）该次研究的目的是什么？

　　（3）该资料应该采用何种方法进行比较？其步骤如何？

案例 7-13 分析讨论

　　（1）该资料是通过测量得到的计数数值，无度量衡单位，根据经验，该资料来自于非正态总体。

　　（2）故该次研究的目的是用样本率去推断总体率。

　　（3）当资料为大样本时，近似地认为服从正态分布，采用大样本的 u 检验。

检验步骤

1）建立假设检验，确定检验水准

$H_0: p = 0.1$；$H_1: p \neq 0.1$

2）计算检验统计量 u 值　由于样本容量 $n=80$ 比较大，因此计算统计量

$$u = \frac{\dfrac{k}{n} - p}{\sqrt{p(1-p)/n}} = \frac{\sqrt{80}\left(\dfrac{11}{80} - 0.1\right)}{\sqrt{0.1 \times 0.9}} = 1.118$$

近似地服从标准正态分布 $N（0，1）$。

3）确定 P 值，作出统计推断　而 $\mu_{\frac{0.05}{2}} = 1.96$，即 $\lvert u \rvert < 1.96$，因此，不能解决原假设，即该药品的不合格率仍为 10%。

表 7-7 单个总体率的大样本检验

条件	检验假设	统计量样本值	拒绝域单双侧	检验结论
二项总体 大样本	$H_0: p = p_0$ $H_1: p \neq p_0$	$u = \dfrac{\dfrac{k}{n} - p}{\sqrt{p(1-p)/n}} \sim N(0,1)$	$\|u\| \geqslant u_{\frac{\alpha}{2}}$ 双侧	若 $\|u\| \geqslant u_{\frac{\alpha}{2}}$ 拒绝 H_0（$P \leqslant \alpha$）
	$H_0: p \leqslant p_0$ $H_1: p > p_0$	$u = \dfrac{\dfrac{k}{n} - p_0}{\sqrt{p_0(1-p_0)/n}}$	$u \geqslant u_{\alpha}$ 右侧	若 $u \geqslant u_{\alpha}$ 拒绝 H_0（$P \leqslant \alpha$）
	$H_0: p \geqslant p_0$ $H_1: p < p_0$		$u \leqslant -u_{\alpha}$ 左侧	若 $u \leqslant -u_{\alpha}$ 拒绝 H_0（$P \leqslant \alpha$）

大样本检验是近似的：

近似的含义是指检验的实际显著性水平与原先设定的显著性水平有差距。这是由于 u 的分布与 $N(0,1)$ 有距离，如果 n 很大，这种差异就很小。实用中我们一般并不清楚对一定的 n，u 的分布与 $N(0,1)$ 的差异有多大，因而也就不能确定检验的实际水平与设定水平究竟差多少，因此，大样本方法是一个"不得已而为之"的方法，只要有基于精确分布的方法一般总是要首先加以考虑的。

二、总体率的假设检验

（一）单个总体率的假设检验

案例 7-14

根据以往经验，一般胃溃疡患者会有 20% 发生胃出血症状。某医院观察 65 岁以上胃溃疡患者 304 例，有 96 例发生胃出血症状。问老年患者是否比较容易出血（$\alpha = 0.01$）

问题：

（1）该资料为何种类型资料？来自何种分布总体？

（2）该次研究的目的是什么？

（3）该资料应该采用何种方法进行比较？其步骤如何？

案例 7-14 分析讨论

（1）该资料是通过测量得到的计数数值，无度量衡单位，根据经验，该资料来自于非正态总体。

（2）故该次研究的目的是用样本率去推断总体率。

（3）当资料为大样本时，近似地认为服从正态分布，采用的 u 检验。

检验步骤

1）建立假设检验，确定检验水准

H_0：$p = p_0$；H_1：$p > p_0$

$\alpha = 0.05$

2）计算检验统计量 u 值

$$\hat{p} = \frac{96}{304} = 0.316$$

$$u = \frac{\hat{p} - p_0}{\sqrt{\dfrac{p_0 q_0}{n}}} = \frac{0.316 - 0.2}{\sqrt{\dfrac{0.2 \times 0.8}{304}}} = 5.06$$

3）确定 P 值，做出统计推断：查表知拒绝域为 $u_{0.01} = u_{\frac{0.02}{2}} = 2.326$，因 $u = 5.06 > u_{0.01} = 2.326$，所以拒绝 H_0，即老年胃溃疡患者胃出血率显著高于一般患者。

表 7-8 单个总体率的检验

前提	信息	检验	H_0	H_1	统计量	临界值	拒绝域
二项分布，大样本	$\hat{p} \ne p_0$	双侧	$P = p_0$	$p \ne p_0$	$u = \dfrac{\hat{p} - p_0}{\sqrt{\dfrac{p_0 q_0}{n}}}$	$u_{\frac{\alpha}{2}}$	$\lvert u \rvert \ge u_{\frac{\alpha}{2}}$
	$\hat{p} > p_0$	右侧		$p > p_0$		u_α	$u \ge u_\alpha$
	$\hat{p} < p_0$	左侧		$p < p_0$		$-u_\alpha$	$u \le -u_\alpha$

（二）两个总体率的假设检验

案例 7-15

某中药改变剂型前曾在临床观察 152 例，治愈 129 例。改变剂型后，又在临床上观察 130 例，治愈 101 例。能否得出新剂型不如旧剂型的结论（$\alpha = 0.05$）

问题：

（1）该资料为何种类型资料？来自何种分布总体？

（2）该次研究的目的是什么？

（3）该资料应该采用何种方法进行比较？其步骤如何？

案例 7-15 分析讨论

（1）该资料是通过测量得到的计数数值，无度量衡单位，根据经验，该资料来自于非正态总体。

（2）故该次研究的目的是用来自于两个总体的样本率去推断两个总体的总体率。

（3）当资料为大样本时，近似地认为服从正态分布，采用的 u 检验。

检验步骤

1）建立假设检验，确定检验水准

H_0：$p_1 = p_2$；H_1：$p_1 > p_2$

$\alpha = 0.05$

2）计算检验统计量 u 值，

$$\hat{p}_1 = \frac{m_1}{n_1} = \frac{129}{152} = 0.85, \quad \hat{p}_2 = \frac{m_2}{n_2} = \frac{101}{130} = 0.78$$

$$\hat{p} = \frac{m_1 + m_2}{n_1 + n_2} = \frac{129 + 101}{152 + 130} = 0.82, \quad \hat{q} = 1 - \hat{p} = 0.18$$

$$u = \frac{\hat{p}_1 - \hat{p}_2}{\sqrt{\hat{p}\hat{q}\left(\dfrac{1}{n_1} + \dfrac{1}{n_2}\right)}} = \frac{0.85 - 0.78}{\sqrt{0.82 \times 0.18 \times \left(\dfrac{1}{152} + \dfrac{1}{130}\right)}} = 1.5218$$

3）确定 P 值，作出统计推断：查表知拒绝域为 $\mu_{0.05} = u_{\frac{0.1}{2}} = 1.64$ ，因 $\mu = 1.5218 < u_{0.05} = 1.64$ ，所以接受 H_0 ，即新剂型与旧剂型疗效一致。

表 7-9　两个总体率的比较

前提	信息	检验	H_0	H_1	统计量	临界值	拒绝域
二项分布，大样本	$\hat{p}_1 \neq \hat{p}_2$	双侧	$p_1 = p_2$	$p_1 \neq p_2$	$u = \dfrac{\hat{p}_1 - \hat{p}_2}{\sqrt{\hat{p}\hat{q}\left(\dfrac{1}{n_1} + \dfrac{1}{n_2}\right)}}$	$u_{\frac{\alpha}{2}}$	$\lvert u \rvert \geqslant u_{\frac{\alpha}{2}}$
	$\hat{p}_1 > \hat{p}_2$	右侧		$p_1 > p_2$		u_α	$u \geqslant u_\alpha$
	$\hat{p}_1 < \hat{p}_2$	左侧		$p_1 < p_2$		$-u_\alpha$	$u \leqslant -u_\alpha$

第五节　抽 样 检 验

一、抽样方案确定

全数检验与抽样检验

所谓全数检验就是对全部产品逐个地进行测定，从而判定每个产品合格与否的检验。它又称全面检验 100% 检验。其处理对象是每个产品。

抽样检验不是逐个检验作为总体的检验批中的所有单位产品，是按照规定的抽样方案和程序仅从其中随机抽取部分单位产品组成样本，根据对样本逐个测定的结果，并与标准比较，最后对检验批作出接受或拒收判定的一种检验方法。

简言之按照规定抽样方案，随机地从一批或一批过程中抽取少量个体进行的检验称为抽样检验。

（一）历史延革

抽样检验的研究起始于 20 世纪 20 年代，那时就开始了利用数理统计方法制定抽样检查表的研究。1944 年，道奇和罗米格发表了合著《一次和二次抽样检查表》，这套抽样检查表目前在国际上仍被广泛地应用。1974 年，ISO 发布了"计数抽样检查程序及表"（ISO2859—1974）。

我国也在 ISO 标准同等采用基础上建立了抽样检验国家标准 GB2828—87 "逐批检查计数抽样程序及抽样表"。此外，我国于 1991 年发布了 GB/T13262—91 "不合格品率的计算标准型一次抽样检查及抽样表（适用于孤立批的检查）"等国家标准。

（二）基本概念

1. 个体　可以对其进行一系列观测的一件具体的、或一般的物体、或可以对其进行一系列观测的一定数量的物质、或一个定性或定量的观测值。

2. 总体　所考虑的个体的全体。

3. 批　在一致条件下生产或按规定方式汇总起来的一定数量的个体叫"批"。在 **5M1E** 基本相同的生产过程中连续生产的一系列批称为连续批；不能定为连续批的批称为孤立批。

4. 一次交付的个体集叫交付批。

5. 批量和样本大小　批量是指批中包含的单位产品个数，以 N 表示。样本大小是指随机抽取的样本中的单位产品个数，以 n 表示。

6. 不合格品　有缺陷的个体，包括 A 类不合格品，B 类不合格品，C 类不合格品。

不合格品率　被观测的个体集中的不合格品数除以被观测的个体总数即不合格率。

总体不合格率　针对一批产品中左右参数而言的不合格率为 P_r。

检验不合格率　对指定测试的几个参数的不合格率为 P。

7. 检验　通过观察和判断，必要时可结合测量、试验进行的符合性评价。

8. 缺陷　个体中与规定用途有关的要求不符合的任何一项（点）叫缺陷。

9. 缺陷的分级　个体的缺陷往往不止一种，其后果不一定一样。应根据缺陷后果的严重性予以分级。

10. 致命缺陷（A 类缺陷）　对使用、维护产品或与此有关的人员可能造成危害或不安全状况的缺陷；或可能损坏重要产品功能的缺陷叫致命缺陷。

11. 重缺陷（B 类缺陷）　不同于致命缺陷，但能引起失效或显著降低产品预期性能的缺陷叫重缺陷。

12. 轻缺陷（C 类缺陷）　不会显著降低产品预期性能的缺陷，或偏离标准差但只轻微影响产品的有效使用或操作的缺陷。

13. 两类风险 α 和 β　由于抽样检验的随机性，将本来合格的批，误判为拒收的概率，这对生产方是不利的，因此称为第Ⅰ类风险或生产方风险，以 α 表示；而本来不合格的批，也有可能误判为可接受，将对使用方产生不利，该概率称为第Ⅱ类风险或使用方风险，以 β 表示。

14. 随机抽样　从现象总体中偶然选出的有限次数个体的观察中每一个单位（个体）和其他单位（个体）一样，均有同等被抽选的机会。

（三）抽样方案分类

1. 按产品质量特性分类，抽样方案有两大类：

（1）计数抽样方案：单位产品质量特征值为计点值（缺陷数）或计件值（不合格品数）的抽样方案。

根据规定的要求用计数方法衡量产品质量特性把样本的单位产品仅区分为合格品或不合格品（计件），或计算产品的缺陷数（计点），据其测定结果与判定标准比较，最后对其作出接受或拒收制定的抽样方案。

（2）计量抽样方案：单位产品质量特性值为计量值（强度、尺寸等）的抽样方案。

凡对样本中的单位产品的质量特征进行直接定量计测，并将用计量值为批判定标准的抽验方案称为计量抽验方案。这类检验具有如下优点：计算检验的信息多判定明确一般适用于关键特性的检验。

对一般的成批成品抽验常采用计数抽验方法；对于那些需作破坏性检验以及费用极大的项目，一般采用计量抽样方法。

2. 按抽样方案的制订原理来分类，有 3 大类：

（1）标准型抽样方案：该方案是为保护生产方利益，同时保护使用方利益，预先限制生产方风险 α 的大小而制定的抽样方案。

（2）挑选型抽样方案：所谓挑选型方案是指，对经检验判为合格的批，只要替换样本中的不合格品；而对于经检验判为拒收的批，必须全检，并将所有不合格全替换成合格品。

（3）调整型抽样方案：该类方案由一组方案（正常方案、加严方案和放宽方案）和一套转移规则组成，根据过去的检验资料及时调整方案的宽严，以控制质量波动，并刺激生产方主动、积极地不断改进质量。该类方案适用于连续批产品。

GB2828 的具体转移规则见图 7-1。

（1）正常转为加严。在采用一般检查水平抽检时，如果质量变为低劣，则应由正常检验转换为加严检验。加严意味着样本大小 n 不变，但合格判定数 A 变小。

（2）加严转换为正常。当采用加严方案时，如果连续 5 批抽检合格，则转则正常抽检。

（3）正常转为放宽。如果连续批检验发现质量稳定，则可将正常检验方案转为放宽方案。

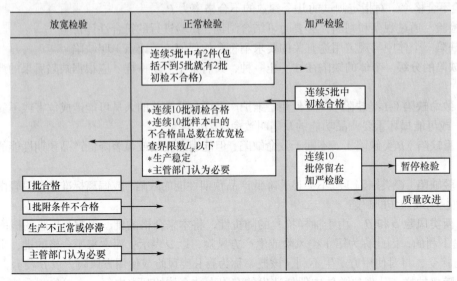

图7-1　调整方案的转移规则图

3. 按抽样的程序分类根据抽样方案是抽取一个还是多个样本可分为：一次抽样、二次抽样、多次抽样、序贯抽样等几种。

一次抽样：从批中只抽取一个样本的抽样方式。

二次抽样：是根据第一个样本提供的信息，决定是否抽取第二个样本的抽样方式。

多次抽样：是可能依次抽取多达 K 个样本的抽样方式。

序贯抽样：序贯抽样是逐个地抽取个体。但事先并不固定抽取个数的抽样方式。根据事先规定的规则，直到可以作出接受或拒收此批的决定为止。（一般用于大型或贵重产品）（IEC）

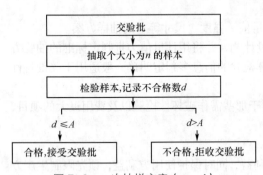

图7-2　一次抽样方案（n, A）

（1）一次抽样方案：仅需从批中抽取一个大小为 n 的样本，如果样本的不合格品个数 d 不超过某个预先指定的数 c，判定此批为合格，否则判为不合格（图7-2）。

一次抽样的优点在于方案的设计、培训与管理比较简单，抽样量是常数，有关批质量的情报能最大限度地被利用。其缺点是抽样量比其他类型大；在心理上仅依据一次抽样结果就作判定似欠慎重。

1）关于一次抽样方案的特性与接收概率

如果采用方案（n, c）来检验，那么"判断此批合格品"的概率或者说"接收概率"就要依赖于批不合格品率 p，p 越大，接收概率越小。即这个"接收概率"是批不合格品率 p 的函数，记为 $L(p)$，$L(p)$ 又称为抽检方案（n, c）的抽检函数。把 $L(p)$ 画在坐标上，就得到了抽样特性曲线，简称 OC 曲线（图7-3）。

2）理想的抽样方案

由生产者和消费者协商确定一个批不合格品率 p_0，当 $p<p_0$ 时，要求100%地接收，即 $L(p)=1$；当 $p>p_0$ 时，要求100%地拒收，即 $L(p)=0$。这就构成一个理想的抽样方案，要想达到这种理想境界，唯一的办法是进行准确无误的全检。因此，这样的抽样方案实际上是不存在的。因为即使百分之百全检，有时也会有错检和漏检。

3）两种错误

第一种错误，就是可能把合格批判为不合格批。当 $N=1000$，$n=10$，$c=0$ 时，作出的 OC 曲线，不合格品率的标准是 $p=5\%$。假如实际检验的 p 是 2%时，比标准要求的质量要高，应判合格。但从 OC 曲线可以看出，在 100 次检查中，仍有 2 次左右被判为不合格，这就产生了第一错误，对生产者是不利的，所以又称生产者风险，用 α 表示。

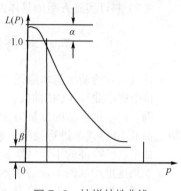

图 7-3　抽样特性曲线

第二种错误，假如实际检验为 20%，质量很差但是由于是抽样检验，在 100 次中，仍有 10 次可能判为合格而被接收，于是生产了第二种错误：把不合格批判为合格批。这对消费者不利，所以称为消费者风险，以 β 表示。

（2）二次抽样方案：抽样可能要进行两次，对第一个样本检验后，可能有 3 种结果（图 7-4）：接受、拒收、继续抽样。若得出"继续抽样"的结论，抽取第二个样本进行检验，最终作出接受还是拒收的判断。

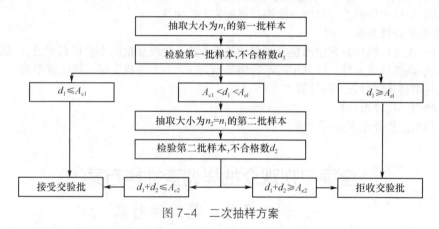

图 7-4　二次抽样方案

（3）多次抽样：多次抽样可能需要抽取两个以上具有同等大小的样本，最终才能对批作出接受与否的判定。是否需要第 i 次抽样要根据前次（$i-1$ 次）的抽样结果而定。多次抽样操作复杂，需做专门训练。ISO2859 的多次抽样多达 7 次，GB2898—87 为 5 次。因此，通常采用一次或二次抽样方案。

抽样方案设计的内容主要包括：

（1）明确调查目的，确定所要估计的目标量。例如，电视节目的收视率调查、日用品的消费调查等，往往是以户为单位的；而一般的态度、观念调查，则是以个人为单位进行的。目标量的变动将引起抽样方案的改动，一旦规定好了以后，就不要轻易变更。

（2）明确总体及抽样单元。例如，电视节目的收视率调查，总体一般指在电视覆盖地区拥有电视家庭中的 4 岁以上的居民，最小抽样单位一般为"户"。而广播电视的广告、传播效果调查一般以 9 岁或 12 岁以上的公民为受众总体，最小抽样单位为"个人"。消费者调查、社会问题的调查的总体一般是指 18 岁或 18 岁以上的公民。

（3）确定或构建抽样框。

（4）对主要目标的精度提出要求。例如，在收视率的调查中，平均收视率的误差不超过 3%等。

（5）选择抽样方案的类型。例如，在收视率调查中采用多级抽样，而在各级中又采用分层抽样等组织形式，最后一级采用等距抽样方式等。

（6）根据抽样方案的类型、对主要目标量的精确度要求及置信度等，确定样本量，并给出总体目标量的估计式（点估计或区间估计）和抽样误差的估算式。

（7）制订实施方案的具体办法和步骤。

二、抽样方案的接受概率曲线（OC）曲线

计数抽样检验的基本原理

接受概率曲线（OC 曲线，opereting characteristic curve）。

例　设一批产品的批量为 $N=100$，给定的抽样方案为 $n=10$，$A_c=0$，这表明我们从这批产品中随机抽取 10 件产品进行检验，如果没有不合格品，则接收这批产品，否则就拒收这批产品。

如果这批产品的不合格率 $p=0$，则这批产品总是被接收的。

如果这批产品的不合格率 $p=1$，则这批产品总是被拒收的。

如果这批产品的不合格率 $p=0.01$，这表明在这批产品中有一个不合格品，那么拒收这批产品的可能性较小，接收这批产品的可能性较大。

接受概率曲线（OC 曲线）

接受概率是一批产品中的不合格品率 p 的函数，记为 $L(p)$。

OC 曲线：如果我们建立一个直角坐标系，横坐标为不合格率 p，纵坐标为 $L(p)$，那么 $L(p)$ 在这个坐标系中的图像称为接收概率曲线，也称为 OC 曲线。

接收概率的计算方法

首先对一次计件抽样方案给出接收概率的计算方法。设产品批的不合格品率为 p，从批量为 N 的一批产品中随机抽取 n 件，设其中的不合格品数为 X，X 为随机变量，接收概率为

（1）利用超几何分布进行计算。

（2）利用二项分布计算。

（3）利用泊松分布来进行计算。

附例

全国电视观众抽样调查抽样方案

一、调查目的、范围和对象

（一）调查目的

准确获取全国电视观众的群体规模、构成以及分布情况；获取这些观众的收视习惯，以及对电视频道和栏目的选择倾向、收视人数、收视率与喜爱程度，为改进电视频道和栏目、开展电视观众行为研究提供新的依据。

（二）调查范围

全国 31 个省、自治区、直辖市（港澳台除外）中所有电视信号覆盖区域。

（三）调查对象

全国城乡家庭户中的 13 岁以上可视居民以及 4～12 岁的儿童。包括有户籍的正式住户也包括所有临时的或其他的住户，只要已在本居（村）委会内居住满 6 个月或预计居住 6 个月以上，都包括在内。不包括住在军营内的现役军人、集体户及无固定住所的人口。

二、抽样方案设计的原则与特点

（一）设计原则

抽样设计按照科学、效率、便利的原则。首先，作为一项全国性抽样调查，整体方案必须是

严格的概率抽样，要求样本对全国及某些指定的城市或地区有代表性。其次，抽样方案必须保证有较高的效率，即在相同样本量的条件下，方案设计应使调查精度尽可能高，即目标量估计的抽样误差尽可能小。最后，方案必须有较强的可操作性，不仅便于具体抽样的实施，也要求便于后期的数据处理。

（二）需要考虑的具体问题、特殊要求及相应的处理方法

1. 城乡区分　城市与农村的电视观众的收视习惯与爱好有很大的区别。理所当然地应分别研究，以便于对比。最方便的一种处理方式是将它们作为两个研究域进行独立抽样，但代价是，这样做的样本点数量较大，调查的地域较为分散，相应的费用也就较高。另一种处理方式是在第一阶抽样中不考虑区分城乡，统一抽取抽样单元（如区、县），在其后的抽样中再区分城、乡。这样做的优点是样本点相对集中，但数据处理较为复杂。综合考虑各种因素，本方案采用第二种处理方式。

在样本区、县中，以居委会的数据代表城市；以村委会的数据代表农村。

2. 抽样方案的类型与抽样单元的确定　全国性抽样必须采用多阶抽样，而多阶抽样中设计的关键是各阶抽样单元的选择，其中尤以第一阶抽样单元最为重要。本项调查除个别直辖市及城市外，不要求对省、自治区进行推断，从而可不考虑样本对省的代表性。在这种情况下，选择区、县作为初级抽样单元最为适宜。因为全国区、县的总数量很大，区、县样本量也会比较大，因而第一阶的抽样误差比较小。另外对区、县的分层也可分得更为精细。

本抽样方案采用分层五阶抽样。各阶抽样单元确定为：

第一阶抽样：区（地级市以上城市的市辖区）、县（包括县级市等）；

第二阶抽样：街道、乡、镇；

第三阶抽样：居委会、村委会；

第四阶抽样：家庭户；

第五阶抽样：个人。

为提高抽样效率，减少抽样误差，在第一阶抽样中对区、县采用按地域及类别分层。在每一层内前三阶抽样均采用按与人口成正比的不等概率系统抽样（PPS 系统抽样），而第四阶抽样采用等概率系统抽样，即等距抽样，第五阶抽样采用简单随机抽样。

3. 自我代表层的设立　根据要求，本次调查需要对北京、上海两个直辖市以及广州、成都、长沙与西安 4 个省会城市进行独立分析，因而在处理上将这些城市（包括下辖的所有区、县）每个都作为单独的一层处理。为方便起见，以下把这样的层称为自我代表层。考虑到在这样处理后，全国其他区县在分层中的一些具体问题以及各地的特殊情况，将天津市也作为自我代表层处理。另外，鉴于西藏情况特殊，所属区县与其他省（自治区）的差别很大，因此也将它作为自我代表层处理。这样自我代表层共有 8 个，包括以下城市与地区：

北京市、天津市、上海市；广州市、成都市、长沙市、西安市；西藏自治区。

三、样本区、县的抽选方法

（一）全国区、县的调查总体

根据 2001 年的全国行政区划资料，全国（港澳台除外）共有 787 个市辖区，此外有 5 个地级市（湖州、东莞、中山、三亚、嘉峪关）不设市辖区，若将它们每个都视为同一个市辖区，则共有 792 个区；全国共有 1674 个县（包括自治县及旗、自治旗、特区与林区等）、400 个县级市，县级行政单位的总数为 2074 个，这中间包括福建省的金门县不能进行调查，因此除金门县以外的

所有 2865 个区、县（792 个区及 2073 个县）构成此次调查的调查总体。

（二）区、县分层

为便于调查后的资料分类汇总及提高精度，应将全国区、县进行分层。分层可以按多种标识进行，从理论而言，分层标识应选取与调查指标相关程度较高的那些变量。在本次调查中也就是应选取与观众收视行为、习惯与爱好等密切相关的变量。关于这方面已有一些相应的研究结果，如观众的年龄、性别、文化程度、职业、居住地的生活习惯与气候等。不过应注意到我们不可能按观众的个体来分类，只能按观众居住的区、县来分类。而对于区、县，许多表示人口特征（除人口总数）及经济文化发展指标（除所在省的人文发展指数及县的人均 GPT）的资料都无法得到，经过多方研究，我们对区县的分层按以下两种标识进行。

1. 地域　我国幅员广大，各地经济、社会、文化与气候的地域差异极大，而所有这些因素都与电视观众的收视行为密切相关。我们首先将所有县按所在省（自治区、直辖市）的地理位置分成 3 大层 13 个子层，[各省括号内的数字为它们的人文发展指数（human development index，HDI），在全国的排位，参见附表]。地域分层如表 1 所示。

表 1　全国区、县的地域分层

大层	所含省、自治区、直辖市
第一大层 （东部地区）	子层 10：上海（1）、北京（2）、天津（3）（每个都作为自我代表层）子层 11：辽宁（5）、山东（9）
	子层 12：江苏（7）、浙江（6）
	子层 13：福建（8）、广东（4）、海南（13）
第二大层 （中部地区）	子层 21：黑龙江（10）、吉林（12）
	子层 22：河北（11）、河南（18）、山西（16）
	子层 23：安徽（20）、江西（23）
	子层 24：湖北（14）、湖南（17）
第三大层 （西部地区）	子层 31：内蒙古（21）、新疆（15）、宁夏（26）
	子层 32：陕西（25）、甘肃（28）、青海（29）
	子层 33：重庆（22）、四川（24）
	子层 34：广西（19）、云南（27）、贵州（30）
	子层 30：西藏（自我代表层）

需要说明的是以上划分的层，还考虑了其他一些因素，各省按联合国制定的标准计算的人文发展指数仅是考虑因素之一。例如，按人文发展指数，广西（第 19 位）实际上可划在第二大层（中部地区），但考虑到国家西部大开发的范围将广西划入西部地区，我们的划分与它一致，这样便于资料的汇总发布。又如海南，根据人文发展指数（第 13 位）放在第一大层稍为勉强，但是根据它的地理位置以及它以旅游为主业，就观众行为而言，与广东、福建划在一子层内是合理的。

2. 区、县类别　同一大层的各市辖区与所隶属的城市的规模、在城市中的地理位置（市区或郊区）和居民成分构成（非农业人口占总人口的比例）有较大差异，各县也因经济文化发达程度有较大差异。我们将各大层中所有的区、县除已划为自我代表层的以外，（如下称抽样总体）分成以下 5 类，每类组成 1 个小层：一类区、二类区、县级市、一类县、二类县。

全国抽样总体中所有区县共分成 $11 \times 5 = 55$ 个小层。其中区的划分标准为区中非农业人口占总人口的比例，比例高于标准的为一类区，比例低于标准的为二类区；县的划分标准为人均国内生产总值，高的为一类县，低的为二类县。区县划分类别的标准在三大层中各不相同，具体标准如下：

（1）区类别的划分标准。东部地区与中部地区：非农人口在总人口中的比例大于或等于 80%

为一类区，小于 80% 为二类区；西部地区：非农人口在总人口中的比例大于或等于 70% 为一类区，小于 70% 为二类区。

（2）县类别的划分标准。东部地区：人均 GDP 在 5000 元以上为一类县；5000 元以下为二类县。中部地区：人均 GDP 在 4000 元以上为一类县；4000 元以下为二类县。西部地区：人均 GDP 在 3000 元以上为一类县；3000 元以下为二类县。

（三）自我代表层的区、县情况

根据最新行政区划，自我代表层中的 7 个城市所辖的区、县构成情况如表 2 所示。

表 2　自我代表城市的辖区、县构成

城市	一类区	二类区	直辖市中的县及其他县级市	县	总计
北京市	8	5	5	–	18
天津市	7	7	4	–	18
上海市	9	7	3	–	19
广州市	5	5	2	–	12
成都市	5	2	4	8	19
长沙市	2	3	1	3	9
西安市	4	4	0	5	13

西藏自治区包括 1 个地级市（拉萨市，下辖一个城关区）、一个县级市（日喀则市）及 71 个县。

（四）抽样总体区县情况

按区、县分层划分标准，全国除自我代表层以外的抽样总体各小层的区、县数及人口在（抽样总体）总人口中的比例如表 3、表 4 所示。

表 3　抽样总体中各小层的区县数

地域子层	一类区	二类区	县级市	一类县	二类县	合计
东部地区 11	43	62	47	19	68	239
东部地区 12	30	47	53	31	37	198
东部地区 13	24	41	51	59	42	217
中部地区 21	56	26	40	36	32	190
中部地区 22	39	67	56	140	148	450
中部地区 23	26	34	19	31	95	205
中部地区 24	20	44	39	42	69	214
西部地区 31	27	8	34	91	61	221
西部地区 32	11	16	15	51	131	224
西部地区 33	5	42	14	55	85	201
西部地区 34	19	27	30	74	175	325
合计	300	414	398	629	943	2684

表 4　抽样总体各小层人口占总人口的比例　　　　（单位：%）

地域子层	一类区	二类区	县级市	一类县	二类县	合计
东部地区 11	1.3512	2.2766	3.1728	0.7672	3.6295	11.1972
东部地区 12	0.6992	1.6487	3.8832	1.4105	2.2809	9.9226

续表

地域子层	一类区	二类区	县级市	一类县	二类县	合计
东部地区 13	0.5083	1.2187	3.4437	2.3497	1.7150	9.2354
中部地区 21	1.0200	0.5023	1.7709	1.1035	1.0037	5.4004
中部地区 22	0.9263	1.9128	2.7858	4.5291	6.3593	16.5133
中部地区 23	0.5272	1.1800	1.0682	1.1637	4.9385	8.8776
中部地区 24	0.6106	1.5928	2.5415	2.2757	3.2519	10.2726
西部地区 31	0.4343	0.2219	0.7319	1.2265	1.3692	3.9838
西部地区 32	0.2976	0.5513	0.4257	0.7233	3.0567	5.0546
西部地区 33	0.1454	2.1132	0.9581	1.8715	3.8961	8.9843
西部地区 34	0.3629	0.9478	1.3254	2.6499	5.2722	10.5582
合计	6.8831	14.1662	22.1072	20.0705	36.7730	100.0000

（五）区、县的抽样方法及样本量

抽样总体中各层（指小层，下同）内对区、县的抽样采用按人口的 PPS 系统抽样，样本量一般为 2；少数人口较多的小层样本量定为 3。样本量的具体分配见表 5。样本区、县总量为 121 个。

表 5 各小层的区县样本量的分配

地域子层	一类区	二类区	县级市	一类县	二类县	合计
东部地区 11	2	3	3	2	2	12
东部地区 12	2	2	3	2	2	11
东部地区 13	2	2	3	2	2	11
中部地区 21	2	2	2	2	2	10
中部地区 22	2	2	3	3	3	13
中部地区 23	2	2	2	2	3	11
中部地区 24	2	2	2	2	2	10
西部地区 31	2	2	2	2	2	10
西部地区 32	2	2	2	2	3	11
西部地区 33	2	2	2	2	3	11
西部地区 34	2	2	2	2	3	11
合计	22	23	26	23	27	121

四、抽样总体中样本区、县内的抽样方法

（一）样本区内的抽样

每个一类样本区内采用街道（镇）、居委会、家庭户及个人的 4 阶抽样；每个二类样本区内采用街道（乡、镇）、居（村）委会、家庭户及个人的 4 阶抽样，样本量皆为 90。具体方法如下。

1. 对街道（乡、镇）的抽样　样本区内对街道（乡、镇）抽样采用按人口的 PPS 系统抽样，每个样本区抽 3 个街道（乡、镇），其中一类区不抽乡。

2. 对居委会的抽样　样本街道、镇（乡）内对居（村）委会的抽样采用按人口的 PPS 系统抽样，每个样本街道、镇、乡各抽 2 个居（村）委会（其中一类区不抽村委会）。为操作方便，这里的人口数也可用户数。

3. 对家庭户的抽样　样本居（村）委会内对家庭户的抽样采用随机起点的等概率系统抽样，即等距抽样。每个居（村）委会固定抽取 15 户。在抽样时，必须首先清点居（村）委会管辖范围内的实际家庭户数，且规定排列的顺序。

4. 样本户内具体调查对象的确定　对每个被抽中的样本户，在 13 岁以上（含 13 岁）的成员中，完全随机地确定一名为具体调查对象。为确保家庭成员中的每一个这样的成员都有相等的概率被抽中，采用二维随机表来确定（表 6）。

表 6　确定户内调查对象的二维随机表

序号	姓名	性别	年龄	1	2	3	4	5	6	7	8	9	10	11	12
1				1	1	1	1	1	1	1	1	1	1	1	1
2				2	1	2	1	1	2	2	1	1	2	1	2
3				3	2	1	3	2	2	1	3	1	2	3
4				4	3	2	3	2	3	1	4	3	2	4	1
5				5	4	1	2	3	4	1	2	3	5	4	2
6				6	3	1	5	2	4	3	5	1	4	6	2
7				7	1	3	6	3	2	5	2	5	7	4	3
8				8	4	5	7	1	2	6	3	7	5	3	1
9				9	5	1	4	2	5	3	6	5	2	8
10				10	3	5	9	4	1	7	2	8	6	9	4
11				11	6	1	5	10	4	9	8	3	2	7	6
12				12	7	2	9	4	11	6	1	8	3	10	5

（二）样本县（县级市）内的抽样

每个样本县内采用乡（镇）、村（居）委会、家庭户及个人的 4 阶抽样，样本量为 60。具体方法如下。

1. 对乡、镇的抽样　确定县城所在的镇（城关镇）为必调查镇，对其余乡（镇）采用按人口的 PPS 系统抽样，再抽 2 个乡（镇），每个样本县共调查 3 个乡（镇）。

2. 对村（居）委会的抽样　在每个城关镇中按人口 PPS 抽样抽取 2 个样本居（村）委会。对其他两个样本乡、镇内，也用同样的方法抽取 2 个村委会。为操作方便，这里的人口数也可用户数。

3. 对家庭户的抽样　样本村（居）内对家庭户的抽样与样本居委会内对家庭户的抽样完全相同，仍采用随机起点的等概率系统抽样，即等距抽样。每个村（居）固定抽取 10 户。

4. 具体调查对象的确定　在样本户中确定具体对象的方法与 4.中情形完全相同，即用二维随机表来确定。

（三）儿童样本的确定

在城乡每个样本户中，除抽取一位 13 岁以上的观众作为调查对象外，如果还有 4～12 岁的儿童，则需要抽取 1 位进行儿童观众的调查。如果符合年龄的条件多于 1 位，则仍按二维随机表的方法确定。

对于自我代表的 7 个城市中，为保证儿童的样本量，对每个样本户，调查所有满足年龄的儿童。

五、自我代表层中的抽样方法

（一）自我代表城市的抽样方法

每个需要进行推断的城市皆作为自我代表层，在层内也进行分层抽样，层的划分标准与其他子层中的区、县标准基本相同。只不过不再对县分类，且将县级市（仅长沙市有一个）也作为一般县处理。这样每个城市皆分为一类区、二类区及县三层。考虑到上海市浦东新区的特殊性（既包括完全城市化的市区，也包含相当广泛的农村），将该区作为自我代表层处理。

考虑到在一个城市范围内的调查，交通比较方便，故为提高效率，根据每个城市的实际情况，保证（或适当增加）样本区的数量，减少每个样本区、县内的样本量。每个样本区县规定都抽取2个街道（乡、镇），每个样本街道、乡、镇抽取2个居（村）委会。样本区内每个居（村）委会样本量仍为15户，样本县（县级市）内每个村（居）委会样本量仍为10户。

如果有可能，对于一类区也可不对区进行抽样，直接对街道进行抽样。

根据每个必调查城市所属的区县数，确定样本区、县数如表7所示（表中的数字为样本区、县数，括号中的数字为每个区、县的样本户数）。

表7　自我代表城市的样本量

城市	一类区	二类区	县	总样本量
北京市	4（60）	2（60）	2（40）	440
天津市	3（60）	2（60）	2（40）	380
上海市	4（60）	3（60）*	2（40）	500
广州市	3（60）	2（60）	2（40）	380
成都市*	3（60）	2（60）	2（40）	380
长沙市	2（60）	3（60）	2（40）	380
西安市*	4（45）	2（60）	2（40）	380
总计	1320	960	560	2840

*其中浦东新区在商业区抽取一个街道，在农业区抽取一个镇。

*成都、西安两市由于一类区数量较少，故对一类区进行全数调查，其中西安市每个一类区中抽取1个街道，每个街道抽取3个居委会。若有条件在每个区中直接抽取3个居委会最好。

（二）西藏自治区的抽样方法

西藏自治区的抽样也采用分层抽样法，其中拉萨市城关区抽取4个居委会，日喀则市除城关镇外，再抽取两个乡镇，共6个居（村）委会。以上两市均作为自我代表层，每层各抽取60户；其余71个县则采用按人口的PPS抽样抽取2个县，每个县调查40户。西藏自治区总样本量为200户。

六、总样本量与抽样误差的估计

（一）总样本量

根据前述抽样设计，本方案13岁以上观众的总样本量为：

（1）自我代表层共2840+200=3040户，其中区样本为2400户，县样本为640户。

（2）抽样总体分11个子层，55个小层，样本区县共121个，其中样本区45个，样本县（县级市）76 个。每个样本区抽 90 户，故区样本为 4050 户；每个样本县抽 60 户，县样本共 4560 户，共计 8610 户。

（3）全国总样本量为 11650 户，其中区样本为 6390 户，县样本为 5260 户。

（二）抽样误差的估计

本方案的设计效应 deff 估计为 2.0，相当于简单随机抽样的样本量 $n_0=5825$，在 95% 的置信度下比例型目标量的绝对误差限 d 经计算约为 1.28%。

七、目标量的估计及其方差估计

根据方案设计，（小）层内样本是近似自加权的，因此层目标量的估计及其方差估计较为简单。而地区（大层）与全国目标量的估计则可用表 4 中的人口比例为权加权并汇总自我代表层得出，相应的方差估计也随之可得。具体公式另给。

习　题　七

1. 填空题

（1）设总体 $X \sim N(\mu, \sigma^2)$，μ 与 σ^2 均未知，检验假设 $H_0: \sigma^2 = \sigma_0^2$ 所用的检验统计量为（　　　）。

（2）设两个总体 X 与 Y 相互独立，且 $X \sim N(\mu_1, \sigma_1^2)$，$Y \sim N(\mu_2, \sigma_2^2)$，$\sigma_1^2$ 与 σ_2^2 已知，μ_1 与 μ_2 未知，$\bar{X}$ 与 $\bar{Y}$ 分别表示从两个总体中抽取样本的样本均值，在显著水平 α 下，检验假设 $H_0: \mu_1 = \mu_2$，$H_1: \mu_1 \neq \mu_2$ 的拒绝域为（　　　）。

2. 选择题

（1）设总体 $X \sim N(\mu, \sigma^2)$，σ^2 已知，若检验假设 $H_0: \mu = \mu_0$ 的拒绝域为 $W = \{\mu \leqslant -\mu_\alpha\}$，那么备择假设 H_1 为（　　　）。

A. $\mu \neq \mu_0$　　　　　B. $\mu > \mu_0$　　　　　C. $\mu < \mu_0$　　　　　D. $\mu = \mu_0$

（2）设总体 $X \sim N(\mu, \sigma^2)$，μ 已知，检验假设 $H_0: \sigma^2 = \sigma_0^2$ 所用的统计量和它服从的分布为（　　　）。

A. $\dfrac{\bar{X} - \mu}{\sigma_0 / \sqrt{n}} \sim N(0,1)$　　　　　　　　B. $\dfrac{\bar{X} - \mu}{S / \sqrt{n}} \sim t(n-1)$

C. $\dfrac{(n-1)S^2}{\sigma_0^2} \sim \chi^2(n-1)$　　　　　　　D. $\dfrac{1}{\sigma_0^2} \sum_{i=1}^{n} (X_i - \mu)^2 \sim \chi^2(n)$

（3）设两个总体 X 与 Y 相互独立，且 $X \sim N(\mu_1, \sigma_1^2)$，$Y \sim N(\mu_2, \sigma_2^2)$，$\sigma_1^2$，$\sigma_2^2$，$\mu_1$，$\mu_2$ 均未知，从两个总体中独立地各抽取容量为 10 的样本，在显著性水平 $\alpha = 0.01$ 下，检验假设 $H_0: \sigma_1^2 = \sigma_2^2$，$H_1: \sigma_1^2 > \sigma_2^2$ 的拒绝域为（　　　）。

A. $F \leqslant \dfrac{1}{5.35}$　　B. $F \geqslant 5.35$　　C. $\dfrac{1}{6.54} < F < 6.54$　　D. $F \leqslant \dfrac{1}{6.54}$ 或 $F \geqslant 6.54$

3. 设某次考试的学生成绩服从正态分布，从中随机抽取 36 位考生的成绩，算得平均成绩为 66.5 分，标准差为 15 分，问在显著性水平 $\alpha = 0.05$ 下，是否可以认为这次考试全体考生的平均成绩为 70 分？并给出检验过程。

4. 某化工厂为了提高某种化学药品的得率，提出了两种工艺方案，为了研究哪一种方案好，分别用两种工艺进行了 10 次试验，数据如下：

方案甲得率　68.1，62.4，64.3，64.7，68.4，66.0，65.5，66.7，67.3，66.2；

方案乙得率　69.1，71.0，69.1，70.0，69.1，67.3，70.2，72.1，67.3，69.1；

假设得率服从正态分布，问方案乙是否能比方案甲显著提高得率？（$\alpha = 0.01$）

5. 假设有 A、B 两种药，试验者欲比较服用 2h 后它们在患者血液中的含量是否一样，为此，按照某种规则挑选具有可比性的 14 位患者，并随机指定其中 8 人服用药品 A，另外 6 人服用药品 B，记录他们在服用 2h 后血液中药的浓度（用适当的单位），数据如下：

A：1.23，1.42，1.41，1.62，1.55，1.51，1.60，1.76；

B：1.76，1.41，1.87，1.49，1.67，1.81；

假设这两组观测值服从具有公共方差的正态分布，试在显著性水平，检验患者血液中这两种药的浓度是否有显著不同？

6. 设有 108 名成年男子，其脉搏平均每分钟 73.3 次，标准差为每分钟 8.8 次。问根据该数据，能否得出这 108 名成年男子平均每分钟脉搏次数较正常人（平均每分钟 72 次）为高的结论？（$\alpha = 0.05$）

7. 某中医师用中药青木香治疗高血压患者，治疗前后的情况对比表 7-10，问该中药治疗高血压是否有效。

表 7-10　某中医师用中药青木香治疗高血压患者比较

患者编号	舒张压			
	治疗前	治疗后	差数 d	d×d
	1	2	3=1-2	4=3×3
1	14.7	12	2.7	7.29
2	15.3	15.4	-0.1	0.01
3	17.7	13.5	4.2	17.64
4	17.7	17.5	0.2	0.04
5	16.8	14.7	2.1	4.41
6	14.4	11.7	2.7	7.29
7	14.7	12.3	2.4	5.76
8	14.7	13.9	0.8	0.64
9	18.7	16.8	1.9	3.61
10	13.9	11.5	2.4	5.76
11	16	11.7	4.3	18.49
12	16	14.9	1.1	1.21
合计	190.6	165.9	24.7	72.15
均值	15.9	13.8	2.06	

8. 根据以往经验，一般胃溃疡患者中有 20% 会发生胃出血症状，某医院观察 65 岁以上胃溃疡患者 304 例，有 96 例发生胃出血症状，问老年患者是否比较容易出现出血。（$\alpha = 0.01$）

第八章 方差分析

在医药研究和实践工作中，常常会通过实验观察某种因素或多种因素的变化对实验结果的影响。例如，在新药研制中，需要研究不同的实验温度、反应时间、催化剂的种类、各种成分的配比等对药品的质量、临床疗效等的影响。

案例 8-1

某医生欲了解3种市售阿德福韦醋制剂（A，B，C制剂）的溶出度是否相同。采用0.1mol/L的盐酸溶液作为溶出介质，每种制剂各随机测定9片，得到各自的溶出效率(%)，结果见表8-1。该医生用两样本 t 检验对3种市售阿德福韦醋制剂溶出度进行两两比较，所得结果为 A 与 B: $t=35.73$，$p<0.01$；A 与 C: $t=49.01$，$p<0.01$；B 与 C: $t=11.00$，$p<0.01$。据此认为这3种市售阿德福韦醋制剂的溶出度都不相同。

表 8-1　3种市售阿德福韦醋制剂的溶出度　　　　　　　　　（单位：%）

A	B	C
92.62	70.21	59.27
93.41	69.32	61.15
94.35	67.16	62.38
91.24	70.01	62.57
90.32	68.98	60.24
94.12	67.66	61.33
92.86	65.37	58.52
93.26	68.81	59.35
94.17	67.69	61.29
$\bar{x}_i$ 92.93	68.36	60.68

问题：

（1）该资料是何种类型？

（2）该研究的设计方案属于何种类型？

（3）该医生选择的统计分析方法是否正确？为什么？

（4）若想了解这3种市售阿德福韦醋制剂的溶出效率是否相同，用何种方法进行处理？

案例 8-1 分析讨论

（1）由于每种制剂的溶出效率是根据药物溶出仪和分光光度计的测定结果计算出来的确切数值，因此属于定量资料。

（2）在实验研究中，通常将实验观察到的结果称为效应（effect），而将影响实验结果的条件称为因素（factor），将因素所处的不同状态或不同的数量等级称为水平（level），实验因素、受试对象、实验效应称为实验设计的三要素。在本案例中研究者欲考察的因素只有一个（即阿德福韦醋制剂），水平数为 3（即 A，B，C 3 种制剂），而其他因素保持不变，这样的实验称为单因素实验（one facter trial），这样的实验设计称为完全随机分组设计（completely random design）。

（3）该医生选择的统计分析方法不正确。因为对于对比组数 k 大于 2 的资料，若使用两样本 t 检验分别对每两个对比组进行 t 检验，则需经过 $m = C_k^2 = k(k-1)/2$ 次 t 检验，若每次 t 检验的检验水准为 α，即犯 I 型错误的概率为 α，则 m 次 t 检验后，至少犯一次 I 型错误的概率为 $1-(1-\alpha)^m$，比预先设定的 α 要大。如本例，$k=3$，$m=C_3^2=3$ 次，若 $\alpha=0.05$，则至少一次错误地拒绝 H_0 的概率为 $1-(1-\alpha)^m = 1-(1-0.05)^3 \approx 0.14$，比 0.05 大多了。此时易将无差别的两均数错判为有差别。因此多个样本均数的比较不宜用两样本 t 检验来进行两两比较。

（4）要比较 3 组完全随机设计的定量资料的平均水平有无差别，要用单因素的方差分析进行分析，而不能采用 t 检验。

第一节　方差分析的基本思想

方差分析（analysis of variance，ANOVA）又称变异数分析，是进行多个均数比较的最常用方法之一。方差分析的理论和方法最早是英国统计学家 R.A. Fisher 在 1928 年首先提出的，为纪念 Fisher，将方差分析的统计量以其名字的第一个字母 F 命名。因此又有人把该方法称为 F 检验。其基本思想就是对所有观测值的总变异按研究设计和需要分解成两个或多个组成部分，然后再进行分析。因此，对案例 8-1 我们可作如下分解：

1. 总变异　在表 8-1 中，可以看出不同市售阿德福韦醋制剂每次实验的溶出效率各不相同，这种变异为总变异。其大小可用每一个变量值 x_{ij}（i 为处理因素的第 i 水平，$i=1$，2，$\cdots$，k；j 为每个水平下试验的第 j 个个体，$j=1, 2, \cdots, n_i$）与总均数 $\bar{x}$ 的离差平方和（sum of squares of deviations from mean，SS_T）来表示，即 $SS_T = \sum_{i=1}^{k}\sum_{j=1}^{n_i}(x_{ij}-\bar{x})^2$。很显然，$SS_T$ 的大小还与总例数 N（其中，$N = \sum_{i=1}^{k} n_i$，k 为组数）的大小有关（确切地说与总的自由度 $v_T = N-1$ 有关）。

2. 组内变异　由表 8-1 可知，在因素的每个水平（即每种市售阿德福韦醋制剂）下各次实验所得的溶出效率也有所不同，这种变异称为组内变异。这些数据的差异可认为是由随机因素引起的随机误差，即每种市售阿德福韦醋制剂的溶出效率可以看成是来自同一总体的样本，3 个水平对应 3 个相互独立的正态总体 X_1，X_2，X_3。组内变异的大小可用 3 组中每一组的每个变量值 x_{ij} 与该组均数 $\bar{x}_i$ 的离差平方和（sum of squares of deviations within groups）或误差平方和（sum of squares errow）来表示，即 $SS_e = \sum_{i=1}^{k}\sum_{j=1}^{n_i}(x_{ij}-\bar{x}_i)^2$。组内变异的大小也与各组例数 n_i 有关，实际上是自由度，组内自由度 $v_e = (N-k)$，因此组内均方（mean square within groups）或误差均方（mean square errow）为 $MS_e = SS_e/(N-k)$。在实验中由于只考虑了阿德福韦醋制剂的种类，其他影响因素都认为是相同的，故可以认为各总体的方差是相等的，即有

$$X_i \sim N(\mu_i, \sigma^2), \quad i=1,2,3 \tag{8-1}$$

3. 组间变异　由表 8-1 不难看出不同水平的平均溶出效率也不同，这种变异称为组间变异，其大小可用各组均数 $\bar{x}_i$ 与总均数 $\bar{x}$ 的离差平方和（sum of squares of deviations between groups）表示，即 $SS_A = \sum n_i(\bar{x}_i - \bar{x})^2$，$SS_A$ 的大小与处理组数（即因素的水平数）的多少有关，其组间自由

度 $\nu_A = k-1$（k 为组数，本例 $k=3$），为消除组数的影响，可计算组间均方（mean square between groups）：$MS_A = SS_A /(k-1)$。那么这 3 组数据平均水平的差异是由什么原因引起的？可能是由于不同市售阿德福韦醋制剂的溶出效率不同造成的，也有可能是由随机误差造成的。

用 $\mu_i (i=1,2,3)$ 代表不同种类阿德福韦醋制剂对应的总体均数，为此，应检验

$$H_0: \quad \mu_1 = \mu_2 = \mu_3$$

是否成立。如果不同种类阿德福韦醋制剂的溶出效率相同，也即 3 组样本均数来自同一总体（$H_0: \mu_1 = \mu_2 = \mu_3$），那么从理论上说造成组间变异和组内变异的原因都是随机误差，MS_A 与 MS_e 应该是相等的，这时若计算组间均方与组内均方的比值：

$$F = \frac{MS_A}{MS_e} \tag{8-2}$$

则 F 值在理论上应等于 1，但由于抽样误差的影响，F 通常接近 1，而并不恰好等于 1。相反，若不同种类阿德福韦醋制剂的溶出效率不同，则组间变异就会增大，F 值则明显大于 1，要大到什么程度才有统计学意义呢？可通过查 F 界值表得到 P 值，将其与事先规定的 α 值比较后作出判断。由此可见，方差分析是从分析资料的变异来源入手，进而比较各种变异（组间和组内变异）的相对大小，再作出统计学结论的假设检验方法。

第二节　方差分析的基本原理和方法

一般地，我们假设因素 A 有 k 个水平，记为 $A_1, A_2, A_3, \cdots, A_k$，考察因素 A 的不同水平对实验结果的影响是否有统计学意义。

设在每个水平 A_i 下进行 n_i 次实验，实验结果的总体变量分别为 $X_1, X_2, \cdots, X_k$，而且服从正态分布 $N(\mu_i, \sigma^2), i=1,2,\cdots, k$。方差分析的目的是在各总体方差一致（方差齐性）的条件下检验这些均数 μ_i 是否相同。在每个水平下实验得到的若干结果实际上是从总体中随机抽取的样本，其实验数据通常可以整理成表 8-2 的形式。

表 8-2　单因素实验数据整理表

水平（组别）	A_1	A_2	⋯	A_k
	x_{11}	x_{21}	⋯	x_{k1}
实验结果	x_{12}	x_{22}	⋯	x_{k2}
x_{ij}	⋮	⋮	⋮	⋮
	x_1n_1	x_2n_2	⋯	x_{kn_k}
平均值 $\bar{x}$	$\bar{x}_1$	$\bar{x}_2$	⋯	$\bar{x}_k$

其中，$\bar{x}_k = \sum_{j=1}^{n_k} x_{ij} \Big/ n_k$，$j=1,2,\cdots,n_k$。是在 A_i（$i=k$）水平下观测值的样本均数。

每个观察值也可以用线性模型来表示，即

$$x_{ij} = \mu_i + \varepsilon_{ij}, \quad \varepsilon_{ij} \sim N(0, \sigma^2), \quad i=1,2,\cdots, k$$

其中，μ_i 与 σ^2 为未知常数；ε_{ij} 为随机误差，且相互独立。

方差分析是一种假设检验，因此，应首先建立原假设和备择假设 $H_0: \mu_1 = \mu_2 = \cdots = \mu_k$；$H_1: \mu_1, \mu_2, \cdots, \mu_k$ 不相等或不全相等，其次，要构造检验统计量，R.A.Fisher 采用总的样本离差平方和进行分，解的办法来构造检验统计量。样本总均值为

$$\overline{x} = \sum_{i=1}^{k} \sum_{j=1}^{n_i} x_{ij} / N \qquad (8\text{-}3)$$

其中，$N = n_1 + n_2 + \cdots + n_k$。则总样本离差平方和可分解为

$$\begin{aligned}
\mathrm{SS_T} &= \sum_{i=1}^{k} \sum_{j=1}^{n_i} \left(x_{ij} - \overline{x}\right)^2 = \sum_{i=1}^{k} \sum_{j=1}^{n_i} \left[\left(x_{ij} - \overline{x}_i\right) + \left(\overline{x}_i - \overline{x}\right)\right]^2 \\
&= \sum_{i=1}^{k} \sum_{j=1}^{n_i} \left[\left(x_{ij} - \overline{x}_i\right)^2 + 2\left(x_{ij} - \overline{x}_i\right)\left(\overline{x}_i - \overline{x}\right) + \left(\overline{x}_i - \overline{x}\right)^2\right] \\
&= \sum_{i=1}^{k} \sum_{j=1}^{n_i} \left(x_{ij} - \overline{x}_i\right)^2 + \sum_{i=1}^{k} \sum_{j=1}^{n_i} 2\left(x_{ij} - \overline{x}_i\right)\left(\overline{x}_i - \overline{x}\right) + \sum_{i=1}^{k} \sum_{j=1}^{n_i} \left(\overline{x}_i - \overline{x}\right)^2 \\
&= \sum_{i=1}^{k} \sum_{j=1}^{n_i} \left(x_{ij} - \overline{x}_i\right)^2 + 2\sum_{i=1}^{k} \left(x_{ij} - \overline{x}_i\right) \sum_{j=1}^{n_i} \left(\overline{x}_i - \overline{x}\right) + \sum_{i=1}^{k} \sum_{j=1}^{n_i} \left(\overline{x}_i - \overline{x}\right)^2 \\
&= \sum_{i=1}^{k} \sum_{j=1}^{n_i} \left(x_{ij} - \overline{x}_i\right)^2 + \sum_{i=1}^{k} \sum_{j=1}^{n_i} \left(\overline{x}_i - \overline{x}\right)^2 \\
&= \mathrm{SS_e} + \mathrm{SS_A}
\end{aligned}$$

其中，交叉乘积部分等于 0，因为

$$\sum_{j=1}^{n_i} \left(x_{ij} - \overline{x}_i\right) = \sum_{j=1}^{n_i} x_{ij} - n_i \overline{x}_i = n_i \overline{x}_i - n_i \overline{x}_i = 0$$

由此得到了离差平方和分解公式

$$\mathrm{SS_T} = \mathrm{SS_A} + \mathrm{SS_e} \qquad (8\text{-}4)$$

同样，总自由度 $\nu_{\mathrm{T}} = N - 1$ 也可分解为两部分：

$$\nu_{\mathrm{T}} = N - 1 = (N - k) + (k - 1) = \nu_{\mathrm{A}} + \nu_{\mathrm{e}} \qquad (8\text{-}5)$$

根据抽样分布理论和 χ^2 分布的可加性，得

$$\frac{\mathrm{SS_e}}{\sigma^2} \sim \chi^2 (n - k) \qquad (8\text{-}6)$$

而当原假设 H_0 成立时，各个观测值 x_{ij} 服从正态分布 $N\left(\mu, \sigma^2\right)$，并且它们相互独立，故得

$$\frac{\mathrm{SS_T}}{\sigma^2} \sim \chi^2 (N - 1) \qquad (8\text{-}7)$$

前面我们已经知道 $\mathrm{SS_T} = \mathrm{SS_A} + \mathrm{SS_e}$，又 $\dfrac{\mathrm{SS_A}}{\sigma^2}$ 与 $\dfrac{\mathrm{SS_e}}{\sigma^2}$ 相互独立，根据 χ^2 分布的性质，当原假设 H_0 成立时，得

$$\frac{\mathrm{SS_A}}{\sigma^2} \sim \chi^2 (k - 1) \qquad (8\text{-}8)$$

根据 F 分布的定义，当原假设 $H_0 : \mu_1 = \mu_2 = \cdots = \mu_k$ 成立时有

$$F = \frac{\mathrm{SS_A} / (k - 1)}{\mathrm{SS_e} / (N - k)} \sim F(k - 1, N - k) \qquad (8\text{-}9)$$

其中，$\mathrm{MS_A} = \dfrac{\mathrm{SS_A}}{k - 1}$ 为组间均方，$\mathrm{MS_e} = \dfrac{\mathrm{SS_e}}{N - k}$ 为组内均方或误差均方。即

$$F = \frac{\mathrm{MS_A}}{\mathrm{MS_e}} \qquad (8\text{-}10)$$

因此，可以利用式（8-10）所计算的统计量 F 来检验原假设 H_0 成立与否。对于预先给定的检验水

准 α ，如果 $F \geq F_{\alpha,(k-1,N-k)}$ ， $P \leq \alpha$ ，则拒绝 H_0 接受 H_1 ，可以认为 A 因素对实验结果有影响；否则，即可认为 A 因素对实验结果无影响。

根据前面的分析，在应用方差分析进行统计分析时在理论上必须满足以下的条件：

（1）每个个体的观察值之间必须是独立的；

（2）每一水平下的观察值的总体分布是正态的；

（3）每一水平下的观察值的总体方差相等，即具有方差齐性（homogeneity of variance）。

第三节 单因素方差分析

单因素方差分析是一种适用于比较多个样本均数的统计分析方法，这类研究的设计属于完全随机分组设计。分析步骤与其他假设检验步骤相同，具体总结如下：

1. 建立原假设与备择假设

$H_0 : \mu_1 = \mu_2 = \cdots = \mu_k$ ； $H_1 : \mu_1, \mu_2, \cdots, \mu_k$ 不相等或不全相等

2. 确定检验水准

$\alpha = 0.05$

3. 计算统计量 F 值 （1）离差平方和的计算

$$C = \left(\sum_{i=1}^{k} \sum_{j=1}^{n_i} x_{ij} \right)^2 \Big/ N = N\bar{x}^2$$

$$SS_T = \sum_{i=1}^{k} \sum_{j=1}^{n_i} \left(x_{ij} - \bar{x} \right)^2 = \sum_{i=1}^{k} \sum_{j=1}^{n_i} x_{ij}^2 - C \tag{8-11}$$

$$SS_A = \sum n_i \left(\overline{X}_i - \overline{X} \right)^2 = \sum_{i=1}^{k} \frac{1}{n_i} \left(\sum_{j=1}^{n_i} x_{ij} \right) - C \tag{8-12}$$

$$SS_e = \sum_{i=1}^{k} \sum_{j=1}^{n_i} \left(x_{ij} - \bar{x}_i \right)^2 = \sum_{i=1}^{k} \sum_{j=1}^{n_i} x_{ij}^2 - \sum_{i=1}^{k} \frac{1}{n_i} \left(\sum_{j=1}^{n_i} x_{ij} \right)$$

或

$$SS_e = SS_T - SS_A \tag{8-13}$$

（2）自由度的计算

$$\nu_T = N - 1, \quad \nu_A = k - 1, \quad \nu_e = N - k$$

（3）统计量 F 值

$$F = \frac{SS_A / (k-1)}{SS_E / (N-k)}$$

4. 确定 P 值范围 根据组间均方与组内均方的自由度查附表 7，即 F 分布界值表，得到在 H_0 成立的前提下，获得该 F 值及更大 F 值的概率 P。

5. 判断结果 根据预先确定的检验水准 α ，若 $P \leq \alpha$ ，则可判断 H_0 不成立，而接受 H_1 ，差别有统计学意义，说明实验因素对实验结果有影响；相反，若 $P > \alpha$ ，不能认为 H_0 不成立，故不拒绝 H_0 ，差别无统计学意义，说明实验因素对实验结果没有影响。

方差分析的主要结果一般可用表格的形式，即方差分析表（analysis of variance table）（表 8-3）表示。

表 8-3 单因素方差分析表

方差来源 source	离差平方和 SS	自由度 df	均方 MS	F 值 F-value
组间（因素）	SS_A	$k-1$	$MS_A=SS_A/(k-1)$	MS_A/MS_e
组内（误差）	SS_e	$N-k$	$MS_e=MS_e/N-k$	
总	SS_T	$N-1$		

下面是对案例 8-1 进行单因素分析的步骤：

（1）建立假设与确定检验水准

$$H_0 : \mu_1 = \mu_2 = \mu_3; \quad H_1 : \mu_1, \ \mu_2, \ \mu_3 \text{全不相等或不全相等}$$
$$\alpha = 0.05$$

（2）计算统计量首先计算基本数据，汇总成表 8-4。

表 8-4 实验结果数据简单汇总表

组别	A	B	C	合计
n_i	9	9	9	27
$\sum\limits_{j=1}^{n_i} x_{ij}$	836.35	615.21	546.10	1997.66
$\sum\limits_{j=1}^{n_i} x_{ij}^2$	77735.23	42072.68	33152.23	152599.01

然后再计算离差平方和

$$C = \left(\sum_{i=1}^{k} \sum_{j=1}^{n_i} x_{ij} \right)^2 \Bigg/ N = 1997.66^2 / 27 = 147801.68$$

$$SS_T = \sum_{i=1}^{k} \sum_{j=1}^{n_i} \left(x_{ij} - \bar{x} \right)^2 = \sum_{i=1}^{k} \sum_{j=1}^{n_i} x_{ij}^2 - C = 152960.13 - 147801.68 = 5158.45$$

$$SS_A = \sum n_i \left(\overline{X}_i - \overline{X} \right)^2 = \sum_{i=1}^{k} \frac{1}{n_i} \left(\sum_{j=1}^{n_i} x_{ij} \right) - C$$

$$= \frac{836.35^2}{9} + \frac{615.21^2}{9} + \frac{546.1^2}{9} - 147801.68 = 5108.30$$

$$SS_e = SS_T - SS_A = 5158.45 - 5108.30 = 50.15$$

自由度：

$$\nu_T = N - 1 = 27 - 1 = 26$$
$$\nu_A = k - 1 = 3 - 1 = 2$$
$$\nu_e = N - k = 27 - 3 = 24$$

因此

$$F = \frac{SS_A/(k-1)}{SS_E/(N-k)} = \frac{5108.30/(3-1)}{50.15/(27-3)} = 1222.45$$

将上述计算结果整理成方差分析表，见表 8-5。

表 8-5　案例 8-1 的方差分析表

方差来源 source	离差平方和 SS	自由度 df	均方 MS	F值 F-value
组间（因素）	5108.30	2	2554.15	1222.45
组内（误差）	50.15	24	2.09	
总	5158.45	26		

（3）确定 P 值范围：按照 $v_A = 2, v_e = 24$ 查附表 7 F 分布表，得 $F_{0.05(2,24)} = 3.40$，案例 8-1 计算的 $F = 1222.45 > F_{0.05(2,24)}$，则 $P < 0.05$。

（4）判断结果：按 $\alpha = 0.05$ 水准，拒绝 H_0，接受 H_1，差别有统计学意义，即可以认为 3 种市售阿德福韦醋制剂的溶出效率总的有差别。

第四节　随机区组设计方差分析

案例 8-2

　　某医生在抗癌药物筛选实验中，欲考察 3 种药物对小白鼠肉瘤的抑瘤效果，同时设置了一组对照。现用来自 5 个不同窝别的 20 只雄性小白鼠作为受试对象。将每窝中的 4 只雄性小白鼠随机分配至 4 个不同的组，4 周以后处死小鼠，测量肿瘤的湿重，结果见表 8-6，该医生选用单因素方差分析，得 $F = 6.631, p = 0.004$，差别有统计学意义，从而认为 3 种药物都有效。

表 8-6　三种药物抑瘤效果的比较　　　　　　　　　（单位：g）

窝别（配伍组）	对照	A	B	C	配伍组合计
I	0.80	0.36	0.17	0.28	1.61
II	0.74	0.50	0.42	0.36	2.02
III	0.31	0.20	0.38	0.25	1.14
IV	0.48	0.18	0.44	0.22	1.32
V	0.76	0.26	0.28	0.13	1.43
处理组合计 $\sum X_i$	3.09	1.50	1.69	1.24	7.52（$\sum X$）
$\sum X_i^2$	2.0917	0.5196	0.6217	0.3358	3.5688（$\sum X^2$）

问题：
　　（1）该资料属于何种类型？
　　（2）该研究的设计属于何种设计方式？
　　（3）该医生选用的统计分析方法是否正确？为什么？应该选用何种方法进行分析？

案例 8-2 分析讨论

　　（1）该研究以小鼠肉瘤湿重大小作为评价药物抑瘤效果的指标，测量了每只小鼠的肉瘤湿重，属于计量资料。
　　（2）该研究的设计考虑了两个因素对实验结果的影响，即不同药物和小白鼠的不同窝别对小白鼠肉瘤的影响。本案例研究的主要目的是要分析不同药物对小白鼠肉瘤的影响，药物是处理因素（也称 A 因素）；不同窝别的小白鼠对肉瘤生长的反应可能有差别，而这种差别如果确实存在则必定会影响对药物抑瘤效果的分析，因此在安排实验时将不同窝别的小白鼠视为干扰因素（也称 B 因素），并作为配伍组，因此该研究的设计类型属于随机区组设计（randomized block design），又叫配伍设计。随机区组设计的资料由于考虑两个因素的效应，在分析数据时就可以将处理因素的作用与干扰因素的影响区分开，从而提高了检验的功效。有时配伍因素也可能是研究者需要考察的一个次要因素。

（3）该医生选用的统计分析方法不正确。单因素方差分析只适用于分析完全随机分组设计的资料，只能考察一个因素的效应。而本案例的设计属于随机区组设计，要考察的因素有两个，即药物和窝别两因素的效应，要采用两因素的方差分析（two-way analysis of variance，two-way ANOVA）。由于随机区组设计的每次试验是两个因素不同水平的交叉组合，并没有进行重复实验，因此并不能分析两个因素的交互作用。

两因素方差分析的原理类似于单因素方差分析，两因素方差分析中将总变异分解成 3 个组成部分，处理组间变异、区组间变异和误差项。亦即两因素方差分析仅在单因素方差分析的基础上，从误差中再分离出区组效应，使误差减少，从而提高了实验的效率。

对于无重复实验的两因素方差分析问题，一般设两因素为 A 和 B，A 因素有 k 个水平 A_1，A_2，…，A_k，B 因素有 b 个水平 B_1，B_2，…，B_b，在每对水平组合 (A_i, B_j) 下独立做一次实验，不进行重复，实验结果常理成表 8-7 的形式。设实验结果对应总体 X_{ij} 相互独立，而且服从方差相等的正态分布，

$$X_{ij} \sim N(\mu_{ij}, \sigma^2), \quad i=1,2,\cdots,k, \quad j=1,2,\cdots,b$$

每次实验的观察值 x_{ij} 即为表 8-7 的数据。

表 8-7　无重复的两因素实验数据整理表

因素 A	A 因素			
	A_1	A_2	…	A_k
B_1	x_{11}	x_{21}	…	x_{k1}
B_2	x_{12}	x_{22}	…	x_{k2}
…	…	…	…	…
B_b	x_{1b}	x_{2b}	…	x_{kb}

设总体均值为 μ，A 因素 A_i 水平的均值为 $\mu_i, i=1,2,\cdots,k$，B 因素 B_j 水平的均值为 $\mu_j, j=1,2,\cdots,b$，如果效应可加，便有

$$\mu_{ij} = \mu + (\mu_i - \mu) + (\mu_j - \mu) = \mu + \alpha_i + \beta_j, \quad i=1,2,\cdots,k, j=1,2,\cdots,b$$

其中，$\alpha_i = \mu_i - \mu$ 为 A 因素的主效应（main effect），$\beta_j = \mu_j - \mu$ 为 B 因素的主效应，且满足条件：$\sum_{i=1}^{k}\alpha_i = \sum_{j=1}^{b}\beta_j = 0$。

根据水平样本均值的数学期望性质，

$$\mu_{ij} = E(\bar{x}_{ij}), \quad \mu_{i.} = E(\bar{x}_{i.}), \quad \mu_{.j} = E(\bar{x}_{.j})$$

利用最小二乘法可得到主效应的估计值，

$$\hat{\alpha}_i = \bar{x}_{i.} - \bar{x}, \quad \hat{\beta}_j = \bar{x}_{.j} - \bar{x}$$

因此，检验 A 因素各水平效应是否相同的原假设与备择假设为

$$H_0: \alpha_1 = \alpha_2 = \cdots = \alpha_k; \quad H_1: \alpha_1, \alpha_2, \cdots, \alpha_k \text{全不为0或不全为0}$$

检验 B 因素各水平效应是否相同的原假设与备择假设为

$$H_0: \beta_1 = \beta_2 = \cdots = \beta_b; \quad H_1: \beta_1, \beta_2, \cdots, \beta_b \text{全不为0或不全为0}$$

两个因素的假设是独立的，即 A 因素的检验结果拒绝不拒绝 H_0，对 B 因素的检验并没有影响。

于是，样本总均值可表示为 $\bar{x} = \dfrac{\sum\limits_{i=1}^{k}\sum\limits_{j=1}^{b} x_{ij}}{bk}$，

A 因素各水平的样本均值为 $\bar{x}_{i.} = \dfrac{\sum\limits_{j=1}^{b} x_{ij}}{b}$，$i = 1, 2, \cdots, k$，

B 因素各水平的样本均值为 $\bar{x}_{.j} = \dfrac{\sum\limits_{i=1}^{k} x_{ij}}{k}$，$j = 1, 2, \cdots, b$。

与单因素方差分析类似，将总离差平方和（总变异）进行分解：

$$\begin{aligned} SS_T &= \sum_{i=1}^{k}\sum_{j=1}^{b}\left(x_{ij} - \bar{x}\right)^2 = \sum_{i=1}^{k}\sum_{j=1}^{b}\left[\left(x_{i.} - \bar{x}\right) + \left(x_{.j} - \bar{x}\right) + \left(x_{ij} - x_{i.} - x_{.j} + \bar{x}\right)\right]^2 \\ &= \sum_{i=1}^{k} b\left(x_{i.} - \bar{x}\right)^2 + \sum_{j=1}^{b} k\left(x_{.j} - \bar{x}\right)^2 + \sum_{i=1}^{k}\sum_{j=1}^{b}\left(x_{ij} - \bar{x}_{i.} - \bar{x}_{.j} + \bar{x}\right)^2 \\ &= SS_A + SS_B + SS_e \end{aligned}$$

在上式中，$SS_T = \sum\limits_{i=1}^{k}\sum\limits_{j=1}^{b}\left(x_{ij} - \bar{x}\right)^2 = \sum\limits_{i=1}^{k}\sum\limits_{j=1}^{b} x_{ij}^2 - C$，而 $C = \dfrac{\left(\sum\limits_{i=1}^{k}\sum\limits_{j=1}^{b} x_{ij}\right)^2}{bk}$。$SS_T$ 称为总离差平方和，反映总变异。

$SS_A = b\sum\limits_{i=1}^{k}\left(\bar{x}_{i.} - \bar{x}\right)^2 = \dfrac{1}{b}\sum\limits_{i=1}^{k}\left(\sum\limits_{j=1}^{b} x_{ij}\right)^2 - C$ 称为 A 因素的离差平方和，主要反映 A 因素各水平效应之间的差异。

$SS_B = k\sum\left(\bar{x}_{.j} - \bar{x}\right)^2 = \dfrac{1}{k}\sum\limits_{j=1}^{b}\left(\sum\limits_{i=1}^{k} x_{ij}\right)^2 - C$ 称为 B 因素的离差平方和，主要反映 B 因素各水平效应之间的差异。

$SS_e = \sum\limits_{i=1}^{k}\sum\limits_{j=1}^{b}\left(x_{ij} - \bar{x}_{i.} - \bar{x}_{.j} + \bar{x}\right) = SS_T - SS_A - SS_B$ 称为随机误差平方和，主要反映随机误差大小。

SS_T, SS_A, SS_B, SS_e 对应的自由度分别为

$$\nu_T = bk - 1, \quad \nu_A = k - 1, \quad \nu_B = b - 1, \quad \nu_e = (k - a)(b - 1)$$

当 SS_A, SS_B, SS_e 相互独立，根据抽样分布的理论可知

$$F_A = \frac{SS_A / \nu_A}{SS_e / \nu_e} \sim F(\nu_A, \nu_e), \quad F_B = \frac{SS_B / \nu_B}{SS_e / \nu_e} \sim F(\nu_B, \nu_e)$$

对于给定的检验水准 α，查 F 分布表得界值 $F_{A\alpha} = F_{\alpha(\nu_A, \nu_e)}$，$F_{B\alpha} = F_{\alpha(\nu_B, \nu_e)}$。如果 $F_A \geqslant F_{A\alpha} = F_{\alpha(\nu_A, \nu_e)}$，则拒绝 H_0，可以认为 A 因素各水平效应总的来说有差异；否则，就拒绝 H_0，

还不能认为 A 因素各水平效应有差异。如果 $F_B \geqslant F_{B\alpha} = F_{\alpha(\nu_B, \nu_e)}$，则拒绝 H_0，可以认为 B 因素各水平效应总的来说有差异；否则，就不拒绝 H_0，还不能认为 B 因素各水平效应有差异。

无重复两因素方差分析表可整理成表 8-8 的形式。

表 8-8　无重复两因素的方差分析表

变异来源	离差平方和	自由度	均方	F 值	P 值
因素 A	SS_A	$k-1$	$MS_A = \dfrac{SS_A}{k-1}$	$F_A = \dfrac{MS_A}{MS_e}$	$F_A \geqslant F_{A\alpha}$，则 $P \leqslant \alpha$ $F_A < F_{A\alpha}$，则 $P > \alpha$
因素 B	SS_B	$b-1$	$MS_B = \dfrac{SS_B}{b-1}$	$F_B = \dfrac{MS_B}{MS_e}$	$F_B \geqslant F_{B\alpha}$，则 $P \leqslant \alpha$ $F_B < F_{B\alpha}$，则 $P > \alpha$
误差	SS_e	$(k-1)(b-1)$	$MS_e = \dfrac{SS_e}{(k-1)(b-1)}$		
总	SS_T	$kb-1$			

案例 8-2 的两因素方差分析的步骤。

（1）建立假设与确定检验水准。

A 因素（不同药物）：

$$H_0: \alpha_1 = \alpha_2 = \cdots = \alpha_k; \qquad H_1: \alpha_1, \alpha_2, \cdots, \alpha_k \text{全不为0或不全为0}$$
$$\alpha = 0.05$$

B 因素（配伍因素）：

$$H_0: \beta_1 = \beta_2 = \cdots = \beta_b; \qquad H_1: \beta_1, \beta_2, \cdots, \beta_b \text{全不为0或不全为0}$$
$$\alpha = 0.05$$

（2）计算统计量

$$C = \frac{\left(\sum_{i=1}^{k} \sum_{j=1}^{b} x_{ij} \right)^2}{bk} = \frac{(7.52)^2}{5 \times 4} = 2.83$$

上式中，b 为配伍因素水平数；k 为处理因素水平数。本案例配伍因素 $b = 5, k = 4$。

$$SS_T = \sum_{i=1}^{k} \sum_{j=1}^{b} X_{ij} - C = 3.5688 - 2.82752 = 0.7413$$

$$SS_A = \frac{1}{b} \sum_{i=1}^{k} \left(\sum_{j=1}^{b} x_{ij} \right)^2 - C = \frac{(3.09)^2 + (1.50)^2 + (1.69)^2 + (1.24)^2}{5} - 2.82752 = 0.4108$$

$$SS_B = \frac{1}{k} \sum_{j=1}^{b} \left(\sum_{i=1}^{k} x_{ij} \right)^2 - C = \frac{(1.61)^2 + (2.02)^2 + (1.14)^2 + (1.32)^2 + (1.43)^2}{4} - 2.82752 = 0.1123$$

$$SS_e = SS_T - SS_A - SS_B = 0.741 - 0.4108 - 0.1123 = 0.2179$$

相应的自由度为

$$\nu_T = bk - 1 = 5 \times 4 - 1 = 19$$
$$\nu_A = k - 1 = 4 - 1 = 3$$
$$\nu_B = b - 1 = 5 - 1 = 4$$
$$\nu_e = (k-1)(b-1) = (4-1) \times (5-1) = 12$$

则统计量，

$$F_A = \frac{SS_A / \nu_A}{SS_e / \nu_e} = \frac{0.4108 / 3}{0.2179 / 12} = 7.535$$

$$F_B = \frac{SS_B / \nu_B}{SS_e / \nu_e} = \frac{0.1123/4}{0.2179/12} = 1.545$$

（3）确定 P 值，判断结果：按照误差自由度为12，A 因素与 B 因素的自由度分别为3和4，对 $\alpha = 0.05$ 查 F 分布表，得界值 $F_{0.05(3,12)} = 3.49, F_{0.05(4,12)} = 3.26$。

对处理因素，因 $F_A = 7.535 > F_{0.05(3,12)} = 3.49$，故 $P<0.05$，按 $\alpha = 0.05$ 水准拒绝 H_0，接受 H_1，差别有统计学意义，可认为3种药物与对照的主效应全不为0或不全为0，即3种药物与对照组至少有一组有抑瘤效果。

对区组因素，因 $F_B = 1.545 < F_{0.05(4,12)} = 3.26$，故 $P>0.05$ 按 $\alpha = 0.05$ 水准不拒绝 H_0，差别无统计学意义，可认为不同窝别的小白鼠对肉瘤生长的反应相同。

案例8-2的方差分析表见表8-9。

表8-9 案例8-2的方差分析表

变异来源	离差平方和	自由度	均方	F 值	P 值
因素 A（药物）	0.4108	3	0.1369	7.535	<0.05
因素 B（窝别）	0.1123	4	0.0281	1.545	>0.05
误差	0.2181	12	0.0188		
总	0.7412	19			

第五节 多重比较

案例8-3

仍以案例8-1为例。

问题：

（1）案例8-1经单因素方差分析的结果为拒绝 H_0，接受 H_1，可以认为3种市售阿德福韦醋制剂的溶出效率总的有差别。研究者为进一步了解每两组之间的差异，选用 t 检验对3组之间进行两两比较，差别都有统计学意义，认为3种市售阿德福韦醋制剂的溶出效率两两之间都有差别。该分析方法是否正确？

（2）研究者欲进一步了解每两组之间的差异，应该选用何种方法？

案例8-3分析讨论

（1）研究者选用的统计分析方法错误。研究者欲进一步考察每两组之间的差异，可以进行多个样本均数的两两比较。但是，多个样本均数的两两比较不可使用 t 检验来进行分析，因为这样会增加I型错误的概率。

（2）多组均值的比较，经单因素方差分析以后，结果为拒绝 H_0，接受 H_1，只表明至少有两组之间差别有统计学意义，并不表明任意两组之间的差别均有统计学意义。如果想了解究竟是各组间都有差别，还是某些组均数之间有差别，要用多个样本均数的两两比较（又称多重比较 multiple comparison）来进行分析。

多重比较的方法有很多，下面介绍两种，即适用于多组间两两比较的 q 检验和适用于某指定组与其他各组比较的 q' 检验。

1. 多个样本均数间的两两比较 q 检验又称 Student-Newman-Keuls 法（S-N-K 法），统计量为 q：

$$q = \left(\overline{X}_A - \overline{X}_B\right) \bigg/ \sqrt{\frac{MS_e}{2} \times \left(\frac{1}{n_A} + \frac{1}{n_B}\right)} \tag{8-14}$$

式中，$\overline{X}_A$，$\overline{X}_B$ 为两对比组的样本均数，MS_e 为方差分析中算得的误差均方（或称组内均方），n_A 和 n_B 分别为两对比组样本例数。

案例 8-3 的多重比较，继续案例 8-1 对 3 种市售阿德福韦醋制剂的溶出效率进行两两比较。

H_0：$\mu_A = \mu_B$. 每次对比时两个总体均数相等；

H_1：$\mu_A \neq \mu_B$. 每次对比时两个总体均数不等。

$\alpha = 0.05$。

将 3 个样本均值按从大到小顺序重新排列并编上组次

组次	1	2	3
均值	92.93	68.36	60.68
原组别	A	B	C

计算分母（标准误），由于每次对比时两组样本含量都相同，故每次对比时分母相同。然后列出两两比较计算表，见表 8-10。

$$\sqrt{\frac{MS_e}{2}\left(\frac{1}{n_A} + \frac{1}{n_b}\right)} = \sqrt{\frac{2.09}{2}\left(\frac{1}{9} + \frac{1}{9}\right)} = 0.4819 \tag{8-15}$$

表 8-10　3 种市售阿德福韦醋制剂的溶出效率两两比较

对比组	两均数之差	组数 a	标准误	q 值	q 界值 $\alpha = 0.05$	P
（1）	（2）	（3）	（4）	（5）=（2）/（4）	（6）	（7）
1 与 3	32.25	3	0.4819	66.9226	3.53	<0.05
1 与 2	24.57	2	0.4819	50.9857	2.92	<0.05
2 与 3	7.68	2	0.4819	15.9369	2.92	<0.05

表中第（1）列表示相互比较的两组。两两比较的次数为 3。

第（2）列为两对比组均数之差，如 1 组与 3 组比，$\overline{x}_1 - \overline{x}_3 = 92.93 - 60.68 = 32.35$，其余类推。

第（3）列为 a 值，它表示样本均数按大小顺序排列后，两对比组所包含的组数。例如，表 8-10 第一行 1 与 3 比，包含了排序组次 1，2，3 三个组，故 $a = 3$；而第二行 1 与 2 比，则包含组次 1，2 两个组，故 $a = 2$；第三行 2 与 3 比，$a = 2$。

第（4）列为 q 值的分母，即式（8-15）计算的结果，由于每次对比时两组样本含量都相同，故都相同。若每次对比时两组样本含量不同，q 值的分母即标准误则需分别计算。

第（5）列为 q 值，按式（8-14）计算。亦即每行第二列两对比组均数之差与第四列标准误的比值。

第（6）列由附表 13，q 界值表，查出 $\alpha = 0.05$ 时的界值。本案例 $\nu_e = 24$，当 $a = 3$，$q_{0.05(24,3)} = 3.53$，$q_{0.05(24,2)} = 2.92$。

第（7）列是根据第（6）列的 q 界值得出的 P 值。按 $\alpha = 0.05$ 判断水准，A 制剂与 C 制剂（即排序后 1 组与 3 组）、A 制剂与 B 制剂（即排序后 1 组与 2 组）、B 制剂与 C 制剂（即排序后 2 组与 3 组）对比时均拒绝 H_0，接受 H_1，说明 3 种市售阿德福韦醋制剂的溶出效率均有差别。

2. 多个实验组与一个对照组均数间的两两比较

> **案例 8-4**
>
> 仍以案例 8-2 为例。
>
> **问题：**
>
> 在案例 8-2 中进行两因素方差分析的结果为不同窝别的小白鼠对肉瘤生长的反映相同，但是 3 种药物对小白鼠肉瘤的抑瘤效果与对照组有差别，能否说明 A，B，C 每种药物的抑瘤效果与对照组相比都有差别？

> **案例 8-4 讨论分析**
>
> 对案例 8-2 中进行两因素方差分析的结果表明，总的来说 3 种药物对小白鼠肉瘤的抑瘤效果与对照组有差别。换句话说，A，B，C 3 种药物中至少有一种药物的抑瘤效果与对照组有差别，并不说明 A，B，C 3 种药物中的每种药物抑瘤效果与对照组相比都有差别。要了解究竟是每种药物抑瘤效果与对照组都有差别，还是某种（或某两种）药物抑瘤效果与对照组有差别，而其余药物的抑瘤效果与对照组无差别，还需进行多个实验组与一个对照组均数间的两两比较。

多个实验组与一个对照组均数间的两两比较常用 q' 检验，又称 Dunnet 法，其计算公式为

$$q' = \frac{|\bar{x}_T - \bar{x}_C|}{\sqrt{\dfrac{MS_e}{2}\left(\dfrac{1}{n_T} + \dfrac{1}{n_C}\right)}} \tag{8-16}$$

式中，$\bar{x}_T$ 与 n_T 为实验组均数和样本例数，$\bar{x}_C$ 与 n_C 为对照组均数和样本例数。该公式与式（8-14）类似，区别仅在于算得 q' 值后需查附表 14 q' 界值表。q' 界值表中的自由度 v_e 仍为方差分析中的误差项自由度，a 仍为两对比组包含的组数。

案例 8-4 用 Dunnett 法进行多个实验组与一个对照组均数间的两两比较即案例 8-2 的继续分析。

H_0：对比的两组总体均数相等；

H_1：对比的两组总体均数不等。

$\alpha = 0.05$。

将样本均数从小到大排列，并编上组次：

组次	1	2	3	4
均值	0.248	0.300	0.338	0.618
组别	C	A	B	对照组

（1）对照组与 C 组的比较：

$$q' = \frac{|\bar{x}_T - x_C|}{\sqrt{\dfrac{MS_e}{2}\left(\dfrac{1}{n_T} + \dfrac{1}{n_C}\right)}} = \frac{|0.618 - 0.248|}{\sqrt{\dfrac{0.0188}{2}\left(\dfrac{1}{5} + \dfrac{1}{5}\right)}} = 4.3392$$

以 $v_e = 12$，$a = 4$，查附表 14 q' 界值表，得 $q'_{0.05(12,2)} = 2.68$，$q' > q'_{0.05(56,2)}$，$P < 0.05$，故可认为 C 药的抑瘤效果与对照组有差别，C 药的抑瘤效果优于对照组。

（2）对照组与 A 组的比较：

$$q' = \frac{|\bar{x}_T - x_C|}{\sqrt{\dfrac{MS_e}{2}\left(\dfrac{1}{n_T} + \dfrac{1}{n_C}\right)}} = \frac{|0.618 - 0.300|}{\sqrt{\dfrac{0.0188}{2}\left(\dfrac{1}{5} + \dfrac{1}{5}\right)}} = 3.7293$$

以 $\nu_e=12$，$a=3$，查附表 14 q 界值表，得 $q'_{0.05(12,3)}=2.50$，$q'>q'_{0.05(56,3)}$，$P<0.05$，故可认为 A 药的抑瘤效果与对照组有差别，A 药的抑瘤效果优于对照组。

（3）对照组与 B 组的比较：

$$q'=\frac{|\bar{x}_T-\bar{x}_C|}{\sqrt{\dfrac{MS_e}{2}\left(\dfrac{1}{n_T}+\dfrac{1}{n_C}\right)}}=\frac{|0.618-0.2800|}{\sqrt{\dfrac{0.0188}{2}\left(\dfrac{1}{5}+\dfrac{1}{5}\right)}}=3.2837$$

以 $\nu_e=12$，$a=2$，查附表 14 q 界值表，得 $q'_{0.05(12,2)}=2.18$，$q'>q'_{0.05(56,3)}$，$P<0.05$，故可认为 B 药的抑瘤效果与对照组有差别，B 药的抑瘤效果优于对照组。

习 题 八

1. 方差分析的基本思想是什么？
2. 两样本 t 检验与完全随机设计资料的方差分析有何联系？
3. 配对设计 t 检验与随机区组设计资料的方差分析有何联系？
4. 某医生为研究一种降糖药物的临床疗效，以统一的纳入标准和排除标准选择了 60 例 2 型糖尿病患者，按照完全随机分组设计方案将患者分为 3 组进行双盲临床试验。其中，用该降糖药物高剂量治疗 21 人，低剂量治疗 19 人，阳性对照药治疗 20 人。治疗 1 个疗程后测得其餐后 2h 血糖的下降值（mmol/L），结果见表 8-11。该医生认为该资料属于完全随机设计的定量资料，应用方差分析进行检验，方差分析表见表 8-12。根据方差分析的结果，该医生认为 2 型糖尿病患者经该降糖药物治疗 1 个疗程后，其餐后 2h 血糖下降的总体均数不同，治疗组高于阳性对照组，且高剂量下降值超过低剂量组。

表 8-11 　2 型糖尿病患者治疗 1 个疗程后餐后 2h 血糖的下降值 　　（单位：mmol/L）

高剂量组		低剂量组		阳性对照组	
5.6	16.3	−0.6	2.0	12.4	2.7
9.5	11.8	5.7	5.6	0.9	7.8
6.0	14.6	12.8	7.0	7.0	6.9
8.7	4.9	4.1	7.9	3.9	1.5
9.2	8.1	−1.8	4.3	1.6	9.4
5.0	3.8	−0.1	6.4	6.4	3.8
3.5	6.1	6.3	7.0	3.0	7.5
5.8	13.2	12.7	5.4	3.9	8.4
8.0	16.5	9.8	3.1	2.2	12.2
15.5	9.2	12.6		1.1	6.0
11.8					

表 8-12 　方差分析表

变异来源	SS	ν	MS	F	P
组间	176.765	2	88.382	5.537	< 0.01
组内	909.872	57	15.963		
总	1086.637	59			

求：（1）该医生选择的统计分析方法是否正确？为什么？
（2）该医生所得结论是否正确？为什么？

第九章　非参数假设检验

前面我们介绍的 t 检验、方差分析是在资料的总体分布类型已知（如正态分布）的基础上，对未知总体参数（如总体均数）进行检验的方法，称为参数检验（parametric test）。在实际工作中我们收集的计量资料有许多并不满足参数检验所需的条件，而且在我们进行变量变换后仍不能达到参数检验的条件，对于这类资料宜选用一种不依赖总体的分布形式，不对总体参数进行统计推断，而是通过样本资料对总体的分布或分布位置进行推断的非参数检验方法（nonparametric test）进行分析。非参数检验的方法较多，如在医药研究和生产实践中常推断某现象发生的实际频数（actual frequence）分布是否符合某一已知的理论分布时，需要进行拟合优度检验；有推断列联表独立与差异性的 χ^2 检验和秩和检验等。

案例 9-1

（数理医药学杂志.2002，（15）2）某研究者在分析服农药自杀者的空间聚集性问题时，收集了某地 1990 年服农药自杀资料 353 例，以行政自然村为单位，按自杀例数分类统计，具体见表 9-1。

表 9-1　某地服农药自杀以村为单位的频数分布

村内自杀例数	0	1	2	3	4	5	6
频数	593	206	48	11	3	0	1

问题：

（1）该资料是何类型？

（2）该资料的分布属于何种分布？

分析讨论：

（1）该资料收集时是按照服农药自杀者在各个行政自然村发生的例数进行的分类统计，属于计数资料。

（2）该资料研究的是服农药自杀现象在不同的自然行政村的发生数的分布问题。如果服农药自杀现象是完全随机的，即某村有或无服农药自杀现象对村内其他人服农药自杀现象没有影响，而且每个服农药自杀现象在任何一村发生的概率是相等的，则服从泊松分布。如果某村有服农药自杀的现象对村内其他人服农药自杀现象有影响，亦即会造成服农药自杀现象在某些村聚集，资料则服从负二项分布。也就是说，分析服农药自杀者的空间聚集性问题可转化为分析服农药自杀者以村为单位的分布是服从泊松分布，还是服从负二项分布的问题。需要进行 χ^2 拟合优度检验。

第一节　拟合优度检验

一、拟合优度 χ^2 检验法

拟合优度 χ^2 检验法的基本思想与步骤

1. 拟合优度 χ^2 检验的基本思想

一般地我们设 X 为未知总体，$(x_1, x_2, \cdots, x_n)$ 为大样本（$n \geqslant 50$），欲检验

$$H_0: F(x) = F_0(x), \quad H_1: F(x) \neq F_0(x)$$

其中，$F_0(x)$ 为某一已知的分布。把实数轴 $(-\infty, +\infty)$ 分成 k 个互不相交的区间：

$$(-\infty, a_1], (a_1, a_2], \cdots, (a_{k-2}, a_{k-1}], (a_{k-1}, +\infty)$$

其中，$\min\limits_{1\leqslant i\leqslant n}(x_i) < a_1$，$\max\limits_{1\leqslant i\leqslant n}(x_i) > a_{k-1}$（使两个尾部区间中样本点非空），记 $a_0 = -\infty$，$a_k = +\infty$，$I_i = (a_{i-1}, a_i]$ $(i = 1, 2, \cdots, k-1), I_k = (a_{k-1}, +\infty)$，若记 A_i 为样本观测值（x 的取值）落在第 i 个小区间 I_i 的个数（即实际频数）；p_i 为 x 取值落入第 i 个小区间 I_i 的概率，$0 < p_i < 1$，$i = 1, 2, \cdots, k$ 则 $p_i = p(a_{i-1} < x < a_i) = F_0(a_i) - F_0(a_{i-1})$，$i = 1, 2, \cdots, k$，$np_i$ 为在 H_0 成立下理论上的频数（theoretical frequency），简称为理论频数（T_i）。由此构造统计量

$$\chi^2 = \sum_{i=1}^{k} \frac{(A_i - T_i)^2}{T_i} \tag{9-1}$$

Pearson 定理：不论 $F_0(x)$ 是何分布函数，只要 n 充分大（$n \geqslant 50$），当假设 H_0 成立时，上述 χ^2 统计量都近似地服从自由度为 $k-r-1$ 的 χ^2 分布。即

$$\chi^2 = \sum_{i=1}^{k} \frac{(A_i - T_i)^2}{T_i} \sim \chi^2(k-r-1)(\text{近似}) \tag{9-2}$$

其中，r 是 $F_0(x)$ 中未知参数的个数；A_i 为实测频数；$T_i = n_i p_i$ 为理论频数；$k - r - 1$ 为 χ^2 分布的自由度。统计学上将这类检验方法称为拟合优度检验。

对于给定的 α，查 χ^2 分布表得临界值 $\chi_\alpha^2(k-r-1)$，使

$$p\left(\left(\chi^2 \geqslant \chi_\alpha^2(k-r-1)\right)\right) = p\left(\sum_{i=1}^{k} \frac{(A_i - T_i)^2}{T_i} \geqslant \chi_\alpha^2(k-r-1)\right) = \alpha$$

由样本值计算出 χ^2 统计量的值，当

$\chi^2 \geqslant \chi_\alpha^2(k-r-1)$ 时拒绝 H_0；

$\chi^2 < \chi_\alpha^2(k-r-1)$ 时接受 H_0。

可见，Pearson 定理（准则）适用于实际频数与理论频数相比较的问题。

拟合优度 χ^2 检验法的基本思想可以概括为：将总体 X 的取值范围分为 k 个互不相容的区间，再将样本观测值 $x_1, x_2, \cdots, x_n$ 落在各组的实际频数与已知分布对应的理论频数进行比较，由此构造检验统计量来衡量样本观测值与已知分布的拟合程度，从而检验 H_0 是否成立。其理论依据主要为 Pearson 定理。

2. 拟合优度 χ^2 检验的基本步骤

（1）建立假设与确定检验水准

H_0：总体 X 服从某已知分布 $F_0(x)$；

H_1：总体 X 不服从某已知分布 $F_0(x)$

$\alpha = 0.05$

（2）计算统计量：（i）对总体分布 $F_0(x)$ 中 r 个未知参数用样本资料计算出其点的估计值。

（ii）当数据为离散型数据时，根据已知分布 $F_0(x)$ 的概率分布规律计算每种取值可能的概率值 p_i；当数据是连续型数据时，将总体的取值区间 (a, b)（a 可以是 $-\infty$ 也可以不是，b 可以是 $+\infty$ 也可不是），分成 k 个互不相交的区间，再根据已知分布的规律计算每个区间的概率值 p_i。

（iii）由 p_i 计算样本含量为 n 时，落在各组（离散型资料）或各区间（连续型资料）的理论频数 T_i（$T_i = np_i$）。

（iv）当数据为离散型数据时，清点样本观察值 $x_1, x_2, \cdots, x_n$ 落在各组的实际频数 A_i；当数据

是连续型数据时，计算样本观察值 $x_1, x_2, \cdots, x_n$ 落在各区间的实际频数 A_i。

（v）按式（9-1）计算 χ^2 统计量。

$$\chi^2 = \sum_{i=1}^{k} \frac{(A_i - T_i)^2}{T_i}$$

（3）确定 p 值：根据自由度为 $k-r-1$ 查附表 5 χ^2 分布表，得到 p 值的范围。

（4）推断结论：根据上步确定的 p 值与检验水准 $\alpha = 0.05$ 作出拒绝或不拒绝原假设的推断结论。推断的标准为：

$\chi^2 \geq \chi^2_\alpha (k-r-1)$ 时，$p \leq \alpha$，拒绝 H_0，可认为总体分布不服从已知理论分布 $F_0(x)$。

$\chi^2 < \chi^2_\alpha (k-r-1)$ 时，$p > \alpha$，不拒绝 H_0，可认为总体分布服从已知理论分布 $F_0(x)$。

χ^2 检验法拟合优度实际应用时应注意的问题：

（i）样本含量 n 应足够大，一般 $n \geq 50$。

（ii）检验时要求各组的理论频数不小于 5（$T_i \geq 5$）。当遇到一组或几组理论频数小于 5 时，可将相邻的组合并，以使合并后的理论频数不小于 5。

（iii）计算理论频数时，常常需要由样本资料来估计某些未知参数，设为 r 个，则 χ^2 分布的自由度 $\nu = k-r-1$。

案例 9-1 的分析步骤

案例 9-1 的分析讨论中我们已经知道要分析服农药自杀者是否有空间聚集性，就要分析表 9-1 资料是服从泊松分布，还是服从负二项分布。下面我们就具体分析案例 9-1 数据的分布是服从泊松分布，还是服从负二项分布。

（1）建立假设与确定检验水准

H_0：总体 X 服从某已知分布 $F_0(x)$；H_1：总体 X 不服从某已知分布 $F_0(x)$

$$\alpha = 0.05$$

（2）计算统计量：（i）负二项分布拟合，假设服农药自杀者的分布服从负二项分布，根据负二项分布的分布规律，可计算出每村服农药自杀者为 0，1，2，3，4，5，6 人时，理论上的自然行政村数，即理论频数（表 9-2 中第 3 列）。其方法可以按照负二项分布模型 $P_{(x)} = \binom{-k}{x} \pi^k (\pi-1)^x$，式中 $P(x)$ 为出现计数为 x 的概率，$k > 0$，$0 < \pi < 1$，$x = 0$，1，2，$\cdots$，π 为常数，k 是表示聚集程度的参数，两者由矩法求之。理论频数由 $N \times P_{(x)}$ 计算所得。

（ii）同样根据泊松分布也可计算出相应的理论频数（表 9-3）。具体由泊松分布模型计算。$P_{(x)} = e^{-\lambda} \frac{\lambda^k}{k!}, k = 0, 1, 2, \cdots$，式中 $P(x)$ 为出现计数为 x 的概率；e 为自然对数的底，e=2.71828；λ 为平均数；x 为以村为单位服农药自杀的例数。其理论频数为 $N \times P_{(x)}$，其中 N 为样本总数。

（iii）根据式（9-1），计算出统计量 χ^2 值，具体结果见表 9-2 与表 9-3。

表 9-2　某地服农药自杀的实际频数拟合负二项分布拟合优度 χ^2 检验

村内自杀例数	实际频数	负二项分布	
		理论频数	χ^2
（1）	（2）	（3）	（4）
0	593	596.9804	0.0265
1	206	197.4942	0.3663
2	48	51.6418	0.2568

续表

村内自杀例数	实际频数	负二项分布		
		理论频数		χ^2
3	11	12.3100		
4	3	2.7921	15.8836	0.0492
5	0	0.6139		
6	1	0.1676		
χ^2				0.6988
v				2
p				>0.30

表 9-3　某地服农药自杀的实际频数拟合泊松分布拟合优度 χ^2 检验

村内自杀例数	实际频数	泊松分布		
		理论频数		χ^2
（1）	（2）	（3）		（4）
0	593	572.3526		0.7448
1	206	234.3784		3.4360
2	48	47.9890		0.0000
3	11	6.5505		
4	3	0.6707	7.2800	8.1866
5	0	0.0549		
6	1	0.0040		
χ^2				12.3674
v				2
p				<0.005

（3）确定 p 值：根据自由度 $v=2$ 查附表 5 χ^2 分布表，得 p 值范围，具体见表 9-2 与表 9-3。

（4）推断结论：由表 9-2 可知，案例 9-1 资料的数据与负二项分布拟合的吻合情况较好（ $p>0.30$ ），即服农药自杀者的分布服从负二项分布，也就是说服农药自杀者的分布有空间聚集性，说明某地服农药自杀以村为单位在人群中分布的性质不是随机均匀的，而是存在聚集现象。由表 9-3 可知，案例 9-1 资料的数据与泊松分布拟合的吻合情况不好（ $p<0.005$ ），还不能认为服农药自杀者的分布服从泊松分布。

二、列联表的 χ^2 检验

（一）列联表的 χ^2 独立性检验

案例 9-2

　　某研究者欲了解献血者的两种血型系统的血型之间是否有关联。调查了 2766 名献血者，检查了他们的 ABO 血型和 MN 血型，结果见表 9-4.

表9-4　两种血型系统的血型情况

MN 血型	ABO 血型				合计
	A	B	AB	O	
M	129	256	175	142	702
N	241	421	323	241	1226
MN	185	236	261	156	838
合计	555	913	759	539	2766

问题:

（1）该资料是何类型?

（2）献血者的 ABO 血型与 MN 血型是否有关联?

分析

（1）该资料是计数资料,是同一批献血者用两种不同的血型系统进行分组,然后按照每名献血者血型的属性归组,整理成频数表的形式,即为列联表（contingency table）。它是分析计数资料常用的表达形式,它将每个观察对象按照行或列方面的两种属性分类,行方面有 r 种属性,列方面有 c 种属性,从而整理成有 r 行 c 列的频数表,又称为行×列表（简写 $r \times c$ 表, r: row, c: culomn）。

（2）要回答献血者的 ABO 血型与 MN 血型是否有关联,也就是让我们判断献血者的 ABO 血型与 MN 血型是否独立,如果献血者这两种血型系统是独立的,我们即可认为献血者的 ABO 血型与 MN 血型无关;否则,就认为这两种血型有关。因此问题转化为列联表的 χ^2 独立性检验问题。

1. $r \times c$ 表的 χ^2 独立性检验

利用列联表进行两分类属性变量的独立性 χ^2 检验,其原理与前面 χ^2 拟合优度检验相同,也就是考察实际频数与理论频数的吻合情况,由 Pearson 定理的公式（式（9-2））进行 χ^2 检验。

一般地我们设列联表的行、列属性变量分别为 x 和 y,其中 x 分为 r 类: $x_1, x_2, \cdots, x_r$, y 分为 c 类: $y_1, y_2, \cdots, y_c$,则 $r \times c$ 表的一般形式为表9-5。

表9-5　$r \times c$ 表

	y_1	y_2	$\cdots$	y_c	合计
x_1	A_{11}	A_{12}	$\cdots$	A_{1c}	n_1
x_2	A_{21}	A_{21}	$\cdots$	y_{2c}	n_2
$\vdots$	$\vdots$	$\vdots$	$\vdots$	$\vdots$	$\vdots$
x_r	A_{r1}	A_{r2}	$\cdots$		n_r
合计	$n_{.1}$	$n_{.2}$	$\cdots$	$n_{.c}$	n

$r \times c$ 表中共有 r 行 c 列数据,其中 A_{ij} 表示样本中 (x_i, y_j) 出现的实际频数; $n_{i.}$ 是第 i 行的合计, $n_{i.} = \sum_{j=1}^{c} A_{ij}$; $n_{.j}$ 是第 j 列的合计, $n_{.j} = \sum_{i=1}^{r} A_{ij}$; n 是样本含量, $n = \sum_{i=1}^{r} \sum_{j=1}^{c} A_{ij}$。

$r \times c$ 表对应的概率分布表为表9-6。

表 9-6　$r \times c$ 对应的概率分布表

	y_1	y_2	...	y_c	合计
x_1	p_{11}	p_{12}	...	p_{1c}	p_1
x_2	p_{21}	p_{22}	...	p_{2c}	p_2
$\vdots$	$\vdots$	$\vdots$	$\vdots$	$\vdots$	$\vdots$
x_r	p_{r1}	p_{r2}	...	p_{rc}	p_r
合计	$p_{.1}$	$p_{.2}$	...	$p_{.c}$	1

要检验两种分类属性变量 x 与 y 的独立性，应检验 $H_0 : X$ 与 Y 相互独立；　$H_1 : X$ 与 Y 不独立（即有关联）。

结合 $r \times c$ 表 对应的概率分布表（表 9-6）与前面介绍的离散型随机变量 X 与 Y 相互独立等价条件的公式，亦即应检验

$$H_0 : p_{ij} = p_{i.} p_{.j}, \quad \left(i = 1, 2, \cdots, r; \quad j = 1, 2, \cdots, c \right)$$

在 H_0 成立时，$r \times c$ 表 中各单元格的理论频数

$$T_{ij} = n p_{ij} = n p_{i.} p_{.j} \left(i = 1, 2, \cdots, r; \quad j = 1, 2, \cdots, c \right) \tag{9-3}$$

而 $p_{i.}$ 与 $p_{.j}$ 未知，须由样本资料来估计

$$\hat{p}_{i.} = \frac{n_{i.}}{n}, \quad p_{.j} = \frac{n_{.j}}{n} \tag{9-4}$$

将式（9-4）代入式（9-3）即可得到各单元格的近似理论频数

$$T_{ij} = n \hat{p}_{i.} \hat{p}_{.j} = n \times \frac{n_{i.}}{n} \times \frac{n_{.j}}{n} = \frac{n_{i.} \times n_{.j}}{n} \tag{9-5}$$

将实际频数 A_{ij} 与理论频数 T_{ij} 代入 Pearson χ^2 检验公式（9-2）后即得到对应于 $r \times c$ 表 的 χ^2 独立性检验公式

$$\chi^2 = \sum_{i=1}^{r} \sum_{j=1}^{c} \frac{\left(A_{ij} - T_{ij} \right)^2}{T_{ij}} \sim \chi^2 (v) \tag{9-6}$$

由表 9-6 中可以看出 $\sum_{i=1}^{r} \hat{p}_{i.} = 1, \sum_{j=1}^{c} \hat{p}_{.j} = 1$，则用式（9-4）独立估计参数的个数为 $(r-1) + (c-1)$，因此 χ^2 分布的自由度

$$v = r \times c - \left[(r-1) + (c-1) \right] - 1 = (r-1)(c-1) \tag{9-7}$$

χ^2 独立性检验的步骤与前面介绍的拟合优度 χ^2 检验类似。下面是对案例 9-2 进行的 χ^2 独立性检验。

（1）建立假设与确定检验水准

H_0 : 献血者的 ABO 血型与 MN 血型无关（即相互独立）

H_1 : 献血者的 ABO 血型与 MN 血型有关

$\alpha = 0.05$

（2）计算统计量　在 H_0 成立条件下，根据式（9-5），即 $A_{ij} = \frac{n_i n_{.j}}{n}$，计算 $r \times c$ 表 中每个单元格对应的理论频数

$$T_{11} = \frac{702 \times 555}{2766} = 140.9, \quad T_{12} = \frac{702 \times 913}{2766} = 231.7, \quad T_{13} = \frac{702 \times 759}{2766} = 192.6, \quad T_{14} = \frac{702 \times 539}{7266} = 136.8$$

$$T_{21} = \frac{1226 \times 555}{2766} = 336.4, \quad T_{22} = \frac{1226 \times 913}{2766} = 404.7, \quad T_{23} = \frac{1226 \times 759}{2766} = 336.4, \quad T_{14} = \frac{1226 \times 539}{7266} = 238.9$$

$$T_{31} = \frac{838 \times 555}{2766} = 168.1, \quad T_{32} = \frac{838 \times 913}{2766} = 276.6, \quad T_{33} = \frac{838 \times 759}{2766} = 230.0, \quad T_{34} = \frac{838 \times 539}{7266} = 163.3$$

则检验统计量

$$\chi^2 = \sum_{i=1}^{r} \sum_{j=1}^{c} \frac{\left(A_{ij} - T_{ij}\right)^2}{T} = \frac{(129-140.9)^2}{140.9} + \frac{(256-231.7)^2}{231.7} + \cdots + \frac{(156-163.3)^2}{163.3} = 18.838$$

（3）确定 p 值　按照 $v = (r-1)(c-1) = (3-1) \times (4-1) = 6$ ，查附表 5 χ^2 分布表，得 $p < 0.005$ 。

（4）推断结论　按照 $\alpha = 0.05$ ， $p < \alpha$ ，拒绝 H_0 ，接受 H_1 ，即献血者的 ABO 血型与 MN 血型有关。

列联表的独立性 χ^2 检验时要注意，在列联表中，每个单元格的理论频数不宜太小，任何一个格子的理论数都不能有小于 1，或者不能有 1/5 以上的格子理论数小于 5，否则将导致分析偏性。出现以上情况时可采取以下措施：在可能的情况下可以继续增加样本含量，这样每个格子的实际频数会增加，同时理论频数也会增加；也可将太小的理论数所在的行或列的实际数与性质相邻的行或列中的实际数合并，合并时要注意合并组的合理性，如果是以量分组（如案例 9-2 中按照有效成分含量）的资料可以合并，如果按性质（如血型、不同治疗方法等）分组的资料，则不能合并。

2. 2×2 表的 χ^2 独立性检验

案例 9-3

某研究者欲考察甲、乙两种不同方法对患者某指标的检查结果是否有关联，对患者分别用甲、乙两种方法进行检查，结果见表 9-7。

表 9-7　两种方法检查结果

甲	乙		合计
	阳性	阴性	
阳性	48	18	66
阴性	24	32	56
合计	72	50	122

问题：

（1）该资料是何类型？

（2）试问甲、乙两种方法的检查结果是否有关联？

分析

（1）该资料属于计数资料，与案例 9-2 类似。与案例 9-2 不同的是本资料在行或列方面的属性都是按二分类的方式分组，整理成频数表，即 2×2 表，常被称为四格表（fourfold table）。

（2）甲、乙两种方法的检查结果是否有关联，也就是甲、乙两种方法的检查结果是否独立，也可以用 χ^2 独立性检验进行处理。

在实际工作中四格表常被整理成表 9-8 的形式。

表 9-8 2×2 表（四格表）

甲	乙		合计
	+	−	
+	a	b	$a+b$
−	c	d	$c+d$
合计	$a+c$	$b+d$	$a+b+c+d=n$

其自由度

$$v = (r-1)(c-1) = (2-1)(2-1) = 1$$

其检验统计量

$$\chi^2 = \sum_{i=1}^{2}\sum_{j=1}^{2}\frac{\left(A_{ij}-T_{ij}\right)^2}{T_{ij}} \sim \chi^2(1)(近似) \tag{9-8}$$

其中，实际频数 A_{ij} 分别为 $A_{11}=a, A_{12}=b, A_{21}=c, A_{22}=d$ ；理论频数 T_{ij} 分布为

$$T_{11}=\frac{(a+b)(a+c)}{n}, \quad T_{12}=\frac{(a+b)(b+d)}{n}, \quad T_{21}=\frac{(c+d)(a+c)}{n}, \quad T_{22}=\frac{(c+d)(b+d)}{n}$$

代入式（9-8），整理后得四格表 χ^2 检验公式

$$\chi^2 = \frac{(ad-bc)^2 n}{(a+b)(c+d)(a+c)(b+d)} \tag{9-9}$$

注意，对于四格表其自由度 $v=1$ ，在确定 p 值时，所查的附表 5 χ^2 分布表，前面章节已经介绍 χ^2 分布表是根据连续型的理论分布计算出来的，在下列情况下利用基本公式或简化公式计算出的 χ^2 值偏大，概率偏小，应采用式（9-10）或式（9-11）进行 Yate 连续性校正（Yate correction for continuity）或用精确概率法作检验。

（1）$n \geqslant 40$ 且 $1 \leqslant T < 5$ ，需计算校正 χ^2 值，或用精确概率法计算。

（2）$n < 40$ 或 $T < 1$ 时，该用精确概率法计算。

$$\chi^2 = \sum_{i=1}^{2}\sum_{j=1}^{2}\frac{\left(\left|A_{ij}-T_{ij}\right|-0.5\right)^2}{T_{ij}} \tag{9-10}$$

$$\chi^2 = \frac{\left(\left|ad-bc\right|-\frac{n}{2}\right)^2 n}{(a+b)(c+d)(a+c)(b+d)} \tag{9-11}$$

下面来解答案例 9-3 的第二个问题：

（1）建立假设与确定检验水准

H_0：甲、乙两种方法检查结果无关联；H_1：甲、乙两种方法检查结果有关联

$$\alpha = 0.05$$

（2）计算统计量：先计算行合计与列合计乘积最小的所对应格子的理论频数，即四格表 4 个单元格中最小的理论值

$$T_{22} = \frac{(c+d)(b+d)}{n} = \frac{56 \times 50}{122} = 23$$

因此，本案例中所有格子的理论频数都大于 5，而且 $n = 122 > 40$ ，故不需校正，直接利用式（9-9）计算统计量。

$$\chi^2 = \frac{(ad-bc)^2 n}{(a+b)(c+d)(a+c)(b+d)} = \frac{(48\times32-18\times24)^2 \times 122}{66\times56\times72\times50} = 11.1754$$

（3）确定 p 值：按自由度 $v=(2-1)(2-1)=1$，查附表 5 χ^2 分布表，得 $p<0.005$。

（4）推断结论：按照检验水准 $\alpha=0.05$，$p<\alpha$，拒绝 H_0，接受 H_1，即还不能认为甲、乙两种方法检查结果无关联，即可以认为甲、乙两种方法检查结果有关联，相互之间不独立。

（二）列联表的 χ^2 差别性检验

案例 9-4

某医生欲了解 A，B，C 3 种化疗方案对食道癌的疗效，共治疗 147 名食道癌患者，记录了随访 3 年的情况，具体见表 9-9。

表 9-9　3 种不同的化疗方案对食道癌的疗效比较

组别	生存	死亡	合计	生存率/%
A	30（30.5）	36（35.5）	66	45.45
B	17（19.0）	24（22.0）	41	41.46
C	21（18.5）	19（21.5）	40	52.50
合计	68	79	147	46.26

问题：

（1）该资料为何种类型资料？

（2）该研究的设计是什么设计类型？

（3）A，B，C 3 种化疗方案对食道癌的疗效是否相同？

分析

（1）该资料是计数资料，整理成列联表（3×2 表）的形式。

（2）该资料虽然也是列联表，但与案例 9-2 列联表又不同，案例 9-2 是从某总体随机抽样得到的一个样本按照两种属性分类整理而成的，而本案例是从 3 个总体随机抽样得到的 3 个样本，其目的是了解这 3 个样本所属总体是否相同，属于多个样本率的比较问题。从设计方法上来看属于完全随机分组设计。

（3）该研究是用食道癌患者 3 年生存率作为评价疗效的指标，要回答 A，B，C 3 种化疗方案对食道癌的疗效是否相同，就要进行 3 种不同的化疗方案 3 年生存率的比较，这就要用到列联表的 χ^2 差别性检验，包括样本率（或构成比）比较的 χ^2 检验。

对于案例 9-4 一类问题，我们通常设有 r 个总体，第 i 个总体的概率分布为 $P(Y|i)$，记

$$P(Y|i)=p_{j|i}, \quad i=1,2,\cdots,r; \quad j=1,2,\cdots c$$

因检验的是各个总体中 Y 的概率分布相同，亦即

$$H_0: p_{j|1}=p_{j|2}=\cdots=p_{j|r}, \quad j=1,2,\cdots,c$$

在 H_0 成立时，令 $p_j=p_{j|1}=p_{j|2}=\cdots=p_{j|r}$，$j=1,2,\cdots,c$。对列联表数据资料，可以将各列实际频数之和与各个样本含量之和的比值作为对 p_j 的点估计。

$$\hat{p}_j = \frac{A_{1j}+A_{2j}+\cdots+A_{rj}}{A_{1.}+A_{2.}+\cdots+A_{r.}} = \frac{A_{.j}}{n}, \quad j=1,2,\cdots,c$$

则理论频数为

$$T_{ij} = A_{i.} p_j = A_{i.} \frac{A_{.j}}{n} = \frac{A_{i.} A_{.j}}{n} \qquad (9\text{-}12)$$

由此我们可以看出，虽然随机分组多个样本率（或构成比）比较的 χ^2 检验与一个样本交叉分组的独立性 χ^2 检验的意义不同，但所有公式是相同的（可将式（9-5）与式（9-12）对照，得此结论）。

因此在进行多组样本率（或构成比）比较时，仍应用 Pearson 定理来进行，其检验步骤、计算方法与注意事项都与列联表的 χ^2 独立性检验相同。即多组样本率（或构成比）比较的 χ^2 检验公式为

$$\chi^2 = \sum_{i=1}^{k} \frac{(A_i - T_i)^2}{T_i} \sim \chi^2((r-1)(c-1)) \qquad (9\text{-}13)$$

如果是两样本率比较，即列联表的 $r=2, c=2$，亦即 2×2 表（四格表）。其 χ^2 检验的简化公式为

$$\chi^2 = \frac{(ad-bc)^2 n}{(a+b)(c+d)(a+c)(b+d)} \sim \chi^2(1) \qquad (9\text{-}14)$$

案例 9-4 χ^2 检验的过程如下：

（1）建立假设与确定检验水准

H_0：A，B，C 3 种化疗方案对食道癌的 3 年生存率相同

H_1：A，B，C 3 种化疗方案对食道癌的 3 年生存率全不相同或不全相同

$$\alpha = 0.05$$

（2）计算统计量：先按式（9-12）每一单元格的理论频数

$$T_{11} = \frac{A_{i.} A_{.j}}{n} = \frac{66 \times 68}{147} = 30.5$$

同样可以计算出其他格子的理论频数（表 9-9 每个单元格括号里的数字），

$$T_{12} = 35.5, \quad T_{21} = 19.0, \quad T_{22} = 22.0, \quad T_{31} = 18.5, \quad T_{32} = 21.5$$

则

$$\chi^2 = \sum_{i=1}^{3}\sum_{j=1}^{2} \frac{(A_{ij} - T_{ij})^2}{T_{ij}} = \frac{(30-30.5)^2}{30.5} + \frac{(36-35.5)^2}{35.5} + \cdots + \frac{(19-21.5)^2}{21.5}$$
$$= 1.0323$$

（3）确定 p 值：按自由度 $v=(3-1)(2-1)=2$，查附表 5 χ^2 分布表，得 $0.25<p<0.75$。

（4）推断结论：按照检验水准 $\alpha=0.05$，$p>\alpha$，不拒绝 H_0，即还不能认为 A，B，C 3 种化疗方案对食道癌的疗效有差异。

注意，多个样本率比较的 χ^2 检验结果如 $p \leq \alpha$，拒绝 H_0，不代表进行比较各组之间的差异都有统计学意义，有时候会出现各组之间不全相等的情况。如果想进一步了解哪些样本之间有差别，了解哪些样本之间无差别，需进一步进行个样本率的两两比较。具体的方法可以参考其他统计学专著。

案例 9-5

某医生欲考察某新药对急性心肌梗死的治疗效果，以常规药作为对照，将 42 名急性心肌梗死患者随机分为 2 组，观察患者的疗效，结果见表 9-10。该医生根据有效率的大小认为新药比常规药物的疗效好。

表 9-10　两种药物对急性心肌梗死疗效的比较

组别	治疗例数	有效	有效率/%
新药	14	12	85.71
常规药	28	20	71.43
合计	42	32	76.19

问题:

（1）该资料为何种类型的资料?

（2）该研究属于何种设计方案?

（3）该医生作出的结论是否正确? 为什么?

（4）若要了解两种药物的疗效是否相同,应该应用何种方法进行处理? 其步骤如何?

分析

（1）该资料是按两种药物的疗效（有效、无效）分类计数的资料,属于计数资料。

（2）该研究将研究对象（急性心肌梗死患者）随机分为两组,分别用不同的药物（新药、常规药）进行治疗,然后利用有效率评价两药疗效,属于完全随机分组设计。

（3）该医生在评价两药的疗效时直接根据两个组有效率的大小下结论是错误的。因为从表 9-10 看到的两组有效率是根据样本资料计算的,是样本率。即从表 9-10 看到的新药的有效率与常规药物的有效率有差异,但是这个差异是由抽样误差造成的,还是由于新药的有效率确实比常规药物的有效率高造成的,还不能确定。如果两样本率之间的差异是由抽样误差所致,亦即还不能认为新药与常规药的有效率有差别;否则,就可以认为新药较常规药的有效率高。要解决差异到底是由抽样误差造成的还是由本质差异造成的两样本率之间的差别必须进行假设检验。

（4）该研究的目的是要通过两个样本率来推断两个样本所代表的总体率是否有差别,应该用四格表的 χ^2 检验。在具体分析之前要将该资料重新整理,即整理成四格表的形式,见表 9-11。

表 9-11　两种对药物急性心肌梗死疗效的比较

组别	有效	无效	治疗例数	有效率/%
新药	12	2	14	85.71
常规要	20	8	28	71.43
合计	32	10	42	76.19

（1）建立假设与确定检验水准

H_0:两种药物治疗急性心肌梗死的有效率相同

H_1:两种药物治疗急性心肌梗死的有效率不同

$$\alpha = 0.05$$

（2）计算统计量:先计算四格表 4 个单元格中最小的理论值

$$T_{12} = \frac{(c+d)(b+d)}{n} = \frac{14 \times 10}{42} = 3.3$$

因此四格表中至少有 1 个格子的理论频数小于 5, 大于 1; 而且 $n = 42 > 40$, 用四格表 χ^2 检验的校正公式。

$$\chi^2 = \frac{\left(|ad-bc|-\dfrac{n}{2}\right)^2 n}{(a+b)(c+d)(a+c)(b+d)} = \frac{\left(|12\times8-2\times20|-\dfrac{42}{2}\right)^2}{14\times28\times32\times10} = 1.1191$$

（3）确定 p 值：按自由度 $v = (2-1)(2-1) = 1$，查附表 5 χ^2 分布表，得 $p>0.25$。

（4）推断结论：按照检验水准 $\alpha = 0.05$，$p>\alpha$，不拒绝 H_0，即还不能认为新药的疗效与常规药物疗效有差别。

案例 9-6

某研究者欲了解汉族人与藏族人血型的分布是否相同，随机抽取汉族 174 人与藏族 139 人，检测其血型，资料整理成表 9-12。

表 9-12 汉族人与藏族人血型的分布

民族	血型				合计
	A	B	AB	O	
汉族	52（51.7）	41（40.0）	58（42.8）	23（39.5）	174
藏族	41（41.3）	31（32.0）	19（34.2）	48（31.5）	139
合计	93	72	77	71	313

问题：

（1）该资料属于何种类型？

（2）该研究的设计属于何种类型？

（3）该研究的研究目的是什么？应该怎么处理？

分析

（1）该资料属于计数资料。

（2）该研究的设计属于完全随机分组设计。

（3）该研究的目的是要通过汉族人与藏族人的两个样本血型构成来推断所有汉族人与藏族人的血型构成是否相同，是两组构成比的比较。资料经整理以后形成列联表，应用列联表的 χ^2 检验来处理。

案例 9-6 χ^2 检验的步骤：

（1）建立假设与确定检验水准

H_0：汉族人与藏族人血型构成相同；H_1：汉族人与藏族人血型构成不同

$$\alpha = 0.05$$

（2）计算统计量：先按式（9-12）每一单元格的理论频数（表 9-12 括号中的数字）。

$$\chi^2 = \sum_{i=1}^{2}\sum_{j=1}^{4}\frac{(A_{ij}-T_{ij})^2}{T_{ij}} = \frac{(52-51.7)^2}{51.7} + \frac{(41-40.0)^2}{40.0} + \cdots + \frac{(48-31.5)^2}{31.5}$$

$$= 27.6784$$

（3）确定 p 值：按自由度 $v = (4-1)(2-1) = 3$ 查附表 5 χ^2 分布表，得 $p<0.005$。

（4）推断结论：按照检验水准 $\alpha = 0.05$，$p<\alpha$，拒绝 H_0，接受 H_1，可认为汉族人与藏族人的血型构成不同。

第二节　秩 和 检 验

案例 9-7

　　某医生欲考察某降胆固醇药物的疗效,用该药对 13 例高胆固醇患者治疗 1 个疗程后,记录每名患者治疗前后的血清胆固醇含量,结果见表 9-13。该医生选用两样本均数比较的 t 检验,结果 $t=1.287, p=0.210$,差异无统计学意义,据此认为高胆固醇患者治疗前后的血清胆固醇含量无差别。

表 9-13　高胆固醇患者治疗前后的血清胆固醇含量　　(单位:mmol/L)

患者编号	治疗前	治疗后	患者编号	治疗前	治疗后
1	6.11	6.00	8	6.94	6.58
2	6.81	6.83	9	7.67	7.22
3	6.48	6.49	10	8.15	6.57
4	7.59	7.28	11	6.60	6.17
5	6.42	6.30	12	6.94	6.64
6	9.17	8.42	13	7.32	7.22
7	7.33	7.00			

问题:

　　(1)该资料属于何种类型?

　　(2)该研究的设计属于何种类型?

　　(3)该医生对资料的分析是否正确?为什么?应该选用何种方法进行分析?

分析

　　(1)该资料用仪器检测了高胆固醇患者治疗前后的血清胆固醇含量的确切数值,属于计量资料。

　　(2)该研究用高胆固醇患者治疗前后的血清胆固醇含量的改变来推断药物的疗效,其设计属于自身配对设计。

　　(3)该医生选用的统计分析方法不正确。因为,①该研究的设计属于配对设计,统计分析一般要选用配对 t 检验,而该医生选了适用于完全随机分组设计的两样本均数比较的 t 检验,统计分析方法与设计方案不符。②该医生在选用统计分析方法时未考虑统计方法的适用条件。该资料属于计量资料,即使使用两样本均数比较的 t 检验,还应考虑两样本的分布是否服从正态分布,以及两样本所属总体的方差是否相同;如果使用配对 t 检验,还应考虑差值的分布是否服从正态分布,对该资料即高胆固醇患者治疗前后的血清胆固醇含量差值的分布经 Shapiro-Wilk 检验,结果 $w=0.766, p=0.003$,差值不服从正态分布,故本资料的统计分析不宜用配对 t 检验,适宜选用 Wilcoxon 符号秩和检验(Wilcoxon sign rank test)。

　　秩和检验(rank sum test)是一种常见的非参数检验(nonparametric test)方法。适用于:

　　(1)计量资料,在数据的某一端或两端无确定数值,如"<0.01 mg"">50 日""1:512以上"等;

　　(2)计量资料,但数值的分布是极度偏态的,如 L 形分布,或个别数值偏离过大;

（3）计量资料，但各组离散程度相差悬殊，即使经变量变换，也难以达到方差齐性；

（4）计量资料，但分布型尚未确知，此时可先用秩和检验法进行分析；

（5）兼有等级和定量性质的资料。

（6）等级资料。

需要指出的是，在理论上，秩和检验可用于任意分布（distribution free）的资料，即不论样本所来自总体的分布如何，都能适用，适用范围很广。但在实际工作中我们也不能不假思索地使用秩和检验，而应考虑到资料的具体情况。如果资料满足参数检验（t 检验、方差分析）的条件，应首选参数检验方法，此时如果选用非参数检验方法，会降低检验的效能，增大犯 Ⅱ 型错误的概率；同样的，如果不满足参数检验的条件，而选用参数检验方法，也会降低检验的效能。因此，在统计方法的选用上切记要考虑所用方法的条件是否满足。

一、配对比较的符号秩和检验

配对比较的符号秩和检验亦称 Wilcoxon 符号秩和检验，用于推断配对设计资料的差值总体中位数是否为 0。

案例 9-7 是自身配对设计的计量资料，研究者的目的是要考察实验用的药物能否降低患者的血清胆固醇含量。Wilcoxon 符号秩和检验的基本思想是：如果假设该药对患者的血清胆固醇含量没有影响，即治疗前后患者的血清胆固醇含量无差别，那么对于每一研究对象来说，治疗前后患者血清胆固醇含量的差值理论上应该为 0。在实际工作中由于误差的存在，差值一般不为 0，而是接近 0，且在 0 的左右均匀分布。也就是说，如果治疗前后患者血清胆固醇含量无差别，则差值的总体中位数应该为 0。如果我们对差值按绝对值由大到小（或由小到大）编秩次，并在秩次前面冠以原来的符号，在编秩次时，若差值为 0，舍去不计；有绝对值相同的取平均秩次。分别求出正的秩次之和 T_+ 与负的秩次之和 T_-，则正的秩次之和 T_+ 与负的秩次之和 T_- 应该比较接近，与其理论秩和 $n(n+1)/4$ 相差不大（n 为非 0 差值的个数），若 T_+ 或 T_- 与理论秩和 $n(n+1)/4$ 相差较大，且其相应的 P 小于检验水准 α 时，根据小概率原理，就有理由拒绝 H_0，接受 H_1，故可以认为治疗前后患者血清胆固醇含量有差别，从而得出结论；反之，若 P 不是太小，则没有理由拒绝 H_0，还不能认为治疗前后患者的血清胆固醇含量有差别，即该药对患者的血清胆固醇含量没有影响。那么，T_+ 或 T_- 与理论秩和 $n(n+1)/4$ 相差多少才算较大呢？这就要根据 T 的分布来作出统计推断，详见 Wilcoxon 符号秩和检验 T 界值表。

下面以案例 9-7 为例来介绍 Wilcoxon 符号秩和检验的步骤。

（1）建立检验假设与确定检验水准

H_0：治疗前后患者血清胆固醇含量差值的总体中位数为 0

H_1：治疗前后患者血清胆固醇含量差值的总体中位数不为 0

$$\alpha = 0.05$$

（2）编秩：求各对数据的差值，见表 9-14 第（4）列。按差值的绝对值从小到大编秩。编秩时，若差值为 0，舍去不计；若差值绝对值相等，则取其平均秩次。秩次保留差值的正负号，见第（5）列。

表 9-14　高胆固醇患者治疗前后的血清胆固醇含量　　　　（单位：mmol/L）

患者编号（1）	治疗前（2）	治疗后（3）	差值（4）	秩次（5）
1	6.11	6.00	0.11	4
2	6.81	6.83	−0.02	−2
3	6.48	6.49	−0.01	−1

患者编号（1）	治疗前（2）	治疗后（3）	差值（4）	秩次（5）
4	7.59	7.28	0.31	7
5	6.42	6.30	0.12	5
6	9.17	8.42	0.75	12
7	7.33	7.00	0.33	8
8	6.94	6.58	0.36	9
9	7.67	7.22	0.45	11
10	8.15	6.57	1.58	13
11	6.60	6.17	0.43	10
12	6.94	6.64	0.30	6
13	7.32	7.22	0.10	3
合计				$T_+ = 88, T_- = 3$

（3）求秩和，确定检验统计量 T：分别求正秩和 T_+、负秩和 T_-，并任选一个作为统计量 T。本例 $T_+ = 88, T_- = 3$，令 $T = T_- = 3$。

注意，如果想验证计算结果正确与否，可用正秩和与负秩和的和应该等于总秩和 $n(n+1)/2$。本例总秩和为 13（13+1）/2=91，而 $T_+ + T_- = 88 + 3 = 91$，表明计算正确。

（4）求 p 值，作出推断性结论：当 $n < 50$ 时，按 T 及 n 查附表 10。表中给出的是不同 n 时，与 α 对应的 T 界值。当 H_0 成立时，T 值以概率 $1-\alpha$ 落在界值的范围之内。若 T 值超出此界值范围（或恰好等于界值），表示所求概率 P 小于或等于 α；若 T 值在该范围之内，表示所求概率 P 大于 α。本例 $N = 13, T = 3$，已超出附表 11 中双侧 $p_{0.01}$ 相对应的界值范围 9～82，故得 $P < 0.01$。按 $\alpha = 0.05$ 水准拒绝 H_0，接受 H_1，差异有统计学意义。故可认为治疗前后患者的血清胆固醇含量不同。结合资料可认为该药能降低患者的血清胆固醇含量。

当 $n > 50$，超出附表 10 的范围，可用正态近似法即 u 检验，按式（9-15）计算 u 值：

$$u = \frac{\left| T - n(n+1)/4 \right| - 0.5}{\sqrt{n(n+1)(2n+1)/24 - \sum \left(t_j^3 - t_j \right)/48}} \qquad (9\text{-}15)$$

分子中 0.5 是连续性校正数，因为 T 值是不连续的而 u 分布是连续的，这种校正一般影响甚微，常可省去；分母中的 $\sum \left(t_j^3 - t_j \right)/48$ 是由相同绝对值的差值（不包括 0）所造成的相同秩次的校正数（如无相同秩次，本项可省去不作计算）。

二、两样本总体比较的秩和检验

案例 9-8

某医生欲了解铅作业工人的血铅情况，随机抽查了 7 名铅作业与 10 名非铅作业工人的血铅值（μmol/L），结果见表 9-15 的第（1）、（3）列。该医生选用两样本 t 检验进行统计分析，结果 $t = 4.194, p = 0.001$，差别有统计学意义，可以认为铅作业与非铅作业工人的血铅值不同。

表 9-15 两组工人的血铅值 （单位：µmol/L）

铅作业组（1）	秩次（2）	非铅作业组（3）	秩次（4）
0.82	9.0	0.24	1
0.87	10.5	0.24	2
0.97	12	0.29	3
1.21	14	0.33	4
1.64	15	0.44	5
2.08	16	0.58	6
2.13	17	0.63	7
		0.72	8
		0.87	10.5
		1.01	13
$n_1=7$	$T_1=93.5$	$n_2=10$	$T_2=59.5$

问题：

（1）该资料类型属于何种类型？

（2）该研究的设计属于何种类型？

（3）该医生选用的统计方法是否正确？为什么？应该选用何种方法？

分析

（1）该资料属于计量资料。

（2）该研究的设计是从两个不同人群随机抽取的两个样本，测定他们的血铅值以推断这两个人群是否属于同一个总体，属于随机分组设计。

（3）该医生选用的统计分析方法不正确。因为该资料虽然是随机分组的计量资料，一般可以考虑选用两样本t检验进行统计分析，但是t检验要求对比的两样本所属总体要满足正态分布和方差齐性的要求。该资料用 Shapiro-Wilk 进行正态性检验的结果样本 1（铅作业组）$w=0.863, p=0.162$；样本 2（非铅作业组）$w=0.919, p=0.348$；如果按照$\alpha=0.2$的检验水准，铅作业组工人血铅值的分布不服从正态分布。而且，两样本 levene 方差齐性检验的结果$F=9.455, p=0.008$，两样本方差不齐，因此该资料不适合选用两样本t检验，而应选用两独立样本的秩和检验（亦称 wilcoxon 两样本秩和检验）。

随机分组两样本比较的 wilcoxon 秩和检验的目的是推断两独立样本所属总体的分布或分布位置是否相同。其基本思想是：如果H_0成立，即两样本来自同一总体，将两样本资料按照一定顺序统一编秩后，分别计算两组的秩和。则样本含量为n_1的样本的秩和T值与其平均秩和$n_1(n_1+n_2)/2$应相差不大；若相差悬殊，超出了附表 11 中按α水准所列的范围，说明随机抽的现有样本统计量T值的概率p小于α，因而在α水准上拒绝H_0。

下面以案例 9-8 为例介绍进行两样本比较的 wilcoxon 秩和检验的步骤。

（1）建立检验假设与确定检验水准

H_0：铅作业工人和非铅作业工人血铅值总体分布的位置相同

H_1：铅作业工人和非铅作业工人血铅值总体分布的位置不同

$$\alpha=0.05$$

（2）求检验统计量T值：将两组数据分别由小到大排队，然后统一编秩。编秩时如遇有原始数据相同时，可分两种情况处理：①相同数据在同一组，如非铅作业组第 1，2 两个数据皆是 0.24，其秩次按位置的顺序记为 1，2。②相同数据分在两组，如铅作业和非铅作业组各有一个 0.87，应编秩次 10，11，均取其平均秩次（10+11）/2=10.5。分别求两组秩和，以样本含量较小者为 n_1，其秩和为统计量 T。若 $n_1 = n_2$，可取任一组的秩和为 T。本例 $n_1 = 7, n_2 = 10$，则 $T = 93.5$。

（3）确定 P 值和作出推断结论：由 $n_1, n_2 - n_1$ 查附表 11，若 T 值在界值范围内，则 $P > \alpha$；若 T 值在界值范围外，或恰好等于下界值（或上界值），则 $P \leq \alpha$。本例 $n_1 = 7, n_2 - n_1 = 10 - 7 = 3$，$T = 93.5$，查附表 11，得双侧 $P < 0.05$，按 $\alpha = 0.05$ 水准，拒绝 H_0，接受 H_1，差别有统计学意义。故可以认为铅作业工人与非铅作业工人的血铅值不同。由于编秩次采用由小到大，因此，平均秩次大的其血铅值高，平均秩次小的其血铅值低。铅作业组的平均秩次为 93.5/7 = 13.36，非铅作业组的平均秩次为 59.5/10 = 5.95，所以，可以认为铅作业工人比非铅作业工人的血铅值高。

如果 n_1 或 $n_2 - n_1$ 超出附表 11 的范围，可用正态近似法即 u 检验，按式（9-16）计算 u 值。

$$u = \frac{|T - n_1(N+1)/2| - 0.5}{\sqrt{n_1 n_2 (N+1)/12}} \tag{9-16}$$

式中，$N = n_1 + n_2$，0.5 为连续性校正数。式（9-16）是在无相同秩次（tie），即无相同观察值的情况下使用，在相同秩次不多时可得近似值。

当相同秩次较多时，尤其在有序分类资料中，常采用频数表作秩和检验，以各组段的平均秩次代表该组段的所有观察值。故按式（9-16）计算的 u 偏小，须按式（9-17）校正。

$$u_c = u / \sqrt{c} \tag{9-17}$$

式中，$c = 1 - \sum\left(t_j^3 - t_j\right)\Big/\left(N^3 - N\right)$，$t_j$ 为第 j 个相同秩次的个数。

案例 9-9

为探讨氧氟沙星治疗外眼细菌性感染的临床疗效，某医生将 164 例外眼细菌性感染的患者随机分为 2 组，分别用氧氟沙星和常规药物治疗一个疗程后，结果见表 9-16。该医生选用 χ^2 检验进行统计分析，结果 $\chi^2 = 0.8947, P = 0.827$，差别无统计学意义，可以认为氧氟沙星与常规药的疗效没有差异。

问题：

（1）该资料属于何种类型？

（2）该研究的设计方案属于何种类型？

（3）该医生选用的统计分析方法是否正确？为什么？

（4）该资料应该选用什么统计分析方法？具体过程如何？

表 9-16 不同药物对外眼细菌性感染的疗效

组别	临床治愈	显效	好转	无效	合计
氧氟沙星	34	16	8	5	63
常规药	47	29	16	9	101
合计	81	45	24	14	

分析

（1）该研究将不同药物的治疗效果分为 4 类，且每类之间有等级顺序属于等级资料。

（2）该研究将受试对象随机分为 2 组，分别接受不同药物的治疗，属于完全随机分组设计。

（3）该医生选用的统计分析方法不正确。因为该研究的目的是考察氧氟沙星治疗外眼细菌性感染的临床疗效与常规药是否相同，选用 χ^2 检验只能说明不同药物组的疗效在各个等级的构成或分布是否相同，并不能反映不同药物疗效的平均水平是否相同。

（4）本资料由于是随机分组的等级资料，宜选用两样本比较的秩和检验。其具体过程如下：

（1）建立检验假设与确定检验水准

H_0：两药治疗外眼细菌性感染的总体疗效分布相同

H_1：两药治疗外眼细菌性感染的总体疗效分布不同

$$\alpha = 0.05$$

（2）求检验统计量：由于本例为有序分类资料，为对两组数值进行编秩，需先计算各等级的合计人数，见表 9-17 第（4）栏，再确定各等级的合计例数在两组所有数值中所处的秩次，即秩次范围。例如，疗效为"治愈"者共 81 人，其秩次范围 1～81，这 81 人属同一等级，不能分高低，故一律以其平均秩次（1+81）/2=41 代表，仿此得（5）、（6）栏。

表 9-17　不同药物对外眼细菌性感染的疗效比较

疗效	人数		合计	秩次范围	平均秩次	秩和	
	氧氟沙星	常规药				氧氟沙星	常规药
（1）	（2）	（3）	（4）	（5）	（6）	（7）=（2）×（6）	（8）=（3）×（6）
治愈	34	47	81	1～81	41	1394	1927
显效	16	29	45	82～126	104	1664	3016
好转	8	16	24	127～150	138.5	1108	2216
无效	5	9	14	151～164	157.5	787.5	1417.5
合计	n_1=63	n_2=101	164			T_1=4953.5	T_2=8576.5

再求秩和，分别将第（6）栏乘以（2）、（3）栏人数，相加即得两组各自的秩和，见第（7）、（8）栏，因 $n_1 = 63, T = 4953.5$。此例 $n_1 = 63, n_2 = 101, n_2 - n_1 = 38$，已超过附表 11 所列范围，可由式（9-16）求 u 值。又由于此资料的相同秩次很多，须按式（9-17）作校正。

$$u = \frac{\left|52950 - 1/2 \times 200 \times (500+1)\right| - 0.5}{\sqrt{200 \times 300 \times (500+1)/12}} = 1.8004$$

$$C = 1 - \frac{\sum\left(t_j^3 - t_j\right)}{N^3 - N} = 1 - \frac{\left(320^3 - 320\right) + \left(75^3 - 75\right) + \left(80^3 - 80\right) + \left(25^3 - 25\right)}{500^3 - 500} = 0.7303$$

$$u_c = \frac{1.8004}{\sqrt{0.7303}} = 2.1068$$

（3）确定 P 值和作出推断结论：$u_c > 1.96, p < 0.05$，按 $\alpha = 0.05$ 水准拒绝 H_0，接受 H_1，差别有统计学意义。故可以认为两种方法的疗效不同。由于编秩次由好到差，平均秩次低的疗效好，平均秩次高的疗效差，氧氟沙星的平均秩次为 4953.5/63=78.63，常规药的平均秩次为 8576.5/101=84.92，所以，可以认为氧氟沙星的疗效优于常规药。

三、多样本总体比较的秩和检验

案例 9-10

为探讨某降糖药物对糖尿病患者的降糖效果，某研究者将 27 只已造成糖尿病模型的大鼠随机分为 3 组，即正常饮食组、特殊饮食组、正常饮食加降糖药组，喂养 2 周后测大鼠空腹血糖值，结果如下：

正常饮食组：9.4，8.1，8.2，7.2，9.1，9.6，7.8，7.9，8.9。

特殊饮食组：7.2，7.6，7.6，6.4，7.9，6.9，6.7，7.2，7.3。

正常饮食加降糖药组：5.1，5.3，4.7，4.8，5.6，4.6，4.7，5.8，4.9。

该研究者应用方差分析对资料进行统计分析，得结果 $F = 74.829, P < 0.001$，差别有统计学意义。又用两样本比较的 t 检验进行两两比较，所得 3 组之间的差别都有统计学意义，即该药物能降血糖。

问题：

（1）该资料为何种类型？

（2）该研究的设计属于何种设计方案？

（3）该研究者选用的方法是否正确？为什么？

（4）该资料应该选用何种方法进行处理？其步骤如何？

分析

（1）该资料为计量资料。

（2）该研究的设计属于完全随机分组设计。

（3）该研究者选用的统计分析方法不正确。因为：①方差分析要求资料满足独立性、正态性和方差齐性。本资料的前两个条件都满足，但是对于方差齐性来说没有得到满足。在实际应用中方差分析对方差齐性的要求较高，本资料经 levene 方差齐性检验的结果 $F = 4.296, P = 0.025$，3 组资料的方差不齐，因此不能直接选用方差分析进行分析本资料。②用方差分析进行多个样本均数的比较时，若检验结果 $P < 0.05$，差别有统计学意义，在进一步分析哪些组之间有差别，哪些组之间没有差别时，不能选用两样本比较的 t 检验，而应选用 q 检验（两两比较）或 dunnett 检验（多个实验组与一个对照组比较）。

（4）该资料可先进行变量变换，看是否能满足方差分析的要求，若满足，可进行方差分析；如不满足，可进行多样本比较的 Kruskal-Wallis 秩和检验。

多样本的 Kruskal-Wallis 秩和检验适用于完全随机分组设计的多组样本的比较，是由 Kruskal 和 Wallis 在 wilcoxon 秩和检验的基础上发展起来的，又称 H 检验。该检验的目的是推断多个独立样本所属总体的分布是否有差别，常常用于不满足方差分析条件的多组计量资料、多组等级资料或多组分布不明资料间的比较。

案例 9-10 进行 Kruskal-Wallis 秩和检验的基本步骤如下：

1. 建立假设，确定检验水准

H_0：3 组总体分布位置相同；H_1：3 组总体分布全不相同或不全相同

$$\alpha = 0.05$$

2. 计算统计量 H 值　（1）编秩次：将 3 组数据统一从小到大编秩次，遇相同观察值取平均秩次，详见表 9-18。

（2）求秩和：将 3 组数据对应的秩次分别累加求和，本例 $R_1 = 200.5$，$R_2 = 132.5$，$R_3 = 45$。

（3）计算统计量 H

$$H = \frac{12}{N(N+1)} \left(\sum_{i=1}^{k} \frac{R_i^2}{n_i} \right) - 3(N+1) \qquad (9\text{-}18)$$

式中，R_i 为各组的秩和；n_i 为各组样本含量；$N = \sum_{i=1}^{k} n_i$。

本例中，

$$H = \frac{12}{N(N+1)} \left(\sum_{i=1}^{k} \frac{R_i^2}{n_i} \right) - 3(N+1) = \frac{12}{27(27+1)} \left(\frac{200.5^2 + 132.5^2 + 45^2}{9} \right) - 3 \times (27+1)$$

$$= 21.481$$

表9-18   3组大鼠空腹血糖值的比较

正常饮食组		特殊饮食组		正常饮食加降糖药组	
空腹血糖	秩次	空腹血糖	秩次	空腹血糖	秩次
9.4	26.0	7.2	14.0	5.1	6.0
8.1	22.0	7.6	17.5	5.3	7.0
8.2	23.0	7.6	17.5	4.7	2.5
7.2	14.0	6.4	10.0	4.8	4.0
9.1	25.0	7.9	20.5	5.6	8.0
9.6	27.0	6.9	12.0	4.6	1.0
7.8	19.0	6.7	11.0	4.7	2.5
7.9	20.5	7.2	14.0	5.8	9.0
8.9	24.0	7.3	16.0	4.9	5.0
$n_1 = 9$	$R_1 = 200.5$	$n_2 = 9$	$R_2 = 132.5$	$n_3 = 9$	$R_3 = 45$

当相同观察值较多时，利用式（9-18）计算的 H 偏小，此时可按式（9-19）进行校正，计算校正的统计量 H_C。

$$H_C = H/C \qquad (9\text{-}19)$$

式中，$C = 1 - \sum_{j=1}^{J} \frac{t_j^3 - t_j}{N^3 - N}$，$t_j(j=1,2,\cdots,J)$ 为第 j 个相同秩次的个数。

（3）确定 P 值和作出推断结论：若组数 $k=3$，每组例数 $n_i \leqslant 5$，可查附表 12 3 组比较的秩和检验用 H 界值表得出 P 值。若 $k>3$，最小样本例数不小于 5，则 H 近似服从 $\nu = k-1$ 的 χ^2 分布。

本例 $k=3$，$n_i > 5$，$\nu = k-1 = 3-1 = 2$，查附表 5 χ^2 界值表，得 $P<0.05$。按 $\alpha = 0.05$ 水准拒绝 H_0，接受 H_1，差别有统计学意义。可认为 3 组大鼠空腹血糖值总体分布位置全不相同或不全相同。

案例 9-11

某医生欲了解 3 种方剂治疗某妇科病的疗效，治疗一个疗程后，所得疗效如表 9-19 所示，该医生选用 χ^2 检验进行统计分析，得 $\chi^2 = 22.2506, P = 0.001$，差别有统计学意义，可以认为 3 种方剂对某妇科病的疗效有差别。

表 9-19　3 种方剂治疗某妇科病的疗效

	无效	好转	显效	控制
糖衣片	48	184	77	52
黄酮片	5	16	18	19
复方组	13	36	11	17
合计	66	236	106	88

问题：

（1）该资料属于何种类型？

（2）该研究的设计属于何种类型？

（3）该医生选用的统计分析方法是否正确？为什么？

（4）该资料应该选用何种统计分析方法？

分析

（1）该资料属于等级资料。

（2）该研究的设计属于随机分组设计。

（3）该医生选用的统计分析方法不正确。因为该资料虽然整理成行列表的形式，但是在列方面的分组有等级顺序，故为等级资料。如果选用 χ^2 检验只能分析不同疗效的构成是否不同，每组疗效的平均效应不能分析。

（4）要对比不同组之间的疗效是否有差别，要选用多样本比较的 Kruskal-Wallis 秩和检验。

下面介绍选用多样本比较的 Kruskal-Wallis 秩和检验的步骤。

（1）建立检验假设，确定检验水准

H_0：3 种方剂疗效分级的总体分布相同

H_1：3 种方剂疗效分级的总体分布不同或不全同

$\alpha = 0.05$

（2）求检验统计量：为了对 3 组有序分类资料进行统一编秩，需计算各等级的合计数，见表 9-20 第（5）栏，再决定各等级的合计例数在所有数值中所处的秩次范围如（6）栏所示。由于同一等级的数据为相同的数值，故应计算平均秩次如（7）栏。再求秩和 R_i。如（2）栏下部的 R_1 是用（2）栏各等级的频数与（7）栏平均秩次相乘再求和，即 $R_1 = 48 \times 33.5 + 184 \times 184.5 + 77 \times 355.5 + 52 \times 452.5 = 86459.5$，仿此得表 9-20 下部 R_i 行。按式（9-18）计算 H 值。

$$H = \frac{12}{496(496+1)} \times \left(\frac{86459.5^2}{361} + \frac{18116^2}{58} + \frac{18680.5^2}{77} \right) - 3 \times (496+1) = 13.0623$$

按式（9-19）计算 H_C 值。

$$C = 1 - \frac{\sum (t_j^3 - t_j)}{N^3 - N} = 1 - \frac{(66^3 - 66) + (236^3 - 236) + (106^3 - 106) + (88^3 - 88)}{496^3 - 496} = 0.8746$$

$$H_C = \frac{H}{1 - \frac{\sum (t_j^3 - t_j)}{N^3 - N}} = \frac{13.0623}{0.8746} = 14.9354$$

（3）确定 P 值和作出推断结论：本例处理组数 $k = 3$，n_i 均大于 5，已超出附表 12 的范围，

故按 $\nu = k-1 = 3-1 = 2$，查附表 5 χ^2 界值表，得 $P < 0.005$。按 $\alpha = 0.05$ 水准，拒绝 H_0，接受 H_1，差别有统计学意义。故可认为 3 种方剂的疗效有差别。

表 9-20　3 种方剂的疗效比较

疗效（1）	糖衣片（2）	黄酮片（3）	复方组（4）	合计（5）	秩次范围（6）	平均秩次（7）
无效	48	5	13	66	1～66	33.5
好转	184	16	36	236	67～302	184.5
显效	77	18	11	106	303～408	355.5
控制	52	19	17	88	409～496	452.5
R_i	86459.5	18116	18680.5			
n_i	361	58	77			

习 题 九

1. 某研究者欲了解某地区不同时期的甲状腺疾病构成情况是否一致，回顾性分析该地 1987～2006 年所有已确诊的患者，按 1997 年 1 月 1 日前后分为两组，检查其疾病类型，资料整理如表 9-21 所示。问不同时期的甲状腺疾病构成情况是否相同？

表 9-21　两组构成情况比较

组别	甲状腺疾病						合计
	结节性甲状腺肿	甲状腺腺瘤	甲状腺癌	甲亢	甲状腺炎	甲状腺囊肿	
1997 年以前	318（436.7）	373（241.3）	128（175.2）	63（48.4）	32（35.4）	58（34.5）	972
1997 年以后	594（475.3）	131（262.7）	238（190.8）	38（52.6）	42（38.6）	15（38.0）	1058
合计	912	504	366	101	74	73	2030

数据来源：范西红，蒋志伟，贺青卿，等.1987～2006 年济南地区甲状腺疾病构成比的变化.山东医药，2008，48（36）：68，69.

2. 某研究者用人工凯氏定氮法（A_1）和全自动凯氏定氮法（A_2）两种分析方法测量了 8 种食物材料中粗蛋白的含量。资料如表 9-22 所示。问两种方法测定结果有无差别？

表 9-22　两种方法测得的粗蛋白含量结果比较

材料类别	A_1/%	A_2/%
1	9.96	10.38
2	10.85	9.8
3	7.65	8.91
4	12.68	10.00
5	8.68	9.03
6	14.43	14.03
7	7.98	8.00
8	16.96	18.98

数据来源：夏未铭，薛增迪，任建存.羚牛食物粗蛋白含量测定的方法比较.陕西农业科学，2006，5：55-56.

3. 研究一国产药治疗妇女绝经后骨质疏松症的疗效。采用一进口药为对照，试验组 20 例用国产药，对照组 22 例用进口药，评价指标为 2～4 腰椎骨密度改变值（试验前后的差值 d），收集数据如表 9-23 所示。有医生认为其属于完全随机设计的两组独立样本资料。直接计算两组独立样本资料 t 检验的 t 值即可，得 $t=2.04$，$v=40$，$P=0.0482<0.05$。可认为两组差异有统计学意义，认为国产药与进口药治疗妇女绝经后骨质疏松症的疗效不同。你认为该医生的分析方法是否正确？应该怎么处理？

表 9-23 不同药物疗效比较

国产药（骨密度差值）	进口药（骨密度差值）
−10	−6
60	50
78	45
65	47
−25	50
36	12
78	25
46	54
−19	29
−13	16
91	−5
97	61
65	−15
−12	60
71	45
98	−9
51	−5
33	11
78	36
81	48
	31
	−7
$n_1=20$	$n_2=22$

数据来源：李河.定量变量统计推断的正确应用.循证医学，2004，4（3）：169-171.

4. 为探讨两种治疗方法的临床疗效，某医生将口腔黏膜白斑患者随机分为预防治疗组（Ⅰ）和西药治疗组（Ⅱ），治疗 3 个疗程，结果见表 9-24。问两种治疗方法的疗效是否相同？

表 9-24 不同疗法的效果比较

组别	痊愈	显效	无效	合计
Ⅰ	10	19	5	34
Ⅱ	15	34	4	53
合计	25	53	9	87

数据来源：王晓航，巴景斌. 口腔黏膜白斑患者 172 例的临床分析及治疗.数理医药学杂志，2008，21（3）：294-296.

5. 某预防工作人员为了探寻一种有效的汞的放置方式，以减少汞蒸气对接触人群的危害，对汞采用甘油封存、水封存和不封存三种处理，采用溶液吸收-冷原子吸收法，连续 7 天测试空气中汞的浓度，对测定结果进行对比分析。

不封组：5.0873，5.0533，5.0436，5.0400，5.1029，5.0134，5.0253；

水封组：0.0950，0.0974，0.0922，0.0961，0.0908，0.0924，0.0931；

甘油封组：0.0656，0.0664，0.0657，0.0666，0.0637，0.0644，0.0652。

问不同存放方法的汞蒸气浓度是否相同？

参考文献：代兴碧，颜西君，邓小霞，等.汞的不同封存方式的效果分析.中国卫生检验杂志，2004，14（4）：450，451.

6. 某研究者欲比较 3 种治疗方法对儿童消化性溃疡的疗效，选择 2002 年 1 月～2007 年 12 月于本院治疗的患儿 150 例为研究对象，并随机分成 A，B,C 3 组，在使用相同抗生素的基础上，分别联用信法丁、胶态次枸橼酸铋钾、奥美拉唑进行治疗，数据如表 9-25 所示。问 3 种治疗方法的疗效是否相同？

表 9-25　不同治疗方法对儿童消化性溃疡的疗效比较

组别	治愈	好转	无效
A 组	25	14	11
B 组	24	14	12
C 组	31	16	3
合计	80	44	26

数据来源：万德煌，廖培良.儿童消化性溃疡联合用药治疗的对比观察.医学理论与实践，2008，21（7）：797-799.

7. 某研究者收集了某县 1999 年肾综合征出血热（HFRS）的发病情况，资料以自然村为单位统计，见表 9-26，问 HFRS 的发病是否具有一定的聚集性？

表 9-26　1999 年某县各自然村 HFRS 患者的频数分布

每村发病数	实际频数
0	779
1	92
2	13
3	4
4	1
合计	889

第十章　相关分析与回归分析

1. 掌握：线性相关关系的概念，相关系数的含义、计算及取值情况，线性回归的概念，回归方程的建立、检验与预测，决定系数的意义，线性相关与线性回归的关系，散点图的作用。

2. 熟悉：最小二乘法，秩相关分析。

3. 了解：相关系数的检验，一元拟线性回归。

第一节　相 关 分 析

案例 10-1

有其父，必有其子。子女与父母之间存在着相似性。英格兰著名的统计学家 Karl Pearson 曾经做过这样一项研究，他测量了 1078 个父亲及其成年儿子的身高。结果正如料想的那样，较高的父亲有较高的儿子。

问题：

（1）父亲的身高和儿子的身高可以看成是两个变量，如记为 X，Y。根据变量的类型分为一般变量或随机变量，那么变量之间的关系可以分为哪些？案例中两个变量的关系属于哪种关系？

（2）案例中两个变量的关系有什么特点？这与以往讨论的两变量间的函数关系有什么区别？

（3）高个子的父亲有高个子的儿子，在统计学中如何表达这样一种关系？

分析讨论：

讨论两个变量之间的关系，根据变量所属类型，大致将其分为 3 类：

（1）两个变量均为一般变量，如圆的半径 r 与其周长 l。二者的关系可以表示为：$l = 2\pi r$。这里，r 与 l 均不是随机变量，它们之间存在确定的函数关系。

（2）两个变量均为随机变量，如案例中父亲的身高 X 和儿子的身高 Y。这时的两个变量之间并没有一个确定的函数关系。但是当随机变量 X 取定某个确定的值 x_0 时，随机变量 Y 有确定的概率分布与之对应。

（3）自变量 X 为一般变量，因变量 Y 为随机变量。同样，对于 X 的某个值 x_0，随机变量 Y 没有确定的值与之对应，但其概率分布是确定的。

其中，（1）为确定现象，不属于统计学讨论的问题。（2）中两变量间的关系，统计学用"相关"来描述，即相关分析。而（3）中的关系属于统计学中回归分析的内容。事实上，由于相关分析与回归分析之间的内容相互联系，结果形式一致，因此在应用上，并不严格区分自变量 X 的变量类型。本章首先引入"相关系数"这个概念，这是衡量两变量间相关密切程度的指标。然后建立"回归方程"，用以描述变量间数量变化的规律性。最后向大家介绍回归分析的应用。

一、相关关系的概念

变量间的关系大致可以分成两种类型：一类是函数关系，是指变量之间存在确定性的依存关系。另一类是相关关系，指客观现象之间确实存在的，但数量上不是严格对应的依存关系。统计学中主要研究的是后者。在相关关系中，对于自变量的每一数值，可以有因变量的若干数值与之相对应。例如，年龄与血压这两项指标，年龄相同的人，血压可以不全相同；反之亦然。但一般情况，年龄较大的个体，血压会较高。类似于这类随机变量间的关系，即为相关关系。

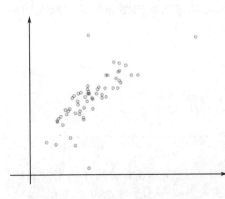

图 10-1　散点图

回到案例 10-1，父亲的身高 X 与儿子的身高 Y 这两个随机变量间就存在相关关系。为了形象地表述变量间的这种关系，我们引入了散点图（scatter plot）。散点图是表示两个变量之间关系的图，又称相关图，用于分析两观测值之间的相关关系。随机变量 X，Y 服从二维正态分布，为了考察二者关系，如父子身高，从总体中随机抽取 n 个个体，即 n 对父子，每个个体同时观测 X，Y 的取值，得到 n 个观测数对 (x_1, y_1)，$\cdots$，(x_n, y_n)。将这 n 个数对依次标在笛卡儿坐标系中，即构成散点图。若散点图散布接近一条直线，说明变量间相关关系较好，如图 10-1 所示。否则，表示两个变量之间的相关关系较弱，甚至不存在相关关系。

用以衡量两变量间相关密切程度的指标称为相关系数。总体的相关系数记为 ρ，具有以下性质：

（1）$-1 \leqslant \rho \leqslant 1$；

（2）若两变量存在线性关系，则 $|\rho| = 1$；

（3）若两变量不相关，则 $\rho = 0$，反之亦然。

需要说明的是，相关关系表示一个变量的改变引起了另外变量的改变，两个变量可能同受一个因素的影响，因此相关关系并不一定是因果关系。

二、相关系数的检验

在现实生活和科学研究中，研究不同现象或变量之间的关系是非常普遍的，而且希望知道不同变量间的密切程度，更希望使用一个计量标准来反映它们之间的密切程度，使之量化，这样就能更加深刻、清楚地认识现象之间的联系。统计学中的相关分析正是解决这类问题的一种方法，而相关系数就是刻画这种程度的指标。但根据数据资料的特点或类型不同，所应用的相关分析方法及计算相关系数的公式也有所区别。其中，线性相关（linear correlation）分析最为简单，因此又被称为简单相关（simple correlation），适用于双变量正态分布的计量资料。

案例 10-2

体重不足 1500g 的新生儿被认为是低出生体重儿，美国哈佛大学在一项对低出生体重儿的研究中，在波士顿的两所医院收集到了 100 组胎龄（周）和婴儿头围（cm）的数据，目的是研究胎龄与婴儿头围的关系（数据来源于 Pagano，2000），见表 10-1。

表 10-1 100 组胎龄和婴儿头围的数据

编号	胎龄/周	婴儿头围/cm	编号	胎龄/周	婴儿头围/cm	编号	胎龄/周	婴儿头围/cm	编号	胎龄/周	婴儿头围/cm
1	30	28	26	27	27	51	25	23	76	30	29
2	31	35	27	26	24	52	26	25	77	25	23
3	30	24	28	25	23	53	29	25	78	27	22
4	31	33	29	23	21	54	29	28	79	29	26
5	29	28	30	26	25	55	34	30	80	29	27
6	27	26	31	24	22	56	30	26	81	29	25
7	27	26	32	29	27	57	29	26	82	29	23
8	27	26	33	29	28	58	33	29	83	30	26
9	32	28	34	27	26	59	30	28	84	29	27
10	31	29	35	30	28	60	29	27	85	29	27
11	28	28	36	30	27	61	24	24	86	29	26
12	30	27	37	32	31	62	33	29	87	29	27
13	29	27	38	33	30	63	25	23	88	29	26
14	28	28	39	27	26	64	32	28	89	33	29
15	31	28	40	31	27	65	31	27	90	33	28
16	27	22	41	26	24	66	31	26	91	29	27
17	25	23	42	27	25	67	31	26	92	28	25
18	30	28	43	27	25	68	29	27	93	30	25
19	28	24	44	35	29	69	32	28	94	27	24
20	28	28	45	28	25	70	33	28	95	33	31
21	25	23	46	30	29	71	28	26	96	28	28
22	28	22	47	31	31	72	29	27	97	28	23
23	27	23	48	30	29	73	31	29	98	29	26
24	28	28	49	27	26	74	33	30	99	28	25
25	27	25	50	25	23	75	31	28	100	29	23

问题：

（1）此资料为何种类型资料？有何特点？

（2）此项研究的目的为何？

（3）该资料应该采取何种统计方法进行分析？其步骤如何？

分析讨论：

（1）胎龄和婴儿头围都是连续型随机变量，均属于计量资料。而且胎龄和婴儿头围均服从单变量正态分布，从而两变量服从双变量正态分布。

（2）该项目研究目的是从所给数据中探讨胎龄与婴儿头围之间的关系或联系。

（3）两变量反映了同一研究对象的不同特征，有两个变量。前面章节所介绍的计量资料的统计分析方法基本上只涉及了一个变量，如进行两组或多组均数比较等，都是对同一变量进行比较，而且是以讨论各组间改变量的差别是否有统计学意义为核心。但在医药学研究中，常有分析测量到两个或者多个变量之间的关系，如在遗传学研究中父亲身高与儿子身高的关系、胸围与肺活量、胆固醇与甘油三酸酯等。本资料的研究目的与案例 10-1 颇为相似。为此，本章介绍的相关分析不失为一种合理的解决方法。而资料又服从双变量正态分布，所以可以采用线性相关分析。

本小节将对这种分析方法做详细阐述，具体的步骤如下。

1. 线性相关系数   在分析之初, 首先绘制数据的散点图, 在平面直角坐标系中描绘这些点的分布情况, 初步直观判断两变量之间的关系。对问题 10-2 资料绘制的散点图如图 10-2 所示, 总体上, 或者说绝大多数对象随着胎龄 X 增加, 婴儿头围 Y 呈增加趋势, 而且能看出两变量的测量值从图中左下角几乎沿直线性向右上角变化。也就是说, 绝大多数 X 与 Y 同时增大或者减小, 并且 X 和 Y 呈直线变化趋势。图 10-3 显示了实际中常见的几种散点图。

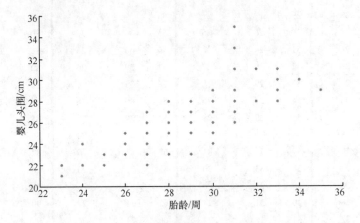

图 10-2   100 组胎龄和婴儿头围数据的散点图

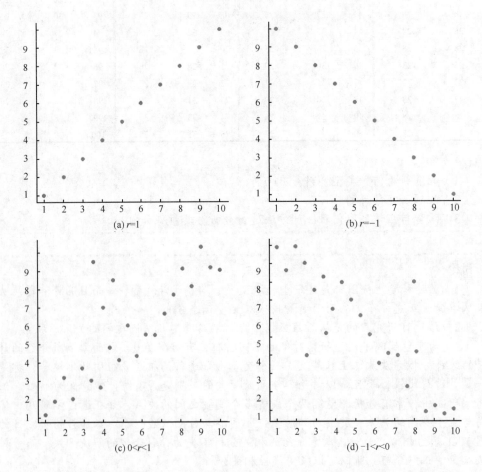

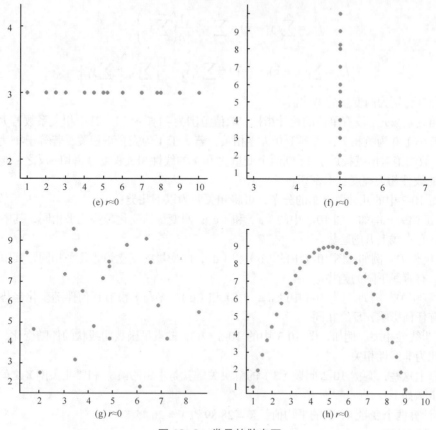

图 10-3　常见的散点图

如果两个变量的大多数观察值具有同时增大或者减小的直线变化趋势，则称为线性正相关（linear positive correlation），简称正相关。如果两个变量的大多数观察值之间的变化关系是相反的，例如，对 40～70 岁的成年人进行记忆力测试，大多数观察对象都是随着年龄 X 增大而记忆力 Y 下降并且呈直线变化趋势，这种 X 与 Y 的反方向并且有直线变化趋势的称为线性负相关（linear negative correlation），简称负相关。线性正相关和线性负相关总称为线性相关。如果 X 与 Y 无直线变化趋势，则称为线性不相关或零相关，简称为不相关或零相关。

几种线性关系可以由图 10-3 的几种散点图来直观说明，但在数量上判断相关关系要使用线性相关系数（linear correlation coefficient）这一概念，简称相关系数或 Pearson 相关系数，又称积差相关系数（coefficient of product-moment correlation），它是描述了两个变量之间线性相关的密切程度及相关方向的统计指标。描述两个变量样本资料之间的线性相关性的相关系数为样本相关系数，为与总体相关系数 ρ 相区别，用符号 r 来表示。在实际研究中，总体相关系数通常未知，一般用样本相关系数进行估计。

当 X 和 Y 符合双变量正态分布时，设 (x_1, y_1)，(x_2, y_2)，$\cdots$，(x_n, y_n) 是成对出现的变量 X 和 Y 的样本值，则样本相关系数 r 可按照下式来计算：

$$r = \frac{l_{xy}}{\sqrt{l_{xx}l_{yy}}} \tag{10-1}$$

其中

$$l_{xx} = \sum_{i=1}^{n}(x_i - \bar{x})^2 = \sum_{i=1}^{n}x_i^2 - \frac{1}{n}\left(\sum_{i=1}^{n}x_i\right)^2 \tag{10-2}$$

$$l_{yy} = \sum_{i=1}^{n} (y_i - \overline{y}) = \sum_{i=1}^{n} y_i^2 - \frac{1}{n}\left(\sum_{i=1}^{n} y_i\right)^2 \tag{10-3}$$

$$l_{xy} = \sum_{i=1}^{n} (x_i - \overline{x})(y_i - \overline{y}) = \sum_{i=1}^{n} x_i y_i - \frac{1}{n}\left(\sum_{i=1}^{n} x_i\right)\left(\sum_{i=1}^{n} y_i\right) \tag{10-4}$$

式中，$\overline{x}$ 和 $\overline{y}$ 分别为两变量的平均值。

样本相关系数 r 是没有单位的统计指标，取值范围为 $-1 \leqslant r \leqslant 1$。其中相关系数若大于 0 表示正相关；若小于 0 为负相关；若等于 0 为零相关；若等于 1 为完全正相关，若等于-1 为完全负相关；相关系数的绝对值越接近于 1，则两个变量 X 和 Y 的线性相关程度越密切；反之，越接近于 0，则 X 和 Y 的线性相关程度越不密切。

根据图 10-3 中的几种散点图的分布，可将相关归为以下几类：

（1）正相关。例如，图 10-3 中的（a）和（c），两变量的变化趋势几乎相同，其中的 X 与 Y 同时增大，有直线上升的趋势。

（2）负相关。例如，图 10-3 中的（b）和（d），两变量的变化趋势几乎相同，其中的 X 与 Y 同时减小，有直线下降的趋势。

（3）零相关。例如，图 10-3 中的（e）、f）和（g），X 与 Y 没有任何伴随变化趋势，X 的变化对 Y 没有任何影响，反之相同。

（4）非线性相关。例如，图 10-3 中的 10-3（h），散点呈函数曲线状的伴随变化，但不是线形的，因此为非线性相关。

根据以上这些，案例 10-2 问题（3）的解决关键就是求出胎龄 X 和婴儿头围 Y 之间的样本相关系数。步骤如下：

（1）计算两个变量 X，Y 的平均值：$\overline{x} = 28.89$，$\overline{y} = 26.45$。

（2）分别计算 $l_{xx} = 635.79$，$l_{yy} = 634.75$ 和 $l_{xy} = 495.95$。

（3）计算样本相关系数

$$r = \frac{l_{xy}}{\sqrt{l_{xx} \times l_{yy}}} = 0.781$$

至此，给出了两个变量之间相关关系的统计描述，即相关系数为 0.781。而这种关系在统计学意义下是否显著呢？或者说是否可以根据 0.781 就认为两个变量所在的总体就存在着线性相关关系呢？这个问题还需要做进一步的统计推断。

2. 线形相关系数的统计推断

（1）相关系数的假设检验。

总体相关系数 ρ 是一个客观存在的理论参数，一般很难获得，实际问题中可以用样本相关系数 r 来估计它。但从同一总体抽出的不同样本会产生不同的样本相关系数 r，这些 r 之间也存在抽样误差，因此在计算出相关系数 r 后还应作总体相关系数 ρ 是否为 0 的假设检验。对于总体线性相关系数的假设检验，前提需要假定 X 和 Y 服从二元正态分布，其无效假设与备择假设分别是

$H_0 : \rho = 0$

$H_1 : \rho \neq 0$

假设检验水准是 $\alpha = 0.05$。计算检验统计量是

$$t_r = \frac{r - 0}{S_r} \tag{10-5}$$

其中，S_r 是样本相关系数 r 的标准误

$$S_r = \sqrt{(1-r^2)/(n-2)}, \quad v = n-2 \qquad (10\text{-}6)$$

H_0 成立时，t_r 服从自由度为 $v = n-2$ 的 t 分布，$|t_r| > t_{0.05/2, v}$ 的概率小于 0.05，针对一次随机抽样而言，这是一个小概率事件。所以当 $|t_r| > t_{0.05/2, v}$ 时，在统计学意义下，拒绝 H_0，接受 H_1，认为两变量之间存在线性关系。

在案例 10-2 中，求出相关系数 r 后还应当作如下检验：

（i）建立假设检验，确定检验水准

H_0：总体相关系数 $\rho = 0$，H_1：总体相关系数 $\rho \neq 0$

$$\alpha = 0.05$$

（ii）计算检验统计量：计算 r 的标准误：$S_r = \sqrt{(1-r^2)/(n-2)} = \sqrt{(1-0.78^2)/(100-2)} = 0.0631$

然后检验统计量：$t_r = (r-0)/S_r = (0.781-0)/0.0631 = 12.377$。

（iii）给出 P 值，确定结论：自由度 $v = 100-2 = 98$，查 t 界值表，得 $t_r > t_{0.05/2,100} = 3.390 >$ $t_{0.05/2,90} = 3.402$，可以得 $P < 0.05$。按 $\alpha = 0.05$ 水准，拒绝 H_0，接受 H_1，可以认为婴儿头围与胎龄两变量之间存在正相关。

（2）相关系数的区间估计。

当 $\rho \neq 0$ 时，通常还需要知道相关系数 ρ 的 $1-\alpha$ 的可信区间。估计可信区间前须先对相关系数 r 做 z 变换，再计算可信区间，其步骤如下：

（i）对 r 做 z 变换：

$$z = \frac{1}{2}\ln\frac{1+r}{1-r} \qquad (10\text{-}7)$$

z 近似服从正态分布 $N \sim \left(\mu_{z\rho}, \dfrac{1}{n-3}\right)$，其中 $\mu_{z\rho} = \dfrac{1}{2}\ln\dfrac{1+\rho}{1-\rho}$。

（ii）得到 $\mu_{z\rho}$ 的 $1-\alpha$ 的可信区间：

$$\left(z - Z_{\alpha/2}\big/\sqrt{n-3}, \; z + Z_{\alpha/2}\big/\sqrt{n-3}\right)$$

（iii）再对 $\mu_{z\rho}$ 的 $1-\alpha$ 的可信区间的上下限作反变换，就可以得到总体相关系数 ρ 的 $1-\alpha$ 的可信区间，其上限或下限的反变换为

$$\rho = \frac{e^{2\mu_{z\rho}}-1}{e^{2\mu_{z\rho}}+1} \qquad (10\text{-}8)$$

在案例 10-2 中，

（i）$z = \dfrac{1}{2}\ln\dfrac{1+r}{1-r} = \dfrac{1}{2}\ln\dfrac{1+0.781}{1-0.781} = 1.048$，

（ii）$\mu_{z\rho}$ 的 95% 的可信区间为

$$\left(1.048 - 1.96\big/\sqrt{100-3}, \; 1.048 + 1.96\big/\sqrt{100-3}\right) = (0.849, \, 1.247)$$

（iii）作反变换，得到总体相关系数 ρ 的 95% 的可信区间的上下限分别为

下限：$\dfrac{e^{2\mu_{z\rho}}-1}{e^{2\mu_{z\rho}}+1} = \dfrac{e^{2\times0.849}-1}{e^{2\times0.849}+1} = 0.691$

上限：$\dfrac{e^{2\mu_{z\rho}}-1}{e^{2\mu_{z\rho}}+1} = \dfrac{e^{2\times1.247}-1}{e^{2\times1.247}+1} = 0.847$

即婴儿头围与胎龄的总体相关系数的 95% 的可信区间为 (0.691, 0.847)。由于可信区间不包含 0，同样可以得到拒绝 H_0，接受 H_1 的统计推断结论。

三、等级相关分析（Spearman 相关系数）

案例 10-3

　　某地研究 2～7 岁急性白血病患儿的血小板数与出血症状程度之间的相关性，结果见表 10-2，试进行相关分析。

表 10-2　急性白血病患儿的血小板数和出血症状

患者编号	血小板数/（10^9/L）	出血症状
1	121	+++
2	138	++
3	165	+
4	310	−
5	426	++
6	540	++
7	740	−
8	1060	−
9	1260	−
10	1290	−
11	1438	+++
12	2004	−

问题：

　　（1）可以用 Pearson 积差相关系数度量两个变量间的相关性吗？

　　（2）如果不可以，是否可以考虑类似于等级资料的秩和检验，对变量进行编秩后再进一步研究？

　　（3）如何对上述资料进行相关分析？

1. Spearman 相关系数　Pearson 积差相关系数适用于度量双正态分布变量间的相关性，属于相关分析的参数统计方法。而在医药学中，考察两变量间的相关性，经常会遇到这样的情况：①至少有一个变量是不服从正态分布的；②数据是一个等级资料或是相对数的资料（如案例 10-3）；③资料的总体分布类型未知。对于上述资料，显然不满足 Pearson 积差相关系数的应用条件，而须采用另外的相关分析方法——秩相关（rank correlation）分析。

　　秩相关分析属于相关分析的非参统计方法，包括 Spearman 秩相关，Kendall 秩相关等。本节主要介绍最为常用的 Spearman 秩相关分析方法。

　　Spearman 秩相关分析首先分别对两个变量的原始数据按照从小到大的顺序进行编秩，对于同一变量如有若干个观测值相同，则取平均秩次。需要说明的是，不同变量的观测值编秩是互不影响的，即使是不同变量的观测值也可能相同。接下来，用观测值的秩次代替原始数据进行统计分析，计算两个变量间的相关性。

　　根据这种方法计算出来的相关系数仍用 r_s 表示，称为 Spearman 秩相关系数（Spearman rank correlation coefficient），其计算公式类似于前面的 Pearson 积差相关系数公式，为

$$r_s = \frac{\sum (W_i - \overline{W})(V_i - \overline{V})}{\sqrt{\sum (W_i - \overline{W})^2 \sum (V_i - \overline{V})^2}} \qquad (10\text{-}9)$$

其中，W_i 与 V_i $(i = 1, 2, \cdots, n)$ 分别表示两个变量的样本秩次，$\overline{W} = \frac{1}{n}\sum W_i$，$\overline{V} = \frac{1}{n}\sum V_i$，$n$ 为对子数。

由式（10-9），不难推得 r_s 的简化计算公式为

$$r_s = 1 - \frac{6\sum d^2}{n(n^2 - 1)} \qquad (10\text{-}10)$$

其中，d 为每对观测值的秩次之差；r_s 是样本相关系数，它是总体相关系数 ρ_s 的估计值。r_s 的取值范围为 $-1 \sim 1$。值为正，表示正相关；值为负，表示负相关；值为 0，表示零相关。

回到案例 10-3，由于数据属于等级资料，所以选择 Spearman 相关系数考察两变量间的相关性。首先对原始数据进行编秩，再利用式（10-10）计算相关系数。表 10-3 为急性白血病患儿的血小板数和出血症状的秩次。

表 10-3　急性白血病患儿的血小板数（10^9/L）和出血症状的秩次

患者编号	血小板数②	秩次③	出血症状④	秩次⑤	$d⑥ = ③ - ⑤$	d^2
1	121	1	+++	11.5	−10.5	110.25
2	138	2	++	9	−7.5	49.00
3	165	3	+	7	−4.5	16.00
4	310	4	−	3.5	0.5	0.25
5	426	5	++	9	−4.0	16.00
6	540	6	++	9	−3.0	9.00
7	740	7	−	3.5	3.5	12.25
8	1060	8	−	3.5	4.5	20.25
9	1260	9	−	3.5	5.5	30.25
10	1290	10	−	3.5	6.5	42.25
11	1438	11	+++	11.5	−0.5	0.25
12	2004	12	−	3.5	8.5	72.25
合计						378

$$r_s = 1 - \frac{6\sum d^2}{n(n^2 - 1)} = 1 - \frac{6 \times 378}{12 \times (12^2 - 1)} = -0.322$$

$r_s = -0.322$ 是不是就说明了急性白血病患儿的血小板数和出血症状存在着负相关呢？总体相关系数 ρ_s 与 0 比较又是怎样的情况？因此有必要对总体相关系数进行统计推断。

2. Spearman 秩相关的统计推断　这里要作出推断的问题是变量间的相关性是否存在。因此原假设 H_0 假设相关性是不存在的，即两个变量之间没有关联性；备择假设 H_1 假设相关性存在。而统计推断的检验统计量就是 Spearman 相关系数 r_s，自由度为对子数 n，并借助附表 15 得出相应的统计推断结果。若样本相关系数绝对值 $|r_s|$ 大于检验水准 α 对应的界值，则拒绝原假设；若 $|r_s|$ 小于或等于检验水准 α 对应的界值，则不拒绝原假设。以下通过案例 10-3 给出 Spearman 秩相关的统计推断过程。

解　检验假设：

H_0：总体相关系数 $\rho_s = 0$，即急性白血病患儿的血小板数和出血症状不相关。

H_1：总体相关系数 $\rho_s \neq 0$，即急性白血病患儿的血小板数和出血症状相关。

$\alpha = 0.05$。

$$r_s = 1 - \frac{6 \sum d^2}{n(n^2-1)} = 1 - \frac{6 \times 378}{12 \times (12^2-1)} = -0.322$$

查 r 界值表，知 $r_{0.05,12} = 0.587 > |r_s| = 0.322$，从而按照 $\alpha = 0.05$ 的水准，不能拒绝原假设，即不能认为急性白血病患儿的血小板数和出血症状存在着相关关系。

如果样本量很大而超出 r 界值表给出的范围，相关系数 r_s 的概率分布可以近似看成 t 分布，检验统计量为

$$t^* = \frac{r_s \sqrt{n-2}}{\sqrt{1-r_s^2}} \qquad (10\text{-}11)$$

其中，自由度为 $n-2$。

3. 相同秩次较多时的 r_s 校正公式　当同一变量观测值出现相同秩次较多时，这里给出 r_s 的校正公式

$$r_s' = \frac{(n^3-n)/6 - (T_x - T_y) - \sum d^2}{\sqrt{[(n^3-n)/6 - 2T_x][(n^3-n)/6 - 2T_y]}} \qquad (10\text{-}12)$$

其中，T_x（或 T_y）为 $\sum (t_j^3 - t_j)/12$，t_j 表示变量 X（或变量 Y）中相同秩次的个数。如案例 10-3，$T_x = 0$，出血症状 Y 中含 6 个 "–"，3 个 "++"，2 个 "+++"，则 $T_y = [(6^3-6)+(3^3-3)+(2^3-2)]/12 = 20$，校正后的 r_s' 为

$$r_s' = \frac{(n^3-n)/6 - (T_x - T_y) - \sum d^2}{\sqrt{[(n^3-n)/6 - 2T_x][(n^3-n)/6 - 2T_y]}} = \frac{(12^3-12)/6 - 20 - 378}{\sqrt{(n^3-n)/6[(n^3-n)/6 - 2 \times 20]}} = -0.422$$

这种情况，若用推导公式（10-10）可能会产生较大计算误差，尤其是使用计算机程序时，每一次计算可能都有舍入误差，经过多次运算的舍入，最终导致结果的不准确。因此校正公式（10-12）是对公式（10-10）的校正，它的使用主要是针对同一变量观测值出现相同秩次较多的情况。或者直接使用原始公式（10-1）计算相关系数 r_s，这时无论相同秩次是否出现较多，都无需校正。

第二节　一元线性回归分析

在大量的医药学科研和实践中，经常会遇到对两个变量（设为 X 和 Y）之间关系的研究，如在案例 10-2 中胎龄与婴儿出生头围的关系、糖尿病患者的血糖与其胰岛素水平、药片的硬度与药片的消溶速度的关系，上一节使用 "相关关系" 这个概念来描述了两个变量之间是否有线性的相互影响和联系，但是假如能够用函数定量地表达这些关系，就能更加深刻、精确地认识现象之间联系的本质。

案例 10-4

　　体重不足 1500g 的新生儿被认为是低出生体重儿，国外某大学附属医院在对低出生体重儿的研究中，获得 100 组胎龄（X，周）和婴儿头围（Y，cm）的数据，见表 10-1（数据来源于 Pagano，2000）。

问题：
（1）该资料有何特点？
（2）用怎样的统计方法来分析，并回答下面几个问题：
（2.1）如何用类似于函数的模型描述胎龄与婴儿头围的关系？其步骤如何？
（2.2）对上述模型的合理性和优良性怎样评价？
（2.3）利用上述模型能否通过母亲胎龄来预测其婴儿出生时的头围，或者测得婴儿出生时的头围后对母亲胎龄进行逆向推断，如何进行？

分析讨论：
（1）该资料为双变量资料，胎龄和婴儿头围两个变量均为连续型随机变量，测定值为定量资料。
（2）这两个变量除了可以研究第一节所介绍的相关关系，还可以分析两变量之间的数量依存关系，这种数量依存关系可以用直线回归模型来表达，并且回答（2.1）～（2.3）这四个问题。

一、回归的统计模型

自然界中，事物或现象之间存在着大量相互联系、制约和依赖的数量关系（quantitative relation）。这些关系可以简单分为两种：一种是描述确定性现象之间的函数关系，它反映了数量化的确定性现象之间的对应关系，也称确定性依赖关系，如圆的面积 y 和半径 x 的关系可以表示为：$y = \pi x^2$，初等数学中描述两变量间的最简单的函数是线性函数，也就是 $y = a + bx$，y 和 x 一一对应，并且 y 和 x 分别称为因变量（dependent variable）和自变量（independent variable）。在这些关系中，对于自变量 x 的每一个数值，都有一个确定的函数值（因变量）y 与之对应。

另一种情况是不确定性依赖关系。在案例 10-4 中，把胎龄 X 作为自变量，婴儿头围 Y 作为因变量，也称反应变量（response variable），图 10-4 为这 100 组数据的散点图，从图中可以发现两变量的变化趋势呈直线趋势。同时也可以观察到当胎龄固定时，婴儿头围会有各种各样的值，并不唯一，如胎龄是 26 周时，与之对应的婴儿头围有 3 个值 23cm，24cm 和 25cm。也就是说，当自变量 X 固定到某个值时，对应的因变量 Y 取值存在随机波动，即 Y 是随机变量，这可能是由于存在个体差异和其他因素的影响，但随机变量的总体均值或条件期望（$E(Y|X)$）是唯一的，因此 Y 取值的变化总是在其对应的总体均值附近上下波动。

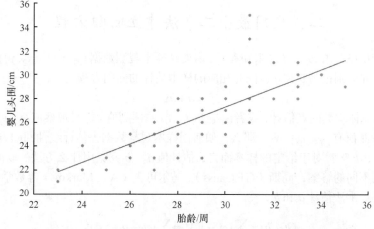

图 10-4　100 组胎龄和婴儿头围数据的散点图及回归线

对于处理类似问题：如果某一个变量随着另一个变量的变化而变化，并且它们的变化在散点图中呈直线趋势，就可以建立一个直线方程来定量地描述它们之间的关系，这就是线性回归方程（linear regression equation）：

$$E(Y|X) = \alpha + \beta X \tag{10-13}$$

在式（10-13）中，$\alpha = E(Y|X=0)$ 称为回归直线的截距（intercept）或常数项，β 为回归直线的斜率或回归系数（coefficient of regression），其统计学意义是 X 每增加（或减少）一个单位，因变量平均改变 β 个单位。当 $\beta>0$ 时，条件期望 $E(Y|X)$ 随着 X 增加而递增，当 $\beta<0$ 时，条件期望 $E(Y|X)$ 随 X 减少而递减，当 $\beta=0$ 时，条件期望 $E(Y|X)$ 与 X 无关，而此时称式（10-13）的回归方程没有意义。

在案例 10-4 中，回归方程（10-13）的建立主要任务就是用于描述胎龄 X 所对应的研究样本中的婴儿头围 Y 的平均值或条件期望 $E(Y|X)$。在相同的胎龄 X 下，从图 10-4 中也能观察到，个体的婴儿头围 Y 与其条件期望 $E(Y|X)$ 之间存在个体差异（称为 ε），因此，对样本变量 (x_1, y_1)，(x_2, y_2)，…，(x_n, y_n)，个体的婴儿头围 y_i 就可以表示为

$$y_i = \alpha + \beta x_i + \varepsilon_i \tag{10-14}$$

称式（10-14）为线性回归模型，其中 ε_i 为误差项或随机干扰项。一般总体中相同的胎龄 X 对应的婴儿头围 Y 近似的服从正态分布：$Y \sim N(E(Y|X), \sigma^2)$ 或 $Y \sim N(\alpha+\beta X, \sigma^2)$，可用图 10-5 直观表示。因此误差项 ε_i 满足条件：$\varepsilon_i \sim N(0, \sigma^2)$；任两个误差项互不相关，$\mathrm{cov}(\varepsilon_i, \varepsilon_j) = 0$；并且误差项与自变量也不相关，$\mathrm{cov}(\varepsilon_i, x_i) = 0$，$i, j = 1, 2, \cdots, n$。

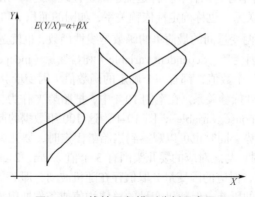

图 10-5　线性回归模型分析示意图

二、应用最小二乘法建立回归方程

回归方程（10-13）中，α，β 是未知参数，需要从样本观测数据 (x_1, y_1)，(x_2, y_2)，…，(x_n, y_n)，出发进行估计，并分别记为 a 和 b，因此相应的样本估计的回归方程为

$$\hat{y} = a + bx \tag{10-15}$$

$\hat{y}$ 是 y 在 x 处的总体均数的点估计，或者说是 $E(Y|X)$ 的预测值。每对观察值 (x_i, y_i)，对应于 x_i 的实测值为 y_i，预测值有 $\hat{y}_i = a + bx_i$。那么，如何用样本观察数据去估计线性回归方程（10-15）中的两个参数值 a，b 呢？对于给定的样本而言，估计值 a，b 究竟用什么方法、取何值最优？不同最优标准会得到不同的答案，高斯（G.F.Gauss）、马尔可夫（A.A.Markov）等数学家最早于 19 世纪初就采用最小二乘法估计 a 和 b，令

$$Q(a,b) = \sum_{i=1}^{n} (y_i - \hat{y}_i)^2 = \sum_{i=1}^{n} (y_i - a - bx_i)^2 \tag{10-16}$$

则 $Q(a,b)$ 的几何意义是各实测点与回归直线上的对应点纵坐标距离的平方和,而平方和又称为"二乘"。因此,确定回归系数的估计值 a,b,使 $Q(a,b)$ 达到最小值的方法称为最小二乘法(method of least squares),由此得到的 a,b 称为 α,β 的最小二乘估计(least squares estimate)。

为使 $Q(a,b)$ 达到最小值,由微积分二元函数求极值的方法,应有

$$\begin{cases} \dfrac{\partial Q}{\partial a} = -2\sum_{i=1}^{n}(y_i - a - bx_i) = 0 \\ \dfrac{\partial Q}{\partial b} = -2\sum_{i=1}^{n}x_i(y_i - a - bx_i) = 0 \end{cases} \quad (10\text{-}17)$$

整理得到关于 a 和 b 的线性方程组(又称正规方程组):

$$\begin{cases} na + nb\bar{x} = n\bar{y} \\ na\bar{x} + b\sum_{i=1}^{n}x_i^2 = \sum_{i=1}^{n}x_i y_i \end{cases} \quad (10\text{-}18)$$

其中,$\bar{x} = \sum_{i=1}^{n}x_i / n$,$\bar{y} = \sum_{i=1}^{n}y_i / n$ 分别为样本数据的平均值。解上述方程组,得

$$\begin{cases} b = \dfrac{\sum_{i=1}^{n}x_i y_i - n\overline{xy}}{\sum_{i=1}^{n}x_i^2 - n\bar{x}^2} = \dfrac{l_{xy}}{l_{xx}} \\ a = \bar{y} - b\bar{x} \end{cases} \quad (10\text{-}19)$$

将 a 和 b 的解值代入式(10-15)中,就可以得到回归方程的估计,又称经验回归方程:

$$\hat{y} = a + bx \text{。}$$

由此我们可以先解答案例 10-4 的问题(2.1),100 组胎龄和婴儿头围数据可以设为 (x_1, y_1),(x_2, y_2),…,(x_{100}, y_{100})。具体步骤为:

(1)计算基本统计量:$\bar{x} = 28.89$,$\bar{y} = 26.45$,$l_{xx} = 635.79$,$l_{xy} = 495.45$;

(2)按照式(10-19)来计算两个参数的估计值:$b = 0.780$,$a = 3.914$;

(3)最后给出回归方程估计式:$\hat{y} = 3.914 + 0.780x$。

根据此方程可以初步解释,婴儿头围随着胎龄的增加而增长,胎龄每增加 1 周,婴儿头围平均增长 0.780cm。图 10-4 绘制了这 100 组数据的散点图,直观地表现了婴儿头围随胎龄的变化趋势,以及各观察点与回归线的纵向距离,对每一胎龄值,有若干婴儿头围值在回归线上下波动。

三、回归方程的假设检验

上面建立起了样本直线回归方程,但这只是完成了统计分析中两变量关系的统计描述,研究人员还必须回答它所来自总体的直线回归关系是否真实存在,或者说是否对总体 $\beta \neq 0$。例如,从任何一组样本值 (x_1, y_1),(x_2, y_2),…,(x_{100}, y_{100}) 出发,无论 Y 与 X 之间的关系如何,只要应用计算公式(10-19)总可以在形式上求出其线形回归方程式。也就是说,经抽样可以得到无穷多个回归方程,而理论回归如果存在则应该是唯一的,所以,任一回归系数的估计值 b 是理论系数 β 的近似值,b 围绕 β 波动。Y 与 X 之间能否建立回归方程,关键取决于系数 β 是否为 0,因此,需要对所得到的回归方程进行假设检验。

在回归分析中,假设检验可分为对方程总体的假设检验和对回归系数的假设检验,对方程的假设检验是推断总体中所有回归系数是否均为 0,对回归系数的假设检验是分别推断每个回归系数是否为 0。不过在本章所述的线性回归分析中,只有一个回归系数,所以对方程的总体假设检

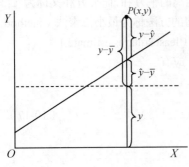

图 10-6　y 的总变异分解示意图

验和对回归系数的假设检验虽然意义不同，但实质上是相同的，都是对 b 进行检验，即应作假设检验 $H_0 : \beta = 0$ 是否成立。如果原假设 H_0 成立，则称回归方程不显著，两变量间关系不能用线性方程表达；如果原假设 H_0 不成立，则称回归方程显著。在线性回归分析中，对方程总体假设检验的方法为方差分析，对单个回归系数假设检验的方法为 t 检验。

1. 方差分析　其基本思想是将因变量 y 的总变异 $\mathrm{SS}_{总}$ 分解为 $\mathrm{SS}_{回归}$ 和 $\mathrm{SS}_{剩余}$，然后利用 F 检验来判断回归方程是否成立。

如图 10-6 所示，y 的离均差反映了个体变异的大小，任意一点 y 的离均差 $y - \overline{y}$ 被回归直线 $\hat{y}$ 分解成两个部分，即 $y - \overline{y} = (\hat{y} - \overline{y}) + (y - \hat{y})$。

将 y 的变异进行如下平方和分解：

$$\sum (y - \overline{y})^2 = \sum (\hat{y} - \overline{y})^2 + \sum (y_i - \hat{y})^2 \qquad (10\text{-}20)$$

或

$$SS_{总} = SS_{回归} + SS_{剩余}$$

式中，$\sum (y - \overline{y})^2$ 即 $\mathrm{SS}_{总}$，为 y 的离均差平方和（total sum of squares），表示因变量 y 的总变异；$\sum (\hat{y} - \overline{y})^2$ 即 $\mathrm{SS}_{回归}$，为回归平方和（regression sum of squares），反映了自变量 x 对模型的影响，表示在 y 的总变异 $\mathrm{SS}_{总}$ 中可以用 x 解释的部分，回归平方和越大，说明回归的效果就越好；$\sum (y_i - \hat{y})^2$ 即 $\mathrm{SS}_{剩余}$，为剩余平方和（residual sum of squares），反映了自变量 x 之外的因素对因变量 y 的变异影响，或者说是在总平方和 $\mathrm{SS}_{总}$ 中无法用 x 解释的部分，散点图中实测点离回归直线（纵向距离）越近，剩余平方和就越小，回归的效果也就越好。

从上面看，总变异 $\mathrm{SS}_{总}$ 是由回归关系引起的 $\mathrm{SS}_{回归}$ 和与回归无关的因素引起的 $\mathrm{SS}_{剩余}$ 所组成。如果回归效果很好，则 $\mathrm{SS}_{回归}$ 大于 $\mathrm{SS}_{剩余}$ 接近等于 $\mathrm{SS}_{总}$。上述 3 个平方和各自对应的自由度分别为

$$v_{总} = v_{回归} + v_{剩余} \qquad (10\text{-}21)$$

其中，$v_{总} = n - 1$，$v_{回归} = 1$ 和 $v_{剩余} = n - 2$，n 为样本含量。它们的计算公式分别为

$$SS_{总} = \sum (y - \overline{y})^2 = l_{yy}$$

$$SS_{回归} = bl_{xy} = \frac{l_{xy}^2}{l_{xx}}$$

$$SS_{剩余} = SS_{总} - SS_{回归}$$

方差分析时的 F 统计量为

$$F = \frac{SS_{回归} / v_{回归}}{SS_{剩余} / v_{剩余}} = \frac{MS_{回归}}{MS_{剩余}} \qquad (10\text{-}22)$$

$\mathrm{MS}_{回归}$、$\mathrm{MS}_{剩余}$ 分别为回归均方和剩余均方。统计量 F 服从自由度 $v_{回归}$，$v_{剩余}$ 的 F 分布。求出 F 值后，查 F 界值表，得 P 值，按所取检验水准作出统计推断。

2. t 检验　统计量 t 的计算公式为

$$t = \frac{b - 0}{S_b}, \quad v = n - 2 \qquad (10\text{-}23)$$

$$S_b = \frac{S_{ygx}}{\sqrt{l_{xx}}}$$

$$S_{y\cdot x} = \sqrt{\frac{\sum(y-\hat{y})^2}{n-2}} = \sqrt{\frac{SS_{剩余}}{n-2}}$$

式中，S_b 为样本回归系数标准误；$S_{y\cdot x}$ 为剩余标准差（residual standard deviation），指除去 x 对 y 的影响后，y_i 对于回归直线的离散程度。求出 t 值后，查 t 界值表，得 P 值，按所取检验水准作出统计推断。对一元线性回归模型，F 检验与 t 检验的结论是相同的，并且有 $t=\sqrt{F}$。

3. 决定系数（coefficient of determination） 它是线性回归中一个重要的统计量，定义为回归平方和与总平方和之比，计算公式是

$$R^2 = \frac{SS_{回归}}{SS_{总}} = \frac{l_{xy}^2}{l_{xx}l_{yy}} \tag{10-24}$$

R^2 的取值在 0 到 1 之间，其大小反映了回归贡献的程度，也就是在因变量 y 的总变异中回归关系所能解释的百分比。同时从式（10-1）和式（10-24）可以发现，决定系数 R^2 在数值上等于上节相关系数的平方，即 r^2。

4. 总体回归系数 β 的 $1-\alpha$ 的可信区间 利用上面回归系数的 t 检验，可以得到 β 的 $1-\alpha$ 的双侧可信区间为

$$\left(b-t_{\alpha/2,v}S_b,\ b+t_{\alpha/2,v}S_b\right) \tag{10-25}$$

由此我们可以解答案例 10-4 的问题（2.2），对模型的合理性和优良性怎样评价？

（1）方差分析法。其步骤如下：

（i）建立假设检验，确定检验水准

H_0：$\beta=0$，胎龄与婴儿头围之间不存在直线关系

H_1：$\beta\neq0$，胎龄与婴儿头围之间存在直线关系

$$\alpha=0.05$$

（ii）计算检验统计量。

$$SS_{总}=l_{yy}=634.75，\quad v_{总}=100-1=99$$

$$SS_{回归}=bl_{xy}=\frac{l_{xy}^2}{l_{xx}}=\frac{495.45^2}{635.79}=386.87，\quad v_{回归}=1$$

$$SS_{剩余}=SS_{总}-SS_{回归}=634.75-386.87=247.88，\quad v_{剩余}=n-2=98$$

$$F=\frac{MS_{回归}}{MS_{剩余}}=\frac{SS_{回归}/v_{回归}}{SS_{剩余}/v_{剩余}}=\frac{386.87/1}{247.88/98}=152.95$$

（iii）确定 P 值，作出统计推断。

查方差分析用 F 界值表，得 $P<0.01$，按 $\alpha=0.05$ 水准，拒绝 H_0，接受 H_1，认为胎龄与婴儿头围之间存在线性关系，模型是合理的。表 10-4 案例 10-4 资料的方差分析表。

表 10-4 案例 10-4 资料的方差分析表

变异来源	SS	v	MS	F	P
总	634.75	99			
回归	386.87	1	386.87	152.95	<0.01
剩余	247.88	98	2.53		

（2）t 检验法。其步骤如下：

（i）建立假设检验，确定检验水准

H_0：$\beta=0$，胎龄与婴儿头围之间不存在直线关系

H_1：$\beta \neq 0$，胎龄与婴儿头围之间存在直线关系

$$\alpha = 0.05$$

（ⅱ）计算检验统计量

$$S_{ygx} = \sqrt{\frac{SS_{剩余}}{n-2}} = 1.59$$

$$S_b = \frac{S_{ygx}}{\sqrt{l_{xx}}} = \frac{1.59}{\sqrt{635.79}} = 0.063$$

$$t = \frac{b}{S_b} = \frac{0.780}{0.063} = 12.38$$

（ⅲ）确定 P 值，作出统计推断：按 $v=98$ 查 t 界值表，得 $t=12.38 > t_{0.001/2,100} = 3.390 > t_{0.001/2,90} = 3.402$，可以推断出 $P<0.001$，按 $\alpha=0.05$ 水准，拒绝 H_0，接受 H_1，认为胎龄与婴儿头围之间存在直线关系。

回归方程式为：$\hat{y} = 3.914 + 0.780x$。

（3）决定系数。胎龄与婴儿头围之间的 $R^2 = \frac{l_{xy}^2}{l_{xx}l_{yy}} = \frac{495.95^2}{635.79 \times 634.75} = 0.609$，表示胎龄可解释婴儿头围变异的60.9%，其余39.1%的变异不能用胎龄这个因素来解释。

（4）总体回归系数 β 的 $1-\alpha$ 的可信区间。此例中，所求出的 $b=0.780$，则估计其总体回归系数的95%的可信区间的方法是，已得 $S_b=0.063$，按自由度 $v=98$ 查 t 界值表，得 $t_{0.05/2,98} = 1.984$，按照式（10-25）可得 β 的95%的双侧可信区间为

$$(0.780 - 1.984 \times 0.063, \ 0.780 + 1.984 \times 0.063) = (0.655, \ 0.905)$$

在此可信区间中可以发现没有包含 0，因此按 $\alpha=0.05$ 水准，也可以得到总体回归系数不为 0 的结论。

四、应用回归方程进行预测和控制

回归方程主要的用途之一就是通过自变量 X 预测 Y，当经过检验，回归方程有意义时，可以用它作预测。

1. $E(Y|X)$ 的区间估计的预测　就是当给定 x_0 时，求相应平均值 $E(y_0|x_0)$ 的点估计与其置信水平为 $1-\alpha$ 的区间估计。对 $E(y_0|x_0)$ 可信区间的估计可以按照下式：

$$(\hat{y}_0 - t_{\alpha/2,v}S_{\hat{y}_0}, \ \hat{y}_0 + t_{\alpha/2,v}S_{\hat{y}_0}) \tag{10-26}$$

其中，$S_{\hat{y}_0}$ 是 $\hat{y}_0$ 的标准误，可以按照下式计算：

$$S_{\hat{y}_0} = S_{y \cdot x}\sqrt{\frac{1}{n} + \frac{(x_0 - \bar{x})^2}{\sum(x - \bar{x})^2}} \tag{10-27}$$

当 $x_0 = \bar{x}$ 时，$S_{\hat{y}_0} = S_{y \cdot x}/\sqrt{n}$，此时，可信区间的范围最窄，预测精度相对较高。

2. 个体 Y 值的容许区间的预测　就是当给定 x_0 后，求 $\hat{y}_0 = a + bx_0$ 的预测值及其概率为 $1-\alpha$ 的预测区间，或者说是 y_0 值的波动范围，可按照下式计算：

$$(\hat{y}_0 - t_{\alpha/2,v}S_{y_0}, \ \hat{y}_0 + t_{\alpha/2,v}S_{y_0}) \tag{10-28}$$

其中，S_{y_0} 是个体 $\hat{y}_0$ 的标准差，其计算公式为

$$S_{y_0} = S_{y \cdot x}\sqrt{1 + \frac{1}{n} + \frac{(x_0 - \bar{x})^2}{\sum(x - \bar{x})^2}} \tag{10-29}$$

3. 控制 控制可以看成是预测的反问题，就是要求观察值 Y 在某一区间 (y_1, y_2) 波动时，如何控制自变量 X 的取值。由式（10-26），构造等式：

$$\begin{cases} y_1 = a + bx_1 - t_{\alpha/2,v} S_{y \cdot x} \\ y_2 = a + bx_2 + t_{\alpha/2,v} S_{y \cdot x} \end{cases} \tag{10-30}$$

由式（10-30）得到 x_1 和 x_2 作为控制 X 的上下限。为了保证得到的控制范围有意义，y_1 和 y_2 应该满足 $y_2 - y_1 \geqslant 2t_{\alpha/2,v} S_{y \cdot x}$。

根据上述的方法，我们可以回答案例 10-4 中（2.3）的问题："利用上述模型能否通过母亲胎龄来预测其婴儿出生时的头围，或者测得婴儿出生时的头围后对母亲胎龄进行逆向推断，如何进行？"以母亲胎龄 $x_0 = 30$ 周为例回答上述问题。

（1）预测。此时出生婴儿的头围 y_0 的大小，将自变量数值 30 代入回归方程：$\hat{y}_0 = 3.914 + 0.780x_0$，可以得到婴儿头围 y_0 的点估计值 $\hat{y}_0 = 3.914 + 0.780 \times 30$ 是 27.314cm。

（2）$E(\hat{y}_0 \mid x_0)$ 区间估计的预测。由式（10-27）可以首先计算出 $S_{\hat{y}_0} = 0.174$，查表得到 $t_{0.05/2,98} = 1.984$，再由式（10-26）计算出 $E(\hat{y}_0 \mid x_0)$ 的 95% 的双侧可信区间为

$$(27.314 - 1.984 \times 0.174, 27.314 + 1.984 \times 0.174) = (26.969, 27.659)$$

（3）个体 y_0 值的波动范围。由式（10-15）先计算出 $S_{y_0} = 1.599$，再由式（10-28）计算出个体 y_0 值的 95% 的容许区间为

$$(27.314 - 1.984 \times 1.599, 27.314 - 1.984 \times 1.599) = (24.142, 30.486)$$

也就是说，母亲胎龄为 30 周，出生婴儿头围的点估计是 27.314cm，有 95% 的可能性在 24.141~30.486cm 这个范围内。

从此例可以发现，$E(\hat{y}_0 \mid x_0)$ 的估计区间要窄于个体 y_0 值的波动范围。

（4）反过来，若婴儿头围在区间 (24, 26) 内，则母亲胎龄的范围计算过程如下。首先按照式（10-30）构造等式组：

$$\begin{cases} 24 = 3.914 + 0.780x_1 - 1.984 \times 1.59 \\ 26 = 3.914 + 0.780x_2 + 1.984 \times 1.59 \end{cases}$$

解上述方程得 $x_1 = 29.800$，$x_2 = 24.271$，则控制区间为（24.271, 29.800），即婴儿头围在 24~26cm 的婴儿头围，其胎龄有 95% 的可能性在 24.271~29.800 周。

五、一元拟线性回归分析

线性回归用于研究两变量之间的关系，而且其理论发展相对成熟，因此这一研究方法几乎被应用于所有研究领域。然而在实际的医学问题中，并不是所有变量之间都呈现出良好的线性关系。这种情况下，变量间相互关系的讨论就无法通过线性回归进行分析。

案例 10-5

为确定苯酰迭氮（benzide）在二氧己烷（dioxane）溶剂中的降解速度常数，分别测定不同反应时间 t（h）对应的氮的容积 V（ml）。数据见表 10-5，试建立二者之间的回归模型。

表 10-5 苯酰迭氮降解数据

反应时间 t/h	氮容积 V/ml
0.20	12.62
0.57	30.72

续表

反应时间 t/h	氮容积 V/ml
0.92	44.59
1.22	52.82
1.55	60.66
1.90	68.20
2.25	73.86
2.63	78.59
3.05	82.02
3.60	86.29
4.77	91.30
5.85	93.59

问题：

（1）二者之间是否存在线性相关？

（2）若二者之间相关但不是线性关系，如何建立回归方程？

（3）可否将数据进行转化，使之可以用线性回归理论进行分析？

首先，应用统计软件绘制出二者的散点图，探索两个变量之间的相关性。通过图 10-7 可以看出，变量之间存在一定的关系，但不是线性相关的关系。

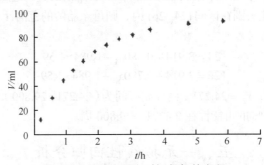

图 10-7　不同反应时间与氮的容积

对于确定这类曲线相关问题的回归方程，其核心思想就是"直线化"，即对两个变量分别作变换，使变换后的两个新变量之间满足线性函数的关系，从而通过之前所学的线性回归的知识确定其回归方程。而变量变换的方法通常采用以下两种：①根据专业背景确定方程形式；②根据数据分布形式，套用常见函数。

回到案例 10-5，根据物化反应知识，氮的降解容积 V 与其反应终结时的容积 V_∞ 有这样一个关系，$V = V_\infty(1 - e^{-kt})$，且经过测定，$V_\infty = 95.18$ml，所以只要求得参数 k 的估计值，即得到不同反应时间 t 与氮的容积 V 的回归方程。因此，不妨利用这个经验关系式对数据进行转化，使曲线关系"直线化"，从而求得回归方程。详细过程如下：

由经验关系式，得 $\dfrac{V_\infty - V}{V_\infty} = e^{-kt}$，则不妨两边取对数，有 $\ln\left(\dfrac{V_\infty - V}{V_\infty}\right) = -kt$。作变换 $Y = \ln\left(\dfrac{V_\infty - V}{V_\infty}\right)$，$X = t$。故曲线关系"直线化"后有，$Y = -kX$。表 10-6 为苯酰迭氮降解转换数据。

表 10-6 苯酰迭氮降解转换数据

反应时间 *t*/h	氮容积 *V*/ml	*Y*
0.20	12.62	−0.14
0.57	30.72	−0.39
0.92	44.59	−0.63
1.22	52.82	−0.81
1.55	60.66	−1.01
1.90	68.20	−1.26
2.25	73.86	−1.50
2.63	78.59	−1.75
3.05	82.02	−1.98
3.60	86.29	−2.37
4.77	91.30	−3.20
5.85	93.59	−4.09

又 $k = \dfrac{l_{XY}}{l_{XX}} = -0.68$，则 $Y = -0.68X$。将变量还原，从而有不同反应时间 t（h）与氮的容积 V（ml）的回归方程为：$V = 95.18(1 - e^{-0.68t})$。

进一步，需要进行回归效果的方差分析，结果如表 10-7 所示。

表 10-7 拟线性回归方差分析结果

变异来源	SS	*df*	MS	*F*	*P*
回归	45.62	1	45.62	15206	<0.001
残差	0.03	11	0.003		
总变差	45.65	12	临界值 $F_{0.05}(1,11) = 4.84$		

结果说明 Y 事实上是与 X 有关的，且校正的 $R_2 = 0.999$，同样说明了相关的密切程度。

解决曲线相关拟合问题的另外一种方法就是根据数据分布形式，套用常见函数。这里给出大家一些常用的函数曲线图形，见图 10-8，在实际应用问题中，也可以借助于数据散点图的分布，将其与下列图形对比，从而建立合适的回归方程。

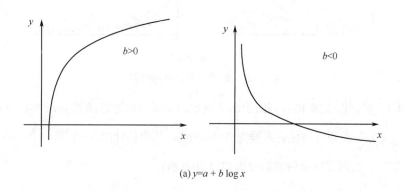

(a) $y = a + b \log x$

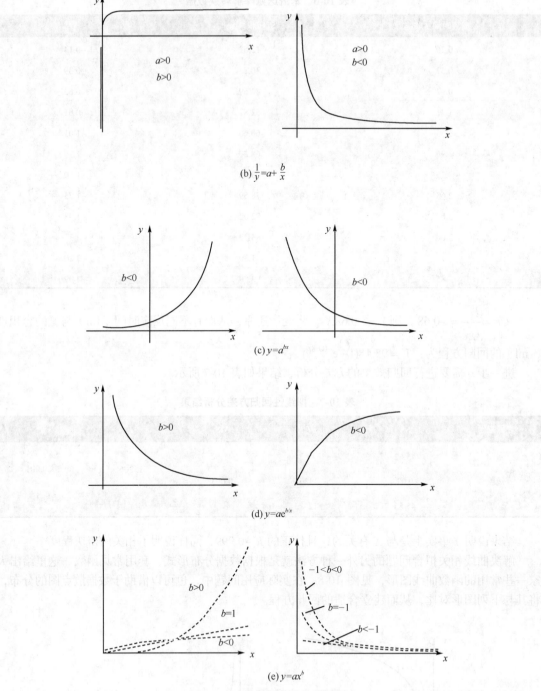

(b) $\frac{1}{y}=a+\frac{b}{x}$

(c) $y=a^{b/x}$

(d) $y=ae^{b/x}$

(e) $y=ax^b$

图 10-8 常用的函数曲线图形

　　如案例 10-5，根据散点图 10-8 判断出两个变量的关系可以通过函数 $y=ae^{b/x}$（$b<0$）来描述。因此令 $Y=\ln y$，$X=\dfrac{1}{x}$，则线性化后方程为 $Y=\ln a+bX$。从而估计出 $\hat{a}=e^{4.46}$，$\hat{b}=-0.42$，即回归方程为 $y=e^{4.46-0.42/x}$。回归效果的方差分析如表 10-8 所示。

表 10-8　线性回归方差分析结果

变异来源	SS	df	MS	F	P
回归	3.44	1	3.44		
残差	0.26	10	0.026	132.69	<0.001
总变差	3.70	11	临界值 $F_{0.05}(1,10)=4.96$		

这样作出的回归方程，校正的 $R^2=0.930$，拟合效果令人满意，但不及 $R^2=0.999$ 的前一种方法的拟合效果好。

习　题　十

一、思　考　题

1. 研究人员测量了大量运动员的各种特性，发现其体重与其能举起的重量之间的相关系数为0.60，是否可以认为运动员举重能力的 60% 可归因与其体重？

2. 摄取食盐会导致高血压吗？一项大型研究在 32 个国家的 52 个中心进行。在对年龄、性别及混杂变量作出调整后，25 个中心发现舒张压和食盐摄取量间是正相关，27 个中心发现是负相关。这些数据能证明食盐会导致高血压吗？请简短解释。

3. 回归分析的用途有哪些？

4. 回归可以给出一个变量对另一个变量的影响的精确估计，所以回归可以代替对照实验。是否同意这种观点？请解释。

5. 如何评价回归方程的拟合效果？

二、应用分析题

1. 12 名糖尿病患者血糖水平和胰岛素水平的测量结果见表 10-9，试对血糖和胰岛素之间进行相关分析。

表 10-9　12 名糖尿病患者血糖和胰岛素的测量结果

编号	1	2	3	4	5	6	7	8	9	10	11	12
胰岛素（mmol/L）	17	14	19	12	9	16	18	21	24	17	17	10
血糖（mμ/L）	9.5	11.6	10.8	11.4	12.4	9.8	10.1	8.6	7.9	11.2	10.6	12.8

2. 研究年龄与地方性甲状腺肿患者疗效之间的关系，219 例观察数据见表 10-10。试分析两变量间的相关性。

表 10-10　年龄与地方性甲状腺肿患者疗效数据

年龄 X/岁	疗效				合计
	治愈	显效	好转	无效	
<30	67	9	10	5	91
30～	17	13	12	2	44
40～	15	10	8	2	35
≥50	10	11	23	5	49
合计	109	43	53	14	219

3. 做某毒物试验，得毒物浓度 x（10^{-6}）与小鼠呼吸下降率为 y（%）的数据：

x	4	6	8	10	12	14	16
y	2	4	5	6	8	9	11

（1）试进行相关分析，计算相关系数并作显著性检验；

（2）试对 y 关于 x 建立回归方程，并检验回归方程的显著性意义。

4. 某地方病研究所调查了 8 名正常儿童的尿肌酐含量（mmol/24h）如表 10-11 所示。请绘制散点图，并作出尿肌酐含量 Y 与其年龄 X 的回归分析。

表 10-11　8 名正常儿童的年龄 X 与尿肌酐含量 Y

编号	1	2	3	4	5	6	7	8
年龄 X/岁	13	11	9	6	8	10	12	7
尿肌酐含量 Y/（mmol/24h）	3.54	3.01	3.09	2.48	2.56	3.36	3.18	2.65

5. 单磷酸阿糖腺苷粉剂在 99℃恒温液中测得一些时间的残存百分量 c 的数据如表 10-12 所示，$c=c_0 e^{-kt}$。试建立回归方程。（资料来自医药应用概率统计，1990）

表 10-12　时间与残存百分量数据

时间/h	0	3	5	10	15	20	25	30	35
残存量/%	100	98.8	98.49	96.21	94.39	90.47	87.87	85.03	81.36

第十一章 试验设计

案例 11-1

某医师观察某药物对 H1N1 流感的疗效，用氨苄青霉素作对照。将入院患者按体温分组，体温在 38.5℃以下分入治疗组，体温在 38.5℃以上分入对照组，试验结果是该药物的疗效优于氨苄青霉素。

问题：

（1）该医师的结论是否科学？

（2）试验设计是否合理？

（3）如不合理，应怎样修改？

分析讨论： 首先该医师的结论是不科学的，因为该结论是建立在一个不合理的试验设计的基础上，以体温是否高于 38.5℃分组，两组患者病情不均衡，违反了均衡性原则。治疗组病情较轻，对照组病情较重，必然导致不科学的结论，如果将两组互换，结论就可能相反。正确的做法应该是：随机抽取足够的患者，将体温在 38.5℃以下和体温在 38.5℃以上的各自分为治疗组和对照组，除治疗药物不同外，其他条件尽可能相同，进行治疗和观察，进行假设检验后再下结论。

上例表明，科研结果的正确性在很大程度上取决于试验设计的合理性，科学的试验设计是进行科学试验和数据统计分析的必要条件。而只有在熟悉试验设计的基本原则和常用方法的基础上，才能作出正确的试验设计。

第一节　试验设计概述

试验设计（design of experiment，DOE）是研究如何用科学的方法合理安排试验，以较少的试验次数，并能够严格控制试验误差，有效地测定各因素间的相互关系，通过对试验结果进行科学分析，寻找对关键指标影响较大的因素和水平，从而对试验方案进行优化设计，降低试验的误差和费用。

试验设计起源于 20 世纪初的英国，最早是由英国著名统计学家费希尔（R.A.Fisher）提出的，并用来解决农田试验中的农业生产问题，现已广泛应用于医药、心理、农业、工业、经济等试验科学领域，成为数理统计中内容丰富的一个重要分支。

一、试验设计的三要素

试验设计需要具备三个基本要素：受试对象、试验因素和试验效应。

（一）受试对象

受试对象是指试验中所用的材料、事物及人等。受试对象选择的合适与否直接关系到试验实施的难度，以及对试验新颖性和创新性的评价。一个完整的试验设计中所需受试对象的总数称为样本容量，样本容量最好能够根据特定的设计类型进行估计，样本容量过大或过小都有弊端。

（二）试验因素

试验因素（也称处理因素）是试验中影响试验结果的条件。试验因素含有 2 个或多个水平，通过科学的试验设计，能够科学地考察试验因素不同水平的作用大小。

在随机试验中还有两种因素：一是区组因素（也称重要的非试验因素），是指对试验因素影响有一定干扰性，且研究者并不想或难于考察的因素；二是随机因素，是除上述两类因素外，其他未加控制的因素。随机因素的综合作用统称为试验误差。

（三）试验效应

试验效应是指试验因素取不同水平时在受试对象上所产生的反应。试验效应是反映试验因素作用强弱的标志，它是通过具体的指标来体现的。

在实际中，应选用客观性强的效应指标，要注重指标的特异性强、灵敏度高且准确可靠。对一些半客观或主观指标，一定要事先规定数值的严格标准，以提高试验效应的可信度。

在案例 11-1 中，试验药物和氨苄青霉素就是试验因素的两个水平，患者是受试对象，疗效就是试验效应。

二、试验设计的基本原则

科学的试验设计需要遵循以下几个基本原则：

（一）随机化（randomization）原则

将受试对象分配到各试验组或对照组时，试验个体的机会均等；若同一试验存在多个处理因素，则其施加顺序均等。

通过随机化，尽量使抽取的样本能够代表总体，减少抽样误差；使各组样本的条件尽量一致，消除或减小人为的组间误差，从而使处理因素产生的效应更客观，便于得出正确的试验结果。随机化是试验设计的最显著特征。

随机化的方法很多，如抽签法、随机数字表法、随机化分组表法等，

（二）重复（replication）原则

在相同条件下对每个个体独立进行多次试验。重复实质上是指受试对象应具有一定的数量，表现为样本含量大小或试验重复次数多少。

重复可以避免试验次数过少而导致的非试验因素偶然出现极端影响所产生的误差。从理论上看，试验重复次数越多，抽样误差将越小，但重复越多，耗费就越高，数据处理也越繁琐，因此试验设计时应确定适当的重复次数。

（三）对照（control）原则

为避免非试验因素造成的干扰，试验设计的受试对象应设置试验组和对照组，从试验组与对照组两组效应指标的数据差别中，发现试验因素的本质效应。

常用的试验对照方式有：

（1）空白对照：对照组不加任何处理因素或利用安慰剂。例如，观察某降压药的作用时，试验组动物服用降压药，对照组动物不服药或服安慰剂。

（2）自身对照：对照与试验在同一受试对象上进行。例如，用药前后的对比，先用 A 药后用 B 药的对比，均为自身对照。

（3）相互对照：又称组间对照，不专门设立对照组，而是几个试验组之间相互对照。例如，用几种药物治疗同一疾病，对比这几种药物的效果。

（4）标准对照：不设立对照组，试验结果与标准值或正常值对比。

（四）均衡（balance）原则

在比较的各组间（试验组与对照组间、试验组与试验组间），除了试验因素外，其他因素要均衡一致，最大限度地消除非试验因素对试验效应的影响。

例如，在动物试验中，要求各组间动物的数量、种系、性别、年龄、体重、毛色等均衡一致，试验仪器、药品、时间等也应一致，这样才能有效减少试验误差。

另外，有学者提出试验设计还应遵循另外两个原则，即弹性原则和最经济原则。弹性原则是指在时间、原料等分配上留有余地，以保证富有弹性地实施试验计划，并不断地调整好自己的试验进度；最经济原则是指试验设计时应选择最优设计方案，包括资金的使用、人力、时间的损耗等。必要时可预测试验的产出和投入的比值，这个比值越大越好，当然要以试验条件作基础。

三、试验设计的常见类型

试验设计类型主要指试验设计中安排试验因素和区组因素的一种结构或模式。试验设计的类型很多，各种试验设计类型的特点、精度及适应对象都不同，应用时可以根据研究目的，投入的人财物和时间等，并结合专业要求适当选择。

（一）完全随机设计

完全随机设计（completely randomized design）又称成组设计，是将同质的受试对象随机地分配到各处理组或对照组，或从不同总体中随机抽样形成各处理组或对照组，观察各组试验效应，进行对比研究。各组的样本含量可以相等，也可以不相等，但要注意在总样本量不变的情况下，各组样本量相等时设计效率最高。

完全随机设计是一种单因素试验设计方法，优点是设计简单，易于实施，出现缺失数据时仍可进行统计分析；缺点是试验效率不高，只能分析单个因素，且要求试验对象有较好的同质性。

（二）配对设计

配对设计（paired design）是将受试对象按一定特征配成对子，或者对多份受试对象，每份一分为二作为对子，或者同一受试对象的试验前后（或不同检测方法、不同部位等）作为对子，将每对中的两个受试对象随机分配到不同处理组或对照组，进行不同的试验处理。配对的因素是可能影响试验结果的主要非处理因素。例如，在动物试验中，常将窝别、性别、体重等作为配对条件；在临床试验中，常将病情轻重、性别、年龄、职业等作为配对条件。

配对设计的优点是抽样误差较小，试验效率较高，所需样本含量较小；缺点是配对条件要求严格，否则，会使效率降低。

（三）随机区组设计

随机区组设计（randomized block design）又称配伍组设计，是配对设计的拓展，先按试验对象特征分成若干个区组（也称配伍组），保持区组内试验对象同质，再将每个区组的试验对象随机分配到各个处理组或对照组进行试验。

随机区组设计是一种双因素试验设计方法，优点是可以排除区组因素对试验效应的干扰而真实地反映出处理因素的作用，使组间均衡性好，减少试验误差；缺点是要求各区组内受试对象数与处理组数相等，试验结果中若有数据缺失，统计分析较麻烦。

（四）析因试验设计

析因试验设计（factorial experiment design）是将多个因素的各水平所有交叉组合（每个交叉组合也称为一个试验点）进行试验，可以分析各试验因素的主效应以及各因素间的交互作用。因为析因设计考虑各因素所有水平的全面组合，故又称完全交叉分组试验设计。

析因设计的优点是具有全面性和均衡性，通过该设计与数据处理，可同时了解各因素的不同水平的效应大小、各因素间的交互作用，并通过比较，找出各因素各水平间的最佳组合；缺点是当因素数、水平数较多时，试验次数会很多，在实际中往往难以实现，一般要求因素数不超过 4，水平数不超过 3。

（五）拉丁方设计

n 阶拉丁方（Latin square）是用 n 个字母（或数字）排成 n 行 n 列的方阵，且这 n 个字母（或数字）在每行每列都恰好出现一次。拉丁方设计（Latin square design）是按 n 阶拉丁方的行、列、字母（或数字）分别安排 3 个含有 n 个水平的因素来进行试验。

拉丁方设计是一种三因素试验设计方法，优点是可以得到比随机区组设计更多一个因素的均衡，因而误差更小，效率更高；缺点是灵活性较差，只能安排 3 个因素，而且一般要求各因素的水平数相等。在医药研究中，可有效减少试验对象差异对药品效能比较的干扰。

（六）正交试验设计

正交试验设计（orthogonal experiment design）是利用"正交表"从析因试验的所有试验点（水平组合）中挑选出部分有代表性的试验点进行试验，这些有代表性的试验点具备"均匀分散，齐整可比"的特点。

正交试验设计是一种可以有效减少试验次数的多因素试验设计方法，具有高效、快速、经济的特点，适应于因素及水平数较多的试验设计，并可以进行关键因素和水平组合的筛选。

（七）均匀试验设计

均匀试验设计（uniform experiment design）是利用"均匀设计表"从析因试验的所有试验点中挑选出部分有代表性的试验点进行试验。均匀试验设计挑选试验代表点的出发点是"均匀分散"，而不考虑"整齐可比"，它可保证试验点具有均匀分布的统计特性。

均匀试验设计是一种更为有效地减少试验次数的多因素设计方法，其着重点在于在试验范围内考虑试验点均匀散布，以求通过最少的试验来获得最多的信息，因而其试验次数比正交试验设计明显地减少，使均匀试验设计特别适合于更多因素和水平的试验，而且可以自动对试验因素的重要性进行排序分析。

另外，交叉试验设计、分割试验设计、嵌套试验设计等也是常用的多因素试验设计类型。本章主要介绍可以有效减少试验次数的正交试验设计和均匀试验设计，这两种试验设计类型在医药卫生领域都有着广泛的应用。

第二节　正交试验设计

正交试验设计（orthogonal experiment design）是利用"正交表"科学地安排与分析多因素试验问题的设计方法。它是一种高效、快速的多因素分析方法，通过一整套规格化的正交表将各试验因素及各水平之间的组合均匀搭配，合理安排，大大减少试验次数；同时通过对这些试验方案的结果分析，推断出最优的试验方案；并可以对各因素的主次进行比较分析。

在医药学研究中，常常需要分析多个因素对某个指标的影响，而各因素又有多个水平，其间往往又存在交互作用。如果观测指标是定量指标（或可以量化），研究的因素在 3 个及以上，且各因素的水平在两个及以上时，可以考虑采用正交试验设计。

一、正交表和正交设计

（一）正交表

正交表（orthogonal table）是一套规范化的表格，它能够使每次试验的因素及水平得到合理安排，是正交试验设计的基本工具。

正交表有两种类型，即等水平正交表和混合水平正交表。等水平正交表适应于所有因素的水平数相等的情况，记作 $L_n(p^r)$，其中 L 表示正交表；n 表示正交表的行数，即试验次数；r 表示正交表的列数，即最多能安排的因素（包括交互作用及随机误差）个数；p 表示正交表内的数码个数，即各因素的水平数。

混合水平正交表适应于各因素的水平数不尽相等的情况，记作 $L_n(p_1^{r_1} \times p_2^{r_2} \times \cdots \times p_m^{r_m})$，其中 L 和 n 的含义同上，r_1 个因素有 p_1 个水平，r_2 个因素有 p_2 个水平，$\cdots$，r_m 个因素有 p_m 个水平，$r_1 + r_2 + \cdots + r_m$ 表示正交表的列数，即最多能安排的因素个数，当 $r_1, r_2, \cdots, r_m$ 为 1 时，指数常省略不写，如 $L_8(4 \times 2^4)$。常用的正交表一般在统计书籍中以附表形式给出。

下面以正交表 $L_8(2^7)$，$L_9(3^4)$，$L_8(4 \times 2^4)$ 为例说明正交表的结构特点，见表 11-1～表 11-3。

表 11-1　$L_8(2^7)$ 正交表

试验号	列 号						
	1	2	3	4	5	6	7
1	1	1	1	1	1	1	1
2	1	1	1	2	2	2	2
3	1	2	2	1	1	2	2
4	1	2	2	2	2	1	1
			2	1	2	1	2
6	2	1	2	2	1	2	1
7	2	2	1	1	2	2	1
8	2	2	1	2	1	1	2

表 11-2　$L_9(3^4)$ 正交表

试验号	列 号			
	1	2	3	4
1	1	1	1	1
2	1	2	2	2
3	1	3	3	3
4	2	1	2	3
5	2	2	3	1
6	2	3	1	2
7	3	1	3	2
8	3	2	1	3
9	3	3	2	1

表 11-3　$L_8(4 \times 2^4)$ 正交表

试验号	列 号				
	1	2	3	4	5
1	1	1	1	1	1
2	1	2	2	2	2
3	2	1	1	2	2
4	2	2	2	1	1
5	3	1	2	1	2
6	3	2	1	2	1
7	4	1	2	2	1
8	4	2	1	1	2

由表 11-1～表 11-3 可以看出，正交表具有以下特点：

（1）正交表中任意一列不同数码出现的次数相等。例如，正交表 $L_8(2^7)$ 中数码 "1"，"2" 在每一列中出现的次数都是 4 次；正交表 $L_9(3^4)$ 中数码 "1"，"2"，"3" 在每一列中出现的次数都是 3 次；正交表 $L_8(4\times2^4)$ 中第一列数码 "1"，"2"，"3"，"4" 出现的次数都是 2 次，后面四列 "1"，"2" 出现的次数都是 4 次。这表明正交表具有均衡分散性。

（2）正交表的任意两列中，将同一行的两个数码看成有序数对，则所有可能数对出现的次数相同。例如，表 $L_8(2^7)$ 的任意两列中，同一行的所有可能的数对为

$$(1,1),(1,2),(2,1),(2,2)$$

它们各出现两次。这表明正交表具有整齐可比性。

正因为正交表具有以上特点，所以利用它安排的试验具有均匀分散、整齐可比的特点。如图 11-1 所示，3 个坐标轴代表 3 个因素，坐标轴上的 3 个点代表每个因素的 3 个不同的水平，27 个节点则代表全面试验的 27 种不同的方案（即试验点或水平组合），图中的 9 个实点则表示由表 $L_9(3^4)$ 安排的 9 个试验方案。从图中可以看出，这 9 个点在立方体内均衡分散，具有极强的代表性，因为立方体内每一个与坐标平面平行的平面上，都安排 3 个试验点，且它们的每一条交线上都有一个点。所以正交试验不仅试验次数减少，而且分析推断最佳试验方案也较为方便。

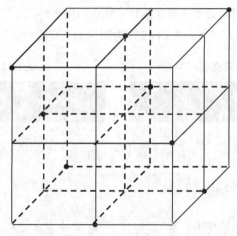

图 11-1　正交试验点示意图

（二）正交试验设计

正交试验设计与分析的步骤如下：

1. 明确试验目的，选定试验指标　要明确试验要解决什么问题，确定试验指标，最好是定量指标或是可以量化的定性指标。

2. 挑选各因素（包括交互作用）及其水平　凭借专业知识和实践经验，选择对指标可能有一定影响的因素及各因素比较合理的水平。各因素水平不必苛求相等，可以根据因素的主次确定水平多少。

3. 选用正交表，做表头设计　选用什么类型的正交表，其实就是确定 $L_n(p^r)$ 或 $L_n(p_1^{r_1}\times p_2^{r_2}\times\cdots\times p_m^{r_m})$ 中的参数，对于 $L_n(p^r)$，就意味着确定 3 个参数 p（水平数）、r（与因素数相关的列数）、n（与试验精度有关的试验次数）。譬如，选定因素均为两水平，可以选择 $L_4(2^3)$，$L_8(2^7)$，$L_{12}(2^{11})$，$L_{16}(2^{15})$ 等正交表；三水平可以选择 $L_9(3^4)$，$L_{18}(3^7)$，$L_{27}(3^{13})$，$L_{36}(3^{13})$ 等正交表；四水平可以选择 $L_{16}(4^5)$，$L_{32}(4^9)$ 等正交表。而对于选定各因素水平不全相等，则应选用混合水平正交表，如根据各因素及水平的多少，可选择 $L_8(4\times2^4)$，$L_{12}(3\times2^4)$，$L_{24}(3\times4\times2^4)$ 等正交表。

选择正交表时，要考虑到试验精度的要求、因素数与列数的关系以及是否考虑交互作用等。

要求精度高时选择试验次数较多的正交表，精度不高或试验条件有限时选择试验次数较少的正交表；若不考虑交互作用，所选正交表的列数应该不少于因素数；若考虑交互作用，那么每个交互作用也应该作为独立因素占据一列，此时正交表列数还要考虑到交互作用数。

表头设计就是要把各因素分别安放在所选正交表的相应列上，其下面的数码对应的就是该因素的试验水平，如果不考虑各因素间的交互作用，这种安排是随意的。若考虑交互作用，此时必须把各因素及其交互作用安排在适当列上，这需要借助与正交表匹配的两列间交互作用表来实现（表11-4）。

例如，安排一个四因素两水平的试验，若不考虑交互作用，可以选用 $L_8(2^7)$ 正交表，并将 A，B，C，D 4 个因素任意分别置于表的 4 列上；如果考虑 A 与 B 的交互作用 $A \times B$，A 与 C 的交互作用 $A \times C$，则必须把 A，B，C，D 安排在 1，2，4，7 列，并根据 $L_8(2^7)$ 两列间交互作用表，将 $A \times B$ 安排在第 3 列、$A \times C$ 安排在第 5 列。正交表中没有安排因素的列称空白列，在方差分析时，空白列作为误差列，在表头设计时，一般至少要留一列空白列。

表 11-4 $L_8(2^7)$ 两列间交互作用表

列 号	列号						
	1	2	3	4	5	6	7
（1）		3	2	5	4	7	6
（2）			1	6	7	4	5
（3）				7	6	5	4
（4）					1	2	3
（5）						3	2
（6）							1
（7）							

如果还要考虑 $A \times D$，$B \times D$，$C \times D$，正交表 $L_8(2^7)$ 便容纳不下了，需选用更大的正交表，如正交表 $L_{16}(2^{15})$。

4. 按正交表安排方案进行试验，并且记录试验结果 正交表中数码为各因素所取水平，如因素 A，B，C，D 安排在正交表 $L_8(2^7)$ 的 1，2，4，7 列（若因素间无交互作用，可以选用任意 4 列），第三行相应列数码为 "1 2 1 2" 表示第 3 号试验是在各因素水平组合为 $A_1B_2C_1D_2$ 的条件下进行的，分别进行完表中各个试验，记录结果。需要注意，试验次序应随机选择而不应按试验号的顺序进行。

5. 对正交设计的试验结果进行分析，判断因素主次顺序，确定最优试验条件。

正交试验结果常用的统计分析方法有直观分析法和方差分析法。

二、正交试验的直观分析法

案例 11-2

用有机溶液提取中药人参中的人参皂苷成分，选取因素及其水平如表 11-5 所示。

表 11-5 案例 11-2 中试验因素与水平表

水平	溶液浓度/%	催化剂量/%	溶剂的 pH	温度/℃
	A	B	C	D
1	70	0.1	6.8	80
2	80	0.2	7.2	90

问题:
（1）寻找影响浸出率的因素；
（2）选取最佳提取方案。

分析讨论: 按正交试验设计的步骤进行设计与分析:
（1）明确试验目的，选定试验指标。本案例目的在于寻找提高浸出率的方案，故以浸出率为试验指标 y。
（2）选择因素和水平。本案例考虑 A，B，C，D 4 个因素，每个因素两个水平，暂不考虑交互作用。
（3）选用正交表，做表头设计。选择 $L_8(2^7)$ 正交表，在不考虑交互作用的前提下，将因素 A，B，C，D 安排在正交表 $L_8(2^7)$ 的 1，2，4，7 列上（也可其他 4 列），如表 11-6 所示。

表 11-6　案例 11-2 中用 $L_8(2^7)$ 安排试验表

试验号	1（A）	2（B）	3	4（C）	5	6	7（D）	浸出率/%
1	1（70%）	1（0.1%）	1	1（6.8）	1	1	1（80℃）	82
2	1	1	1	2（7.2）	2	2	2（90℃）	85
3	1	2（0.2%）	2	1	1	2	2	70
4	1	2	2	2	2	1	1	75
5	2（80%）	1	2	1	2	1	2	74
6	2	1	2	2	1	2	1	79
7	2	2	1	1	2	2	1	80
8	2	2	1	2	1	1	2	87
K_1	312	320		306			316	
K_2	320	312		326			316	
$\overline{K_1}$	78	80		76.5			79	
$\overline{K_2}$	80	78		81.5			79	
R_j	2	2		5			0	

（4）按正交表的安排方案进行试验，并记录试验结果。例如，第 3 号试验按 $A_1B_2C_1D_2$ 条件进行，即取溶液浓度 70%，催化剂为 0.2%，溶剂 pH 为 6.8，温度为 90 ℃进行试验，结果浸出率为 70%，如此共进行 8 次试验，结果记录于表中最后一列。
（5）用直观分析法分析试验结果。由表 11-6 可见，8 号试验浸出率最高，但其对应的试验条件 $A_2B_2C_2D_2$ 不一定是各试验因素水平的最佳组合（因为表中并没有列出各试验因素水平的所有 16 种组合）。而用直观分析法可以较好地解决这一问题。

直观分析法的基本步骤如下:
（1）计算各因素水平的试验结果平均值及极差；
以因素 A 为例，用 K_1 表示包含 A_1 水平的 4 个试验结果之和，用 K_2 表示包含 A_2 水平的 4 个试验结果之和。则 A_1 水平和 A_2 水平的试验结果平均值分别为 $\overline{K_1}=K_1/4$ 和 $\overline{K_2}=K_2/4$，它们分别反映出 A_1 水平和 A_2 水平的试验效果。本案例因素 A 中，有

$$K_1 = y_1+y_2+y_3+y_4 = 82+85+70+75 = 312$$
$$K_2 = y_5+y_6+y_7+y_8 = 74+79+80+87 = 320$$
$$\overline{K_1} = 312/4 = 78 , \quad \overline{K_2} = 320/4 = 80$$

因素水平中最大的试验结果平均值与最小的试验结果平均值之差称为该因素的极差，极差的大小可以反映该因素对试验指标的影响程度。用 R_j 表示第 j 列因素的极差，如因素 A 的极差 $R_1 = \overline{K_2} - \overline{K_1} = 80 - 78 = 2$，同样可得因素 B，C，D 的各因素水平的试验结果平均值及极差，结果列于表 11-6 中。

（2）比较极差大小，排定各因素对试验指标的影响顺序；

极差越大，说明该因素对试验指标的影响越大，本案例中 R_4 最大，说明因素 C 对试验结果影响最大，其次是 A 和 B，最后是 D，即 $C \to {A \atop B} \to D$。

（3）比较试验结果平均值的大小，选取各因素水平的最佳组合，即最佳试验条件。

试验结果平均值最大的各因素水平组合在一起就是最佳试验条件。本案例中因素 A 的 $\overline{K_1} < \overline{K_2}$，因素 B 的 $\overline{K_1} > \overline{K_2}$，因素 C 的 $\overline{K_1} < \overline{K_2}$，因素 D 的 $\overline{K_1} = \overline{K_2}$，且考虑到温度低能耗更少，因此 $A_2 B_1 C_2 D_1$ 就是在不考虑各因素交互作用的前提下的最佳试验条件，即试验时溶剂浓度选取 80%，催化剂的量取 0.1%，pH 取 7.2，温度取 80℃。

在实际应用中，对最优试验条件的确定，一般还要做多次的试验验证。

三、考虑交互作用的正交试验分析

在多因素试验中，除了各因素对试验结果的单独影响外，还存在着因素间的联合作用，称为因素间的交互作用，体现为两个或多个因素之间的相互促进或相互制约。两个因素间的交互作用称为一级交互作用，如因素 A 和因素 B 之间的交互作用记为 $A \times B$；3 个因素间的交互作用称为二级交互作用；3 个以上因素间的交互作用称为高级交互作用。当不能确定各因素间是否存在交互作用时，需要考察因素间交互作用对试验结果的影响。

在正交表的表头设计中，说明了每个一级交互作用在正交表中应单独作为一个因素占据一列。例如，对于案例 11-2，由前面没考虑交互作用的直观分析的结果可见，因素 D（温度）的变化不影响试验条件的选择，即说明因素 D 与其他因素无交互作用，所以在实际选用正交表时，应考虑 4 个因素 A，B，C，D，以及 3 个一级交互作用 $A \times B$，$A \times C$，$B \times C$，即正交表至少要有 7 列，而每个因素都有两个水平，故选用正交表 $L_8(2^7)$ 安排试验。安排步骤如下：①把因素 A 和因素 B 分别置于第 1，2 列上；②根据 $L_8(2^7)$ 两列间交互作用表（表 11-4），将 $A \times B$ 安排在第 3 列；③将因素 C 安排在第 4 列；④根据 $L_8(2^7)$ 两列间交互作用表（表 11-4），将 $A \times C$ 安排在第 5 列、$B \times C$ 安排在第 6 列；⑤将因素 D 安排在第 7 列。这时案例 11-2 的表头设计结果如表 11-7 所示。

表 11-7　案例 11-2 中用 $L_8(2^7)$ 正交表考虑交互作用的表头设计

列号	1	2	3	4	5	6	7
因素	A	B	$A \times B$	C	$A \times C$	$B \times C$	D

因此，在案例 11-2 中，若考虑交互作用，应该将表 11-6 改进如表 11-8 所示。

表 11-8　案例 11-2 中考虑交互作用安排试验表

试验号	列号							浸出率/%
	1	2	3	4	5	6	7	
	A	B	$A \times B$	C	$A \times C$	$B \times C$	D	
1	1（70%）	1（0.1%）	1	1（6.8）	1	1	1（80℃）	82
2	1	1	1	2（7.2）	1	1	2（90℃）	85
3	1	2（0.2%）	2	1	1	2	2	70

续表

试验号	列号							浸出率/%
	1	2	3	4	5	6	7	
	A	B	$A \times B$	C	$A \times C$	$B \times C$	D	
4	1	2	2	2	2	1	1	75
5	2（80%）	1	2	1	2	1	2	74
6	2	1	2	2	1	2	1	79
7	2	2	1	1	2	2	1	80
8	2	2	1	2	1	1	2	87
K_1	312	320	334	306	318	318	316	
K_2	320	312	298	326	314	314	316	
$\overline{K_1}$	78	80	83.5	76.5	79.5	79.5	79	
$\overline{K_2}$	80	78	74.5	81.5	78.5	78.5	79	
R_j	2	2	9	5	1	1	0	

类似案例 11-2，重新进行直观分析，首先计算各因素及各交互作用的不同水平的试验结果平均值及极差，结果列于表 11-8 中。

由表 11-8 中的极差 R_j 可知，各因素及各交互作用试验结果的影响排序如下：

$$A \times B \to C \to \begin{array}{c} A \\ B \end{array} \to \begin{array}{c} A \times C \\ B \times C \end{array} \to D$$

可见，$A \times B$ 是影响试验结果的最重要因素，明显大于因素 A 和因素 B 对试验结果的独立影响，在这种情况下，因素 A 和因素 B 的最优水平的组合，并不一定就是最优的试验条件，此时，需要综合考虑因素 A 和因素 B 各个水平二元组合下试验的平均结果，从而决定因素 A 和因素 B 的最优水平组合。

如表 11-9 所示，列出因素 A 和因素 B 二元组合下所有试验结果的平均值，可见，A_1B_1 和 A_2B_2 搭配都好（但 A_1B_1 更省原料）。$A \times C$ 和 $B \times C$ 作用较小，可以不考虑，再根据因素 C 的试验结果平均值大小，选取水平 C_2，因素 D 影响最小，考虑到节约能源，选取水平 D_1，由此得到考虑交互作用的最佳试验条件为 $A_1B_1C_2D_1$，即试验时溶剂浓度选取 70%，催化剂的量取 0.1%，pH 取 7.2，温度选取 80 ℃。

表 11-9　案例 11-2 中 A 和 B 二元组合表

	B_1	B_2
A_1	$\frac{1}{2}(y_1 + y_2) = 83.5$	$\frac{1}{2}(y_3 + y_4) = 72.5$
A_2	$\frac{1}{2}(y_5 + y_6) = 76.5$	$\frac{1}{2}(y_7 + y_8) = 83.5$

四、正交试验的方差分析法

正交试验的直观分析法简单直观，计算量较小，便于应用，不失为一种简洁有效的分析方法。但它不能区分试验结果的差异究竟是由因素水平的改变引起的，还是由试验随机误差所引起的。为解决这个问题，常需要对试验结果进行方差分析，其基本思路是先将试验结果的总离差平方和分解为各因素（包括交互作用）及随机误差的离差平方和，然后求出各个 F 值，作 F 检验，从而确定哪些因素和交互作用对试验结果有显著性影响。

仍结合案例 11-2，介绍正交试验的方差分析法，为方便表达，这里只考虑因素 A，B，C，D 的主效应及交互作用 $A \times B$ 对试验结果的影响，仍选用正交表 $L_8(2^7)$ 安排试验，试验结果为 $y_i (i = 1, 2, \cdots, 8)$，这时正交表有两个空白列作为随机因素的误差列。

1. 总离差平方和的分解　在案例 11-2 中有 8 次试验，结果为 $y_1, y_2, \cdots, y_8$，则总离差平方和为

$$SS_T = \sum_{i=1}^{8}(y_i - \overline{y})^2, \quad \overline{y} = \frac{1}{8}\sum_{i=1}^{8}y_i$$

一般地，SS_T 的分解公式为

$$SS_T = SS_1 + SS_2 + \cdots + SS_r$$

其中，$SS_j(j = 1, 2, \cdots, r)$ 是正交表 $L_n(p^r)$ 中第 j 列因素的离差平方和。案例 11-2 中，因素 A，B，C，D 及交互作用 $A \times B$ 列的离差平方和 SS_A, SS_B, SS_C, SS_D 和 $SS_{A \times B}$ 依次为 SS_1, SS_2, SS_4, SS_7 和 SS_3。

2. 计算各因素水平的试验结果和，并利用其计算各因素离差平方和　根据方差分析中组间离差平方和计算公式，可推出 SS_j 的计算公式。例如，在案例 11-2 中的因素 A，有

$$K_1 = y_1 + y_2 + y_3 + y_4, \quad K_2 = y_5 + y_6 + y_7 + y_8$$

$$SS_1 = SS_A = 4\left(\frac{K_1}{4} - \overline{y}\right)^2 + 4\left(\frac{K_2}{4} - \overline{y}\right)^2$$

$$= \frac{K_1^2 + K_2^2}{4} - 4\overline{y} \times \frac{K_1 + K_2}{2} + 8\overline{y}^2$$

$$= \frac{K_1^2 + K_2^2}{4} - 16\overline{y}^2 + 8\overline{y}^2$$

$$= \frac{K_1^2 + K_2^2}{4} - 8\overline{y}^2$$

$$= \frac{K_1^2 + K_2^2}{4} - \frac{1}{8}\left(\sum_{i=1}^{8}y_i\right)^2$$

一般地，任何两水平的正交表，SS_j 的计算公式为

$$SS_j = \frac{K_1^2 + K_2^2}{m} - \frac{\left(\sum_{i=1}^{n}y_i\right)^2}{n}$$

其中，m 表示第 j 列中因素各水平出现的次数，n 为试验总数。

对于任何 k 水平的正交表，可将上式推广为

$$SS_j = \frac{K_1^2 + K_2^2 + \cdots + K_k^2}{m} - \frac{\left(\sum_{i=1}^{n}y_i\right)^2}{n}$$

其中，m 同样表示第 j 列中因素各水平出现的次数，n 仍为试验总数。

3. 确定误差平方和　误差平方和等于正交表中空白列的离差平方和之和，所以利用方差分析法分析试验结果时，正交表中必须留有空白列。在案例 11-2 中，误差平方和 $SS_E = SS_5 + SS_6$。

4. 确定各离差平方和的自由度　正交表中总离差的自由度为试验次数减去 1；正交表各列的自由度（即该列上安排因素的自由度）等于该因素水平数减去 1；交互作用列的自由度等于两个因素自由度之积。而误差的自由度则等于总的自由度减去所有考察因素和交互作用的自由度之和。在案例 11-2 中，有

$$df_T = 8 - 1 = 7; \quad df_A = df_B = df_c = df_D = 2 - 1 = 1$$

$$df_{A \times B} = df_A \times df_B = 1 \times 1 = 1 \; ; \quad df_E = 7 - 1 - 1 - 1 - 1 - 1 = 2$$

5. 计算 F 检验统计量，进行 F 检验

$$F_j = \frac{SS_j / df_j}{SS_E / df_E} \sim F(df_j, df_E)$$

代入样本值，列出方差分析表，按 F 检验法判定各因素对试验结果是否存在显著性影响。

6. 根据各因素水平的试验结果和的大小，选取最佳试验条件。

对正交试验的方差分析法，需要注意以下两点：

（1）由于两因素交互作用的自由度等于两因素自由度之积，故交互作用有时不止占用一列。例如，用 $L_{27}(3^{13})$ 正交表安排试验时，每个因素的自由度都等于 2，交互作用的自由度等于 4，而每个三水平列只能提供 2 个自由度，所以交互作用必须占用两列。例如，考察 6 个三水平因素 A, B, C, D, E, F 及交互作用 $A \times B$，$A \times C$，$B \times C$ 的正交试验，需要用 $L_{27}(3^{13})$ 正交表安排试验，参照 $L_{27}(3^{13})$ 交互作用表（每列中从上到下每两个数码对应的两列安排一个交互作用），表头设计如表 11-10 所示。

表 11-10　用正交表 $L_{27}(3^{13})$ 安排试验的表头设计

1	2	3	4	5	6	7	8	9	10	11	12	13
A	B	$A \times B$	$A \times B$	C	$A \times C$	$A \times C$	$B \times C$	D		$B \times C$	E	F

上表中，每个交互作用都占用两列，其离差平方和应按如下计算：

$$SS_{A \times B} = SS_3 + SS_4, \quad SS_{A \times C} = SS_6 + SS_7, \quad SS_{B \times C} = SS_8 + SS_{11}$$

（2）对结果影响不显著的因素的离差平方和，可以合并到 SS_E 中，能够提高精确度。

按照上述思路，对案例 11-2 的正交试验的数据结果，利用方差分析法进行分析，其中交互作用只考虑 $A \times B$，讨论各因素及交互作用 $A \times B$ 对试验结果的影响是否具有显著性，由此确定最佳试验条件（$\alpha = 0.05$）。

1. 计算各因素水平的试验结果和、离差平方和及其自由度　各因素两水平的试验结果和 K_1, K_2 计算的结果如表 11-11 所示。

$$SS_T = \sum_{i=1}^{8} (y_i - \bar{y})^2 = \sum_{i=1}^{8} y_i^2 - \frac{1}{8} \left(\sum_{i=1}^{8} y_i \right)^2 = 232$$

由公式

$$SS_j = \frac{K_1^2 + K_2^2}{4} - \frac{\left(\sum\limits_{i=1}^{8} y_i \right)^2}{8}$$

可计算得到各列的离差平方和，结果见表 11-11。

$SS_A = 8$，$SS_B = 8$，$SS_{A \times B} = 162$，$SS_C = 50$，$SS_D = 0$，$SS_E = SS_5 + SS_6 = 2 + 2 = 4$

确定其自由度：

$$df_T = 8 - 1 = 7 \; , \quad df_A = df_B = df_c = df_D = 2 - 1 = 1 \; , \quad df_E = df_5 + df_6 = 2$$

表 11-11　案例 11-2 中离差平方和计算表

试验号	1	2	3	4	5	6	7	y_i
	A	B	$A \times B$	C			D	
1	1	1	1	1	1	1	1	82
2	1	1	1	2	2	2	2	85
3	1	2	2	1	1	2	2	70

| 试验号 | 1 | 2 | 3 | 4 | 5 | 6 | 7 | y_i |
	A	B	$A \times B$	C			D	
4	1	2	2	2	2	1	1	75
5	2	1	2	1	2	1	2	74
6	2	1	2	2	1	2	1	79
7	2	2	1	1	2	2	1	80
8	2	2	1	2	1	1	2	87
K_1	312	320	334	306	318	318	316	
K_2	320	312	298	326	314	314	316	
SS_j	8	8	162	50	2	2	0	

2. 进行 F 检验，列出方差分析表，见表 11-12。

表 11-12 案例 11-2 中方差分析表

离差来源	平方和	自由度	均方	F 值	P 值	显著性
因素 A	$SS_A = 8$	1	8	4	$P > 0.05$	不显著
因素 B	$SS_B = 8$	1	8	4	$P > 0.05$	不显著
交互作用 $A \times B$	$SS_{A \times B} = 162$	1	162	81	$P < 0.05$	显著
因素 C	$SS_C = 50$	1	50	25	$P < 0.05$	显著
因素 D	$SS_D = 0$	1	0	0	$P > 0.05$	不显著
误差 E	$SS_E = 4$	2	2			
总变差	$SS_T = 232$	7		$F_{0.05}(1,2) = 18.51$		

3. 根据各因素水平的试验结果和的大小，选取最佳试验条件

对于影响显著的交互作用 $A \times B$，由因素 A 和因素 B 的二元组合表（见表 11-9）知，选取 $A_1 B_1$；对于因素 C，由 $K_1 < K_2$，故选 C_2；因素 D 影响不显著，考虑到节约能源选取水平 D_1，由此确定最佳试验条件为 $A_1 B_1 C_2 D_1$。

五、混合水平正交试验设计与分析

前面介绍了各因素等水平数的正交试验设计及分析，对于各因素的水平数不全相同的混合水平正交试验设计问题，常有两种处理方法，即混合水平正交表法和拟水平法。

利用混合水平正交表进行试验设计和分析，与前面等水平正交表的方法类似，这里举例说明其过程。

案例 11-3

在从地锦草提取黄酮的试验中，以光密度为试验指标，考察如下 4 个因素及其水平：

因素 A（pH）：$A_1 = 1, A_2 = 6, A_3 = 10, A_4 = 14$；

因素 B（盐量 $g/ml\%$）：$B_1 = 5, B_2 = 10, B_3 = 15, B_4 = 20$；

因素 C（时间）：$C_1 = 14\,h, C_2 = 48\,h$；

因素 D（加热）：$D_1 = 60.5\,℃, D_2 =$ 不加热。

根据经验，交互作用只需考虑 $A \times C$ 即可。

问题：

通过正交试验设计的方差分析，选出最佳试验条件。（ $\alpha = 0.05$ ）

分析讨论： 根据试验因素及水平数，选用混合正交表 $L_{16}(4^3 \times 2^6)$ 作表头设计。

因为 $SS_T, SS_A, SS_B, SS_C, SS_D$ 的自由度分别为

$$df_T = 16-1 = 15, \quad df_A = 4-1 = 3, \quad df_B = 4-1 = 3, \quad df_C = 2-1 = 1, \quad df_D = 2-1 = 1$$

故交互作用 $A \times C$ 的自由度为 $df_{A \times C} = df_A \times df_C = 3 \times 1 = 3$。

所以交互作用 $A \times C$ 必须占有 3 个两水平列。参照交互作用表，将因素 A，B，C，$A \times C$，D 分别安排在 1，2，4，（5，6，7），8 列中，按表 11-13 进行试验，试验结果为 y_i $(i=1,2,\cdots,16)$。

表 11-13　案例 11-3 安排试验及数据计算表

试验序号	1 A	2 B	3	4 C	5 $A \times C$	6 $A \times C$	7 $A \times C$	8 D	9	y_i
1	1	1	1	1	1	1	1	1	1	0.06
2	1	2	2	1	1	2	2	2	2	0.45
3	1	3	3	2	2	1	1	2	2	0.69
4	1	4	4	2	2	2	2	1	1	0.78
5	2	1	2	2	1	1	2	1	2	0.48
6	2	2	1	2	1	2	1	2	1	0.56
7	2	3	4	1	2	1	1	2	2	0.60
8	2	4	3	1	2	2	2	1	2	0.70
9	3	1	3	1	2	2	2	2	2	0.45
10	3	2	4	1	2	1	1	1	2	0.57
11	3	3	1	2	1	2	2	1	2	0.69
12	3	4	2	2	1	1	1	2	1	0.78
13	4	1	4	2	2	2	1	2	2	0.58
14	4	2	3	2	2	1	2	1	1	0.64
15	4	3	2	1	1	1	2	1	1	0.68
16	4	4	1	1	1	2	2	2	2	0.78
K_1^2	3.920	2.465	4.368	18.404	20.250	21.160	21.344	21.160	20.703	
K_2^2	5.476	4.928	5.712	27.040	24.900	23.912	23.717	23.912	24.404	
K_3^2	6.200	7.076	6.150							
K_4^2	7.182	9.242	6.401							
SS_j	0.066	0.299	0.029	0.052	0.015	0.005	0.004	0.005	0.010	

根据试验结果计算：

$SS_A = SS_1 = 0.066$，$SS_B = SS_2 = 0.299$，$SS_C = SS_4 = 0.052$

$SS_D = SS_8 = 0.005$，$SS_{A \times C} = SS_5 + SS_6 + SS_7 = 0.024$，$SS_E = SS_3 + SS_9 = 0.039$

由表 11-13 观察可得，因素 D 及交互作用 $A \times C$ 的平方和都比 SS_E 小，可以推断因素 D 及交互作用 $A \times C$ 都不显著，为了增加精确度，将 SS_D 和 $SS_{A \times C}$ 合并到误差平方和，得

$$SS_E = SS_3 + SS_5 + SS_6 + SS_7 + SS_8 + SS_9 = 0.068$$

相应的自由度为

$$df_E = 3+1+1+1+1+1 = 8$$

列出方差分析表 11-14：

表 11-14　案例 11-3 方差分析表

离差来源	平方和	自由度	均方	F值	P值	显著性
A	0.066	3	0.0220	2.5882	$P>0.05$	不显著
B	0.299	3	0.0997	11.7294	$P<0.01$	显著
C	0.052	1	0.0520	6.1176	$P<0.05$	显著
误差 E	0.068	8	0.0085	$F_{0.05}(3,8)=4.07, F_{0.01}(3,8)=7.59$		
总变差	0.485	15		$F_{0.05}(1,8)=5.32, F_{0.01}(1,8)=11.26$		

由方差分析表可知，因素 B,C 显著，因素 A 不显著，而由前面分析知，D 及交互作用 $A\times C$ 也不显著，因此因素及交互作用对试验结果的影响次序为

$$B \to C \to A \to A\times C \to D$$

比较各试验结果和可以得到最佳试验条件为 $A_4B_4C_2D_2$，即在 pH 为 14，盐量为 20 g/ml%，时间为 48h，不加热的条件下光密度最优。

利用混合正交表安排试验，常会遇到没有合适的正交表或试验次数过多的情况，此时可以采用拟水平法。拟水平法是通过虚拟若干水平，使水平较少的因素与水平较多的因素水平数达到统一，从而选取水平数较高的普通正交表替代混合正交表。例如，要考察 A,B,C 3 个因素，A,B 具有 3 个水平，C 具有两个水平，若选用 $L_{18}(2\times 3^7)$ 安排试验，需要作 18 次试验，如果用拟水平法，将 C 的两个水平中较好的水平拟为第三水平，与 A,B 一致，就可以选用 $L_9(3^4)$ 表来安排试验，仅需作 9 次试验，减少了试验次数，其数据处理和方差分析过程与前面方法类似。

第三节　均匀试验设计

均匀试验设计（uniform experiment design）是由我国学者方开泰和王元于 1978 年首次提出的。最初应用于我国的导弹设计，历经 30 多年的发展和推广，均匀设计已在我国的医药、化工、生物等众多领域得到广泛应用，取得了显著效益。它是数论方法中的"伪蒙特卡罗方法"的一个应用，构造一套均匀设计表进行试验设计。前面介绍的正交试验设计，是根据正交性准则来选择代表点进行试验的，"均匀分散，整齐可比"是其两大特点，但这种方法仍是适用于因素及水平数较少的情形，否则需要的试验次数还是太多，难以实现或者造成不必要的人力、物力的浪费。而均匀试验设计只考虑"均匀分散"，割舍"整齐可比"，从而可以更多地减少试验次数。

一、均匀设计表与均匀设计

（一）均匀设计表

均匀设计表（uniform design table）是一套规范化的表格，它能够使每次试验的因素及水平得到合理安排，是均匀试验设计的基本工具，记为 $U_n(n^m)$ 或 $U_n^*(n^m)$，其中 U 表示均匀设计表，n 表示均匀设计表的行数，也表示表内出现的数码个数，即试验次数或水平数，m 表示均匀设计表的列数，用于安排各因素。例如，$U_7(7^4)$ 表示拥有 7 行 4 列的均匀设计表，可以安排 4 个因素，每个因素可以有 7 个水平，共作 7 次试验。

与正交试验设计类似，均匀设计表也分为等水平均匀设计表和混合水平均匀设计表。

每个等水平均匀设计表都配有一个使用表，用以指示如何从设计表中选用适当的列，以及由这些列所组成的试验方案的偏差。其中"偏差"为均匀性的度量值，偏差越小，均匀度越好。表

11-15 和表 11-16 分别给出 $U_7(7^4)$ 均匀设计表及其使用表。

<table>
<tr><th colspan="5">表 11-15　均匀表 $U_7(7^4)$</th></tr>
<tr><th>编号</th><th>1</th><th>2</th><th>3</th><th>4</th></tr>
<tr><td>1</td><td>1</td><td>2</td><td>3</td><td>6</td></tr>
<tr><td>2</td><td>2</td><td>4</td><td>6</td><td>5</td></tr>
<tr><td>3</td><td>3</td><td>6</td><td>2</td><td>4</td></tr>
<tr><td>4</td><td>4</td><td>1</td><td>5</td><td>3</td></tr>
<tr><td>5</td><td>5</td><td>3</td><td>1</td><td>2</td></tr>
<tr><td>6</td><td>6</td><td>5</td><td>4</td><td>1</td></tr>
<tr><td>7</td><td>7</td><td>7</td><td>7</td><td>7</td></tr>
</table>

<table>
<tr><th colspan="6">表 11-16　均匀表 $U_7(7^4)$ 的使用表</th></tr>
<tr><th>因素数</th><th colspan="4">列　号</th><th>偏差</th></tr>
<tr><td>2</td><td>1</td><td>3</td><td></td><td></td><td>0.2398</td></tr>
<tr><td>3</td><td>1</td><td>2</td><td>3</td><td></td><td>0.3721</td></tr>
<tr><td>4</td><td>1</td><td>2</td><td>3</td><td>4</td><td>0.4760</td></tr>
</table>

表 11-16 的含义是：如果选择两个因素，则应该选择 1，3 两列安排两个因素进行试验；如果选择 3 个因素，应选择前 3 列安排 3 个因素进行试验；如果选择 4 个因素，则各占一列安排 4 个因素。

从表 11-15 不难看出，等水平均匀设计表具有以下特点：

（1）每列不同数码都只出现一次，即每个因素在每个水平只作一次试验；

（2）若在平面格子点上列出任意两个因素的试验点，则每行每列有且仅有一个试验点。图 11-2 即为表 $U_7(7^4)$ 的安排任意两因素均匀设计的布点图。

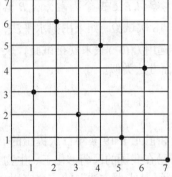

由于等水平均匀表具有以上特点，所以用均匀表安排试验，每个因素的各个水平只出现一次且均匀分散，试验次数就是因素的水平数，试验次数少，试验点均匀分布，且任意两列的试验方案一般不会相同，所以每个均匀设计表都带有一个附加的使用表，用以指示如何从设计表中选用适当的列。这种设计方法适用于多因素多水平的试验设计及优化，试验结果的分析通常采用回归分析方法。

需要说明一下，均匀设计表 $U_n^*(n^m)$ 是 $U_{n+1}[(n+1)^m]$ 表中划去最后一行而获得的，它是去掉了所有最高水平组合的试验，通常具有更好的均匀性，应优先选用。

图 11-2　两因素均匀设计布点图

混合水平均匀设计表可以看成是对等水平均匀设计表 $U_n(n^m)$ 的适当更改，一般不再带有使用表。例如，要安排 3 个因素，其中因素 A 和 B 各取 3 个水平，另一个因素 C 取两个水平。可以选用均匀表 $U_6^*(6^6)$，并根据该表的使用表选取前 3 列安排因素，将因素 A 和 B 放在前两列，因素 C 放在第 3 列，并将前两列的水平做如下合并：$[1,2] \to 1$，$[3,4] \to 2$，$[5,6] \to 3$，同时将第 3 列水平合并为两水平，方法如下：$[1,2,3] \to 1$，$[4,5,6] \to 2$，于是得混合均匀表 $U_6(2^2 \times 3)$，如表 11-17 所示。

<table>
<tr><th colspan="4">表 11-17　均匀表 $U_6(2^2 \times 3)$</th></tr>
<tr><th>编号</th><th>1</th><th>2</th><th>3</th></tr>
<tr><td>1</td><td>1</td><td>1</td><td>1</td></tr>
<tr><td>2</td><td>1</td><td>2</td><td>2</td></tr>
<tr><td>3</td><td>2</td><td>3</td><td>1</td></tr>
<tr><td>4</td><td>2</td><td>1</td><td>2</td></tr>
<tr><td>5</td><td>3</td><td>2</td><td>1</td></tr>
<tr><td>6</td><td>3</td><td>3</td><td>2</td></tr>
</table>

（二）均匀试验设计

均匀试验设计与分析的步骤如下：

1. 明确试验目的，确定试验指标　明确试验要解决什么问题，确定试验指标，最好是定量指标或是可以量化的定性指标。

2. 选定因素及水平 凭借专业知识和实践经验，选择对指标可能有一定影响的因素及各因素比较合理的水平。

3. 选择适当的均匀设计表 对于等水平均匀试验，利用其附带的使用表，选出因素安排的列号（混合水平试验不需要），做表头设计。

选取均匀表及表头设计时应注意：

（1）由于均匀表是根据数论中整数同余运算构造的，为了保证表的均匀性和列间的相关性，每个均匀表最多只能安排 $\frac{m}{2}+1$ 个因素，m 为表的列数；

（2）在表头设计时，均匀表中的空列，既不能安排交互作用，也不能用来估计误差，所以在分析结果中可以不列出。

4. 按均匀表安排方案进行试验，并且记录试验结果；

5. 对均匀试验结果进行分析，确定因素的主次及最优试验条件。

均匀试验结果的统计分析通常采用回归分析方法（如多元线性回归、二次多项式回归、非线性回归等）。

在实际应用中，对最优试验条件的确定，一般还要做多次的试验验证。

二、均匀试验的回归分析

对于均匀试验的数据结果的分析，因为结果没有整齐可比性，且试验次数较少，不宜采用直观分析法和方差分析法，通常采用的是回归分析方法，由此推断出起关键作用的因素和最佳试验条件。

以指标变量作为因变量 Y，m 个因素变量 $X_1, X_2, \cdots, X_m$ 为自变量，由均匀表安排的 n 次试验中得到的样本观测值为

$$(x_{1k}, x_{2k}, \cdots, x_{mk}, y_k), \qquad k=1,2,\cdots,n; n>m+1$$

如果 Y 与 $X_1, X_2, \cdots, X_m$ 之间的关系是线性的，由线性回归分析理论，利用最小二乘法估计回归系数 $b_0, b_1, \cdots, b_m$，可得到多元线性回归方程为

$$\hat{Y} = b_0 + b_1 X_1 + b_2 X_2 + \cdots + b_m X_m$$

为了检验所得到的线性回归方程是否有显著意义，即 Y 与 $X_1, X_2, \cdots, X_m$ 之间的线性关系是否显著，需用 F 检验法作回归的显著性检验。

如果 Y 与 $X_1, X_2, \cdots, X_m$ 之间的关系是非线性的，说明因素间可能存在交互作用，此时线性回归模型已经不适用，可以考虑采用二次多项式回归模型，相应的二次多项式回归方程为

$$\hat{Y} = b_0 + \sum_{i=1}^{m} b_i X_i + \sum_{i=1}^{m} b_{ii} X_i^2 + \sum_{\substack{i=1 \\ j<i}}^{m} b_{ij} X_i X_j$$

其中，$X_i X_j$ 项反映了因素间的交互作用。

在对均匀试验结果进行分析的过程中，不论是回归分析还是最优解的计算，计算量是非常大的，只有借助计算机及统计软件包（如 SAS，SPSS，R 等），才能体现出均匀试验设计方法的优越性。

案例 11-4

在 N6 培养基配方中，考虑选用 3 个主要因素 A，B，C，每个因素各取 7 个水平：

因素 A：硫酸铵 $X_A(\%)$ 分别取 0.05, 0.10, 0.15, 0.20, 0.25, 0.30, 0.35；

因素 B：磷酸二氢钾 $X_B(\%)$ 分别取 0.00, 0.05, 0.10, 0.15, 0.20, 0.25, 0.30；

因素 C：磷酸镁 $X_C(\%)$ 分别取 0.020, 0.025, 0.030, 0.035, 0.040, 0.045, 0.050。

根据因素及水平数，选用 $U_7(7^4)$ 表，并按 $U_7(7^4)$ 及其使用表安排试验，试验结果观测值 y_i $(i=1,2,\cdots,7)$ 如表 11-18 所示。

表 11-18 案例 11-4 中试验安排及数据

编号	A	B	C	$y_i/$（mg/ml）
1	1	2	3	11.63
2	2	4	6	10.30
3	3	6	2	9.70
4	4	1	5	9.20
5	5	3	1	8.40
6	6	5	4	8.10
7	7	7	7	5.70

问题：

考察因素对试验结果 Y 的影响，并确定最优试验方案。（$\alpha = 0.10$）

分析讨论　首先对试验结果进行回归分析。

考虑无交互作用的二次回归模型，即不含 $X_A X_B$，$X_A X_C$，$X_B X_C$ 项，对二次项 X_A^2，X_B^2，X_C^2 进行计算分析可发现，如果保留 X_A^2 项，回归方程将不显著，故采用二次回归方程

$$\hat{Y} = b_0 + b_1 X_A + b_2 X_B + b_3 X_C + b_{22} X_B^2 + b_{33} X_C^2$$

借助 SAS（或 SPSS，R 等）软件求解，先将各因素的水平数码转化为实际值，并由 X_B，X_C 的数据生成 X_B^2，X_C^2 的数据，再对 X_A，X_B，X_C，X_B^2，X_C^2 这 5 个自变量关于因变量 Y 作多元线性回归分析，即可得到回归分析的结果。

由软件分析结果可见，在模型检验中，有

$$P = 0.0179 < 0.05$$

故二次回归方程有显著性。

同时由回归系数分析表中的回归系数结果可知，所求二次回归方程为

$$\hat{Y} = 8.1528 - 13.4566 X_A + 3.6989 X_B + 248.3407 X_C - 18.1648 X_B^2 - 3859.3407 X_C^2$$

由对各回归系数进行的 t 检验结果可知，只有 X_B，X_B^2 系数检验的 P 值较 0.05 稍大，其他系数都显著，为了模型的完整起见，依据调整的决定系数更大，可将 X_B，X_B^2 列入方程。

其次，对二次回归方程求最优解。

利用微分学理论，在二次回归方程中分别对 X_B，X_C 求导数，并令其分别为 0，可得 $X_B \approx 0.1$，$X_C \approx 0.03$，由于二次项的系数均小于 0，如果只考虑 B，C 两个因素，模型在点（0.1，0.03）处有极大值，即最优值；而在回归方程中，X_A 为线性项，系数小于 0，说明 Y 与 X_A 呈负线性相关，X_A 取最小值 0.05 时达到 Y 的最优值。故当

$$X_A = 0.05，\quad X_B = 0.1，\quad X_C = 0.03$$

即 A 因素取水平 A_1，B 因素取水平 B_3，C 因素取水平 C_3 时，试验结果 Y 最优，其预测值为 $\hat{Y} = 11.6453$。

所以，最优试验方案确定为 A（硫酸铵）取 0.05，B（磷酸二氢钾）取 0.1，C（磷酸镁）取 0.03，即最优试验条件为 $A_1 B_3 C_3$。显然，最优试验方案并不在均匀设计表 11-18 的试验方案内，不过，最优预测值 $\hat{Y} = 11.6453$ 接近第一行的试验方案的试验结果观测值。

上面是等水平均匀设计表的应用案例，下面再通过一个具体案例，来说明混合水平均匀设计表的应用。

案例 11-5

在阿司匹林合成线路研究中，取

因素 A：水杨酸醚 X_A（mol/mol），6 个水平，即 0.5,0.7,0.9,1.1,1.3,1.5；

因素 B：反应时间 X_B（h），12 个水平，即

1.5，2.0，2.5，3.0，3.5，4.0，4.5，5.0，5.5，6.0，6.5，7.0；

因素 C：乙酸酐 X_C，6 个水平（ml），即 1.0，1.5，2.0，2.5，3.0，3.5。

选取均匀表 $U_{13}(13^{12})$ 中的 1，3，4 列，去掉最后一行，得均匀表 $U_{12}^*(12^3)$，并将其改造为混合均匀表 $U_{12}^*(12\times 6^2)$ 来安排试验，将试验结果 y_i $(i=1,2,\cdots,12)$ 列于表 11-19 中。

表 11-19　案例 11-5 中试验安排及数据

编号	A	B	C	y_i
1	1	3	2	39.5
2	1	6	4	31.5
3	2	9	6	7.5
4	2	12	2	16.2
5	3	2	4	19.7
6	3	5	6	35.2
7	4	8	1	28.3
8	4	11	3	30.9
9	5	1	5	11.8
10	5	4	1	27.6
11	6	7	3	11.7
12	6	10	5	40.9

问题：

考察因素对试验结果 Y 的影响，并确定最优试验方案。（$\alpha=0.10$）

分析讨论：

采用有交互作用项的二次回归模型，借助统计软件 SAS（或 SPSS，R 等），用逐步回归方法，剔除不显著的因素项，只保留对试验结果有显著性的因素项，最后求得二次回归方程为

$$\hat Y=7.79\times10^{-3}+8.66\times10^{-2}X_B-3.99\times10^{-3}X_B^2+9.53\times10^{-2}X_AX_C-2.62\times10^{-2}X_BX_C$$

说明交互作用 $A\times C$，$B\times C$ 及因素 B 对试验结果有显著性影响，而因素 A 和因素 C 对试验结果无显著性影响，用最优化方法求得回归方程的最优解为

$$A=1.5（\text{mol/mol}），\quad B=4.0（\text{h}），\quad C=2.0（\text{ml}）$$

即最优试验方案为 $A_6B_6C_3$，试验结果的最优预测值为 $\hat Y=0.3699$。

习题十一

一、填　空　题

1. 试验设计需要具备_____，_____和_____三个基本要素。

2. 正交表安排的试验具有_____和_____的特点。

3. 若选用正交表 $L_{16}(4\times2^{12})$ 安排正交试验，则需进行_____次试验，第 1 列中水平"1""2""3""4"出现的次数都是_____次，后面 12 列水平中"1""2"出现的次数都是_____次。

4. 均匀设计表 $U_9(9^6)$ 可以安排_____个因素，每个因素可以有_____个水平，共作 9 次试验。

二、简　述　题

1. 什么试验设计？试验设计的三要素是什么？

2. 试验设计的基本原则有哪些？

3. 正交表的类型及特点有哪些？

4. 简述正交试验设计的步骤。

5. 简述正交试验的直观分析法思路。

6. 简述均匀试验设计与分析的步骤。

三、应　用　题

1. 正交试验设计中，若选用正交表 $L_{16}(2^{15})$ ，则共需要进行多少次试验？最多安排的因素和水平数是多少？

2. 试对一个具有 5 个因素，每个因素 2 水平，并且考虑前 4 个因素之间的两两交互作用的试验，选用适当的正交表并作表头设计。

3. 试对一个具有 5 个因素，前 4 个因素三水平，第 5 个因素三水平，不考虑因素之间的两两交互作用的试验，选用适当的正交表并作表头设计。

4. 某药厂探研药物双嘧达莫的生产工艺，讨论因素及水平如下：

反应温度 A （℃）： $A_1 = 100$ ， $A_2 = 110$ ， $A_3 = 120$ ；

反应时间 B （hr）： $B_1 = 6$ ， $B_2 = 8$ ， $B_3 = 10$ ；

投料比 C （mol/mol）： $C_1 = 1 : 1.2$ ， $C_2 = 1 : 1.6$ ， $C_3 = 1 : 2.0$ ；

现选用 $L_9(3^4)$ 正交表，分别将因素 A ， B 和 C 安排在第 1，2 和 3 列上，9 次试验的收率分别为：40.9，58.2，71.6，40.0，73.7，39.0，62.1，43.2，57.0。

试用直观分析法和方差分析法确定因素主次，并在不考虑交互作用的前提下，确定各因素水平的最优组合。

5. 为了寻找微型胶囊得率最高的工艺条件，考虑下列因素和水平：

因素 A 　胶浓度（%）：5.5，3.0；

因素 B 　包料与被包物之比：4：1，2：1；

因素 C 　加胶方式：一次加胶、二次加胶。

此外还要考虑交互作用 $A \times B$ ， $B \times C$ ， $A \times C$ 。选用 $L_8(2^7)$ 正交表，分别将因素 A ， B 和 C 安排在第 1，2 和 4 列上，8 次试验的得率分别为：73.3，75.3，80.5，79.4，67.4，70.7，79.4，77.7。

试用直观分析法和方差分析法分析试验结果，确定因素主次及各因素水平的最优组合。

6. 对阿苯达唑透皮吸收制剂的配方进行优化，根据文献及预先试验结果，确定下列因素及考察范围：

因素 A 　二甲基亚砜的用量（ml）2.0～4.0；

因素 B 　聚乙二醇酯的用量（g）0.1～0.6；

因素 C 　聚山梨酯 80 的用量（滴）3～8。

将各因素等分为 6 个水平，试用均匀设计表安排试验。

7. 中药川芎中有一种有效成分阿魏酸，对心血管疾病等有良好的治疗作用，而且毒副作用很小。为提高阿魏酸的收率，考察阿魏酸合成的工艺条件，根据调研分析和预试验结果，选定 3 个因素 A ，B ，C ，并考察它们的变化范围，各取 7 个水平：

因素 A 　香兰醛：丙二酸 X_A （mol/mol）：1.0，1.4，1.8，2.2，2.6，3.0，3.4；

因素 B 　吡啶量 X_B （ml）：10，13，16，19，22，25，28；

因素 C 　反应时间 X_C （h）：0.5，1.0，1.5，2.0，2.5，3.0，3.5。

现用 $U_7(7^4)$ 的前 3 列安排均匀设计试验，需要安排 7 次试验，各次试验的收率分别为：0.3298，0.3660，0.2936，0.4758，0.2089，0.4507，0.4822。

试考察各因素对试验结果阿魏酸收率的影响，并确定最优试验条件。（ $\alpha = 0.10$ ）

附表 1 二项分布表

$$P(X \geqslant k) = \sum_{i=k}^{n} C_n^i p^i (1-p)^{n-i}$$

n	k	p									
		0.01	0.02	0.04	0.06	0.08	0.1	0.2	0.3	0.4	0.5
5	5			0.00000	0.00000	0.00000	0.00001	0.00032	0.00243	0.01024	0.03125
	4	0.00000	0.00000	0.00001	0.00006	0.00019	0.00046	0.00672	0.03078	0.08704	0.18750
	3	0.00001	0.00008	0.00060	0.00197	0.00453	0.00856	0.05792	0.16308	0.08704	0.50000
	2	0.00098	0.00384	0.01476	0.03187	0.05436	0.08146	0.26272	0.47178	0.66304	0.81250
	1	0.04901	0.09608	0.18463	0.26610	0.34092	0.40951	0.67232	0.83193	0.92224	0.96875
10	10								0.00001	0.00010	0.00098
	9							0.00000	0.00014	0.00168	0.01074
	8							0.00000	0.00008	0.00159	0.01229	0.05469
	7				0.00000	0.00000	0.00001	0.00086	0.01059	0.05476	0.17188
	6			0.00000	0.00001	0.00004	0.00015	0.00637	0.04735	0.16624	0.37695
	5		0.00000	0.00002	0.00015	0.00059	0.00163	0.03279	0.15027	0.36690	0.62305
	4	0.00000	0.00003	0.00044	0.00203	0.00580	0.01280	0.12087	0.35039	0.61772	0.82813
	3	0.00011	0.00086	0.00621	0.01884	0.04008	0.07019	0.32220	0.61722	0.83271	0.94531
	2	0.00427	0.01618	0.05815	0.11759	0.18788	0.26390	0.62419	0.85069	0.95364	0.98926
	1	0.09562	0.18293	0.33517	0.46138	0.56561	0.65132	0.89263	0.97175	0.99395	0.99902
15	15									0.00000	0.00003
	14								0.00000	0.00003	0.00049
	13								0.00001	0.00028	0.00369
	12							0.00000	0.00009	0.00193	0.01758
	11							0.00001	0.00067	0.00935	0.05923
	10							0.00011	0.00365	0.03383	0.15088
	9					0.00000	0.00000	0.00079	0.01524	0.09505	0.30362
	8				0.00000	0.00001	0.00003	0.00424	0.05001	0.21310	0.50000
	7			0.00000	0.00005	0.00008	0.00031	0.01806	0.13114	0.39019	0.69638
	6		0.00000	0.00001	0.00015	0.00070	0.00225	0.06105	0.27838	0.59678	0.84912
	5	0.00000	0.00001	0.00022	0.00140	0.00497	0.01272	0.16423	0.48451	0.78272	0.94077
	4	0.00001	0.00018	0.00245	0.01036	0.02731	0.05556	0.35184	0.70713	0.90950	0.98242
	3	0.00042	0.00304	0.02029	0.05713	0.11297	0.18406	0.60198	0.87317	0.97289	0.99631
	2	0.00963	0.03534	0.11911	0.22624	0.34027	0.45096	0.83287	0.96473	0.99483	0.99951
	1	0.13994	0.26143	0.45791	0.60471	0.71370	0.79411	0.96482	0.99525	0.99953	0.99997

续表

n	k	0.01	0.02	0.04	0.06	0.08	0.1	0.2	0.3	0.4	0.5
						p					
20	20										0.00000
	19									0.00000	0.00002
	18									0.00001	0.00020
	17								0.00000	0.00005	0.00129
	16								0.00001	0.00032	0.00591
	15								0.00004	0.00161	0.02069
	14							0.00000	0.00026	0.00647	0.05766
	13							0.00002	0.00128	0.02103	0.13159
	12							0.00010	0.00514	0.05653	0.25172
	11						0.00000	0.00056	0.01714	0.12752	0.41190
	10					0.00000	0.00001	0.00259	0.04796	0.24466	0.58810
	9				0.00000	0.00001	0.00006	0.00998	0.11333	0.40440	0.74828
	8			0.00000	0.00001	0.00009	0.00042	0.03214	0.22773	0.58411	0.86841
	7			0.00001	0.00011	0.00064	0.00239	0.08669	0.39199	0.74999	0.94234
	6		0.00000	0.00010	0.00087	0.00380	0.01125	0.19579	0.58363	0.87440	0.97931
	5	0.00000	0.00004	0.00096	0.00563	0.01834	0.04317	0.37305	0.76249	0.94905	0.99409
	4	0.00004	0.00060	0.00741	0.02897	0.07062	0.13295	0.58855	0.89291	0.98404	0.99871
	3	0.00100	0.00707	0.04386	0.11497	0.21205	0.32307	0.79392	0.96452	0.99639	0.99980
	2	0.01686	0.05990	0.18966	0.33955	0.48314	0.60825	0.93082	0.99236	0.99948	0.99998
	1	0.18209	0.33239	0.55800	0.70989	0.81131	0.87842	0.98847	0.99920	0.99996	1.00000
25	25										
	24										0.00000
	23										0.00001
	22									0.00000	0.00008
	21									0.00001	0.00046
	20									0.00005	0.00204
	19								0.00000	0.00028	0.00732
	18								0.00002	0.00121	0.02164
	17								0.00010	0.00433	0.05388
	16							0.00000	0.00045	0.01317	0.11476
	15							0.00001	0.00178	0.03439	0.21218
	14							0.00008	0.00599	0.07780	0.34502
	13							0.00037	0.01747	0.15377	0.50000
	12						0.00000	0.00154	0.04425	0.26772	0.65498
	11					0.00000	0.00001	0.00556	0.09780	0.41423	0.78782
	10				0.00000	0.00001	0.00008	0.01733	0.18944	0.57538	0.88524
	9				0.00001	0.00008	0.00046	0.04677	0.32307	0.72647	0.94612
	8			0.00000	0.00007	0.00052	0.00226	0.10912	0.48815	0.84645	0.97836
	7		0.00000	0.00004	0.00051	0.00277	0.00948	0.21996	0.65935	0.92643	0.99268
	6		0.00001	0.00038	0.00306	0.01229	0.03340	0.38331	0.80651	0.97064	0.99796
	5	0.00000	0.00012	0.00278	0.01505	0.04514	0.09799	0.57933	0.90953	0.99053	0.99954

续表

n	k	p									
		0.01	0.02	0.04	0.06	0.08	0.1	0.2	0.3	0.4	0.5
25	4	0.00011	0.00145	0.01652	0.05976	0.13509	0.23641	0.76601	0.96676	0.99763	0.99992
	3	0.00195	0.01324	0.07648	0.18711	0.32317	0.46291	0.90177	0.99104	0.99957	0.99999
	2	0.02576	0.08865	0.26419	0.44734	0.60528	0.72879	0.97261	0.99843	0.99995	1.00000
	1	0.22218	0.39654	0.63960	0.78709	0.87564	0.92821	0.99622	0.99987	1.00000	1.00000
30	30										
	29										
	28										
	27										0.00000
	26										0.00003
	25									0.00000	0.00016
	24									0.00001	0.00072
	23									0.00005	0.00261
	22								0.00000	0.00022	0.00806
	21								0.00001	0.00086	0.02139
	20								0.00004	0.00285	0.04937
	19								0.00016	0.00830	0.10024
	18							0.00000	0.00063	0.02124	0.18080
	17							0.00001	0.00212	0.04811	0.29233
	16							0.00005	0.00617	0.09706	0.42777
	15							0.00023	0.01694	0.17577	0.57223
	14							0.00090	0.04005	0.28550	0.70767
	13						0.00000	0.00311	0.08447	0.42153	0.81920
	12					0.00000	0.00002	0.00949	0.15932	0.56891	0.89976
	11				0.00000	0.00001	0.00009	0.02562	0.26963	0.70853	0.95063
	10				0.00001	0.00007	0.00045	0.06109	0.41119	0.82371	0.97861
	9			0.00000	0.00005	0.00041	0.00202	0.12865	0.56848	0.90599	0.99194
	8			0.00002	0.00030	0.00197	0.00778	0.23921	0.71862	0.95648	0.99739
	7		0.00000	0.00015	0.00167	0.00825	0.02583	0.39303	0.84048	0.98282	0.99928
	6	0.00000	0.00003	0.00106	0.00795	0.02929	0.07319	0.57249	0.92341	0.99434	0.99984
	5	0.00001	0.00030	0.00632	0.03154	0.08736	0.17549	0.54477	0.96985	0.99849	0.99997
	4	0.00022	0.00289	0.03059	0.10262	0.21579	0.35256	0.87729	0.99068	0.99969	1.00000
	3	0.00332	0.02172	0.11690	0.26766	0.43760	0.58865	0.95582	0.99789	0.99995	1.00000
	2	0.03615	0.12055	0.33882	0.54453	0.70421	0.81630	0.98948	0.99969	1.00000	1.00000
	1	0.26030	0.45452	0.70614	0.84374	0.91803	0.95761	0.99876	1.00000	1.00000	1.00000

附表 2　泊松分布表

$$P(X \geqslant c) = \sum_{k=c}^{+\infty} \frac{\lambda^k}{k!} e^{-\lambda}$$

c	λ							
	0.01	0.05	0.10	0.15	0.2	0.3	0.4	0.5
0	1.0000000	1.0000000	1.0000000	1.0000000	1.0000000	1.0000000	1.0000000	1.000000
1	0.0099502	0.0487706	0.0951626	0.1392920	0.1812692	0.2591818	0.3296800	0.393469
2	0.0000497	0.0012091	0.0046788	0.0101858	0.0175231	0.0369363	0.0615519	0.090204
3	0.0000002	0.0000201	0.0001547	0.0005029	0.0011485	0.0035995	0.0079263	0.014388
4		0.0000003	0.0000038	0.0000187	0.0000568	0.0002658	0.0007763	0.001752
5				0.0000006	0.0000023	0.0000158	0.0000612	0.000172
6					0.0000001	0.0000008	0.0000040	0.000014
7							0.0000002	0.000001

c	λ								
	0.6	0.7	0.8	0.9	1.0	1.1	1.2	1.3	1.4
0	1.000000	1.000000	1.000000	1.000000	1.000000	1.000000	1.000000	1.000000	1.000000
1	0.451188	0.503415	0.550671	0.593430	0.632121	0.667129	0.698860	0.727468	0.753403
2	0.121901	0.155085	0.191208	0.227518	0.264241	0.300971	0.337373	0.373177	0.408167
3	0.023115	0.034142	0.047423	0.062857	0.080301	0.099584	0.120513	0.142888	0.166502
4	0.003358	0.005753	0.009080	0.010459	0.018988	0.025742	0.033769	0.043095	0.053725
5	0.000394	0.000786	0.001411	0.002344	0.003660	0.005435	0.007746	0.010663	0.014253
6	0.000039	0.000090	0.000184	0.000343	0.000594	0.000963	0.001500	0.002231	0.003201
7	0.000003	0.000009	0.000021	0.000043	0.000083	0.000140	0.000251	0.000404	0.000622
8		0.000001	0.000002	0.000005	0.000010	0.000020	0.000037	0.000064	0.000107
9				0.000001	0.000001	0.000002	0.000005	0.000009	0.000016
10							0.000001	0.000001	0.000002

c	λ								
	1.5	1.6	1.7	1.8	1.9	2.0	2.5	3.0	3.5
0	1.000000	1.000000	1.000000	1.000000	1.000000	1.000000	1.000000	1.000000	1.000000
1	0.776870	0.798103	0.817316	0.834701	0.850431	0.864665	0.917915	0.950213	0.969803
2	0.442175	0.475069	0.506754	0.537163	0.566251	0.593994	0.712703	0.800852	0.864112
3	0.191153	0.216642	0.242777	0.269379	0.296280	0.323324	0.456187	0.576810	0.679153
4	0.065642	0.078813	0.093189	0.108708	0.125298	0.142877	0.242424	0.352768	0.463367
5	0.018576	0.023682	0.029615	0.036407	0.044081	0.052653	0.108822	0.184737	0.274555
6	0.004456	0.006040	0.007999	0.010378	0.013219	0.016564	0.042021	0.083918	0.142386
7	0.000926	0.001336	0.001875	0.002569	0.003446	0.004534	0.014187	0.033509	0.065288
8	0.000170	0.000260	0.000388	0.000562	0.000793	0.001097	0.004247	0.011905	0.026739
9	0.000028	0.000045	0.000072	0.000110	0.000163	0.000237	0.001140	0.003803	0.009874

续表

c	λ								
	1.5	1.6	1.7	1.8	1.9	2.0	2.5	3.0	3.5
10	0.000004	0.000007	0.000012	0.000019	0.000030	0.000046	0.000277	0.001102	0.003315
11	0.000001	0.000001	0.000002	0.000003	0.000005	0.000008	0.000062	0.000292	0.001019
12					0.000001	0.000001	0.000013	0.000071	0.000289
13							0.000002	0.000016	0.000076
14								0.000003	0.000019
15								0.000001	0.000004
16									0.000001
0	1.000000	1.000000	1.000000	1.000000	1.000000	1.000000	1.000000	1.000000	1.000000
1	0.981684	0.988891	0.993262	0.995913	0.997521	0.998497	0.999088	0.999447	0.999665
2	0.908422	0.938901	0.959572	0.973436	0.982649	0.988724	0.992705	0.995299	0.996981
3	0.761897	0.826422	0.875348	0.911624	0.938031	0.956964	0.970364	0.979743	0.986246
4	0.566530	0.657704	0.734974	0.798301	0.848796	0.888150	0.918235	0.940855	0.957620
5	0.371163	0.467896	0.559507	0.642482	0.714943	0.776328	0.827008	0.867938	0.900368
6	0.214870	0.297070	0.384039	0.471081	0.554320	0.630959	0.699292	0.758564	0.808764
7	0.110674	0.168949	0.237817	0.313964	0.393697	0.473476	0.550289	0.621845	0.686626
8	0.051134	0.089586	0.133372	0.190515	0.256020	0.327242	0.401286	0.475361	0.547039
9	0.021363	0.040257	0.068094	0.105643	0.152763	0.208427	0.270909	0.338033	0.407453
10	0.008132	0.017093	0.031828	0.053777	0.083924	0.122616	0.169504	0.223592	0.283376
11	0.002840	0.006669	0.013695	0.025251	0.042621	0.066839	0.098521	0.137762	0.184114
12	0.000915	0.002404	0.005453	0.010988	0.020092	0.033880	0.053350	0.079241	0.111924
13	0.000274	0.000805	0.002019	0.004451	0.008827	0.016027	0.027000	0.042666	0.063797
14	0.000076	0.000252	0.000689	0.001685	0.003628	0.007100	0.012811	0.021565	0.034181
15	0.000020	0.000074	0.000226	0.000599	0.001400	0.002956	0.005717	0.010260	0.017257
16	0.000005	0.000020	0.000069	0.000200	0.000509	0.001160	0.002407	0.004608	0.008231
17	0.000001	0.000085	0.000020	0.000063	0.000175	0.000430	0.000958	0.001959	0.003718
18		0.000001	0.000005	0.000019	0.000057	0.000151	0.000362	0.000790	0.001594
19			0.000001	0.000005	0.000018	0.000051	0.000130	0.000303	0.000650
20				0.000001	0.000005	0.000016	0.000044	0.000111	0.000253
21					0.000001	0.000005	0.000014	0.000039	0.000094
22						0.000001	0.000005	0.000013	0.000033
23							0.000001	0.000004	0.000011
24								0.000001	0.000004
25									0.000001

附表3 标准正态分布双侧临界值表

$$P\left(|u|>u_{\frac{a}{2}}\right)=\alpha$$

α	0.00	0.01	0.02	0.03	0.04	0.05	0.06	0.07	0.08	0.09
0.0	∞	2.575829	2.326348	2.170090	2.053749	1.959964	1.880794	1.811911	1.750686	1.695398
0.1	1.644854	1.598193	1.554774	1.514102	1.475791	1.439531	1.405072	1.371204	1.340755	1.310579
0.2	1.281552	1.253565	1.226528	1.200359	1.174987	1.150349	1.126391	1.103063	1.080319	1.058122
0.3	1.036433	1.015222	0.994458	0.974114	0.954165	0.934589	0.915365	0.896473	0.877896	0.859617
0.4	0.841621	0.823894	0.806421	0.789192	0.772193	0.755415	0.738847	0.722479	0.706303	0.690309
0.5	0.674490	0.658838	0.643345	0.628006	0.612813	0.597760	0.582841	0.568051	0.553385	0.538836
0.6	0.524401	0.510073	0.495850	0.481727	0.467699	0.453762	0.439913	0.426148	0.412463	0.398855
0.7	0.385320	0.371856	0.358459	0.345125	0.331853	0.318639	0.305481	0.292375	0.279319	0.266311
0.8	0.253347	0.240426	0.127545	0.214702	0.201893	0.189118	0.176374	0.163658	0.150969	0.138304
0.9	0.125661	0.113039	0.100434	0.087845	0.075270	0.062707	0.050154	0.037608	0.025069	0.012533

α	0.001		0.0001		0.00001		0.000001		0.0000001		0.00000001	
$u_{\frac{a}{2}}$	3.29053		3.89059		4.41717		4.89164		5.32672		5.73073	

附表 4 标准正态分布表

$$\Phi(\chi) = \int_{-\infty}^{x} \frac{1}{\sqrt{2\pi}} e^{-\frac{x^2}{2}} dx$$

χ	0.00	0.01	0.02	0.03	0.04	0.05	0.06	0.07	0.08	0.09
0.0	0.5000	0.5040	0.5080	0.5120	0.5160	0.5199	0.5239	0.5279	0.5319	0.5359
0.1	0.5398	0.5438	0.5478	0.5517	0.5557	0.5596	0.5636	0.5675	0.5714	0.5753
0.2	0.5793	0.5832	0.5871	0.5910	0.5948	0.5987	0.6026	0.6064	0.6103	0.6141
0.3	0.6179	0.6217	0.6255	0.6293	0.6331	0.6368	0.6406	0.6443	0.6480	0.6517
0.4	0.6554	0.6591	0.6628	0.6664	0.6700	0.6736	0.6772	0.6808	0.6844	0.6879
0.5	0.6915	0.6950	0.6985	0.7019	0.7054	0.7088	0.7123	0.7157	0.7190	0.7224
0.6	0.7257	0.7291	0.7324	0.7357	0.7389	0.7422	0.7454	0.7486	0.7517	0.7549
0.7	0.7580	0.7611	0.7642	0.7673	0.7704	0.7734	0.7764	0.7794	0.7823	0.7852
0.8	0.7881	0.7910	0.7939	0.7967	0.7995	0.8023	0.8051	0.8078	0.8106	0.8133
0.9	0.8159	0.8186	0.8212	0.8238	0.8264	0.8289	0.8315	0.8340	0.8365	0.8389
1.0	0.8413	0.8438	0.8461	0.8485	0.8508	0.8531	0.8554	0.8577	0.8599	0.8621
1.1	0.8643	0.8665	0.8686	0.8708	0.8729	0.8749	0.8770	0.8790	0.8810	0.8830
1.2	0.8849	0.8869	0.8888	0.8907	0.8925	0.8944	0.8962	0.8980	0.8997	0.90147
1.3	0.90320	0.90490	0.90658	0.90824	0.90988	0.91149	0.91309	0.91466	0.91621	0.91774
1.4	0.91924	0.92073	0.92220	0.92364	0.92507	0.92647	0.92785	0.92922	0.93056	0.93189
1.5	0.93319	0.93448	0.93574	0.93699	0.93822	0.93943	0.94062	0.94179	0.94295	0.94408
1.6	0.94520	0.94630	0.94738	0.94845	0.94950	0.95053	0.95154	0.95254	0.95352	0.95449
1.7	0.95543	0.95637	0.95728	0.95818	0.95907	0.95994	0.96080	0.96164	0.96246	0.96327
1.8	0.96407	0.96485	0.96562	0.96638	0.96712	0.96784	0.96856	0.96926	0.96995	0.97062
1.9	0.97128	0.97193	0.97257	0.97320	0.97381	0.97441	0.97500	0.97558	0.97615	0.97670
2.0	0.97725	0.97778	0.97831	0.97882	0.97932	0.97982	0.98030	0.98077	0.98124	0.98169
2.1	0.98214	0.98257	0.98300	0.98341	0.98382	0.98422	0.98461	0.98500	0.98537	0.98574
2.2	0.98610	0.98645	0.98679	0.98713	0.98745	0.98778	0.98809	0.98840	0.98870	0.98899
2.3	0.98928	0.98956	0.98983	0.990097	0.990358	0.990613	0.990863	0.991106	0.991344	0.991576
2.4	0.991802	0.992024	0.992240	0.992451	0.992656	0.992857	0.993053	0.993244	0.993431	0.993613
2.5	0.993790	0.993963	0.994132	0.994297	0.994457	0.994614	0.994766	0.994915	0.995060	0.995201
2.6	0.995339	0.995473	0.995604	0.995731	0.995855	0.995975	0.996093	0.996207	0.996319	0.996427
2.7	0.996533	0.996636	0.996736	0.996833	0.996928	0.997020	0.997110	0.997197	0.997282	0.997365
2.8	0.997445	0.997523	0.997599	0.997673	0.997744	0.997814	0.997882	0.997948	0.998012	0.998074
2.9	0.998134	0.998193	0.998250	0.998305	0.998359	0.998411	0.998462	0.998511	0.998559	0.998605
3.0	0.998650	0.998694	0.998736	0.998777	0.998817	0.998856	0.998893	0.998930	0.998965	0.998999
3.1	0.999032	0.999065	0.999096	0.999126	0.999155	0.999184	0.999211	0.999238	0.999264	0.9992886
3.2	0.999313	0.999336	0.999359	0.999381	0.999402	0.999423	0.999443	0.999462	0.999481	0.9994991
3.3	0.999517	0.999534	0.999550	0.999566	0.999581	0.999596	0.999610	0.999624	0.999638	0.9996505
3.4	0.999663	0.999675	0.999687	0.999698	0.999709	0.999720	0.999730	0.999740	0.999749	0.9997585

χ	0.00	0.01	0.02	0.03	0.04	0.05	0.06	0.07	0.08	0.09
3.5	0.999767	0.999776	0.999784	0.999792	0.999800	0.999807	0.999815	0.999822	0.999828	0.9998347
3.6	0.999841	0.999847	0.999853	0.999858	0.999864	0.999869	0.999874	0.999879	0.999883	0.9998879
3.7	0.999892	0.999896	0.999900	0.999904	0.999908	0.999912	0.999915	0.999918	0.999922	0.9999247
3.8	0.999928	0.999931	0.999933	0.999936	0.999938	0.999941	0.999943	0.999946	0.999948	0.9999499
3.9	0.999952	0.999954	0.999956	0.999958	0.999959	0.999961	0.999963	0.999964	0.999966	0.9999670
4.0	0.999968	0.999970	0.999971	0.999972	0.999973	0.999974	0.999975	0.999976	0.999977	0.9999784

注：本表对于 χ 给出正态分布函数 $\Phi(\chi)$ 的数值。例：对于 $\chi=2.35$，$\Phi(\chi)=0.990613$

附表5 χ^2分布表

$$P\left(\chi^2 > \chi^2_{\alpha}(n)\right) = \alpha$$

n	α											
	0.995	0.99	0.975	0.95	0.90	0.75	0.25	0.10	0.05	0.025	0.01	0.005
1	0.0000	0.0002	0.0010	0.0039	0.0158	0.1015	1.3233	2.7055	3.8415	5.0239	6.6349	7.8794
2	0.0100	0.0201	0.0506	0.1026	0.2107	0.5754	2.7726	4.6052	5.9915	7.3778	9.2104	10.5965
3	0.0717	0.1148	0.2158	0.3518	0.5844	1.2125	4.1083	6.2514	7.8147	9.3484	11.3449	12.8381
4	0.2070	0.2971	0.4844	0.7107	1.0636	1.9226	5.3853	7.7794	9.4877	11.1433	13.2767	14.8602
5	0.4118	0.5543	0.8312	1.1455	1.6103	2.6746	6.6257	9.2363	11.0705	12.8325	15.0863	16.7496
6	0.6757	0.8721	1.2373	1.6354	2.2041	3.4546	7.8408	10.6446	12.5916	14.4494	16.8119	18.5475
7	0.9893	1.2390	1.6899	2.1673	2.8331	4.2549	9.0371	12.0170	14.0671	16.0128	18.4753	20.2777
8	1.3444	1.6465	2.1797	2.7326	3.4895	5.0706	10.2189	13.3616	15.5073	17.5345	20.0902	21.9549
9	1.7349	2.0879	2.7004	3.3251	4.1682	5.8988	11.3887	14.6837	16.9190	19.0228	21.6660	23.5893
10	2.1558	2.5582	3.2470	3.9403	4.8652	6.7372	12.5489	15.9872	18.3070	20.4832	23.2093	25.1881
11	2.6032	3.0535	3.8157	4.5748	5.5778	7.5841	13.7007	17.2750	19.6752	21.9200	24.7250	26.7569
12	3.0738	3.5706	4.4038	5.2260	6.3038	8.4384	14.8454	18.5493	21.0261	23.3367	26.2170	28.2997
13	3.5650	4.1069	5.0087	5.8919	7.0415	9.2991	15.9839	19.8119	22.3620	24.7356	27.6882	29.8193
14	4.0747	4.6604	5.6287	6.5706	7.7895	10.1653	17.1169	21.0641	23.6848	26.1189	29.1412	31.3194
15	4.6009	5.2294	6.2621	7.2609	8.5468	11.0365	18.2451	22.3071	24.9958	27.4884	30.5780	32.8015
16	5.1422	5.8122	6.9077	7.9616	9.3122	11.9122	19.3689	23.5418	26.2962	28.8453	31.9999	34.2671
17	5.6973	6.4077	7.5642	8.6718	10.0852	12.7919	20.4887	24.7690	27.5871	30.1910	33.4087	35.7184
18	6.2648	7.0149	8.2307	9.3904	10.8649	13.6753	21.6049	25.9894	28.8693	31.5264	34.8052	37.1564
19	6.8439	7.6327	8.9065	10.1170	11.6509	14.5620	22.7178	27.2036	30.1435	32.8523	36.1908	38.5821
20	7.4338	8.2604	9.5908	10.8508	12.4426	15.4518	23.8277	28.4120	31.4104	34.1696	37.5663	39.9969
21	8.0336	8.8972	10.2829	11.5913	13.2396	16.3444	24.9348	29.6151	32.6706	35.4789	38.9322	41.4009
22	8.6427	9.5425	10.9823	12.3380	14.0415	17.2396	26.0393	30.8133	33.9245	36.7807	40.2894	42.7957
23	9.2604	10.1957	11.6885	13.0905	14.8480	18.1373	27.1413	32.0069	35.1725	38.0756	41.6383	44.1814
24	9.8862	10.8563	12.4011	13.8484	15.6587	19.0373	28.2412	33.1962	36.4150	39.3641	42.9798	45.5584
25	10.5196	11.5240	13.1197	14.6114	16.4734	19.9393	29.3388	34.3816	37.6525	40.6465	44.3140	46.9280
26	11.1602	12.1982	13.8439	15.3792	17.2919	20.8434	30.4346	35.5632	38.8851	41.9231	45.6416	48.2898
27	11.8077	12.8785	14.5734	16.1514	18.1139	21.7494	31.5284	36.7412	40.1133	43.1945	46.9628	49.6450
28	12.4613	13.5647	15.3079	16.9279	18.9392	22.6572	32.6205	37.9159	41.3372	44.4608	48.2782	50.9936
29	13.1211	14.2564	16.0471	17.7084	19.7677	23.5666	33.7109	39.0875	42.5569	45.7223	49.5878	52.3355
30	13.7867	14.9535	16.7908	18.4927	20.5992	24.4776	34.7997	40.2560	43.7730	46.9792	50.8922	53.6719
31	14.4577	15.6555	17.5387	19.2806	21.4336	25.3901	35.8871	41.4217	44.9853	48.2319	52.1914	55.0025
32	15.1340	16.3622	18.2908	20.0719	22.2706	26.3041	36.9730	42.5847	46.1942	49.4804	53.4857	56.3280
33	15.8152	17.0735	19.0467	20.8665	23.1102	27.2194	38.0575	43.7452	47.3999	50.7251	54.7754	57.6483
34	16.5013	17.7891	19.8062	21.6643	23.9524	28.1361	39.1408	44.9032	48.6024	51.9660	56.0609	58.9637
35	17.1917	18.5089	20.5694	22.4650	24.7966	29.0540	40.2228	46.0588	49.8018	53.2033	57.3420	60.2746
36	17.8868	19.2326	21.3359	23.2686	25.6433	29.9730	41.3036	47.2122	50.9985	54.4373	58.6192	61.5811
37	18.5859	19.9603	22.1056	24.0749	26.4921	30.8933	42.3833	48.3634	52.1923	55.6680	59.8926	62.8832
38	19.2888	20.6914	22.8785	24.8839	27.3430	31.8146	43.4619	49.5126	53.3835	56.8955	61.1620	64.1812
39	19.9958	21.4261	23.6543	25.6954	28.1958	32.7369	44.5395	50.6598	54.5722	58.1201	62.4281	65.4753
40	20.7066	22.1642	24.4331	26.5093	29.0505	33.6603	45.6160	51.8050	55.7585	59.3417	63.6908	66.7660
41	21.4208	22.9056	25.2145	27.3256	29.9071	34.5846	46.6916	52.9485	56.9424	60.5606	64.9500	68.0526
42	22.1384	23.6501	25.9987	28.1440	30.7654	35.5099	47.7662	54.0902	58.1240	61.7767	66.2063	69.3360
43	22.8596	24.3976	26.7854	28.9647	31.6255	36.4361	48.8400	55.2302	59.3035	62.9903	67.4593	70.6157
44	23.5836	25.1480	27.5745	29.7875	32.4871	37.3631	49.9129	56.3685	60.4809	64.2014	68.7096	71.8923
45	24.3110	25.9012	28.3662	30.6123	33.3504	38.2910	50.9849	57.5053	61.6562	65.4101	69.9569	73.1660

附表6 *t* 分布表

$$P\left(t > t_\alpha(n)\right) = \alpha$$

n	α					
	0.25	0.10	0.05	0.025	0.01	0.005
1	1.0000	3.0777	6.3138	12.7062	31.8205	63.6567
2	0.8165	1.8856	2.9200	4.3027	6.9646	9.9248
3	0.7649	1.6377	2.3534	3.1824	4.5407	5.8409
4	0.7407	1.5332	2.1318	2.7764	3.7469	4.6041
5	0.7267	1.4759	2.0150	2.5706	3.3649	4.0321
6	0.7176	1.4398	1.9432	2.4469	3.1427	3.7074
7	0.7111	1.4149	1.8946	2.3646	2.9980	3.4995
8	0.7064	1.3968	1.8595	2.3060	2.8965	3.3554
9	0.7027	1.3830	1.8331	2.2622	2.8214	3.2498
10	0.6998	1.3722	1.8125	2.2281	2.7638	3.1693
11	0.6974	1.3634	1.7959	2.2010	2.7181	3.1058
12	0.6955	1.3562	1.7823	2.1788	2.6810	3.0545
13	0.6938	1.3502	1.7709	2.1604	2.6503	3.0123
14	0.6924	1.3450	1.7613	2.1448	2.6245	2.9768
15	0.6912	1.3406	1.7531	2.1314	2.6025	2.9467
16	0.6901	1.3368	1.7459	2.1199	2.5835	2.9208
17	0.6892	1.3334	1.7396	2.1098	2.5669	2.8982
18	0.6884	1.3304	1.7341	2.1009	2.5524	2.8784
19	0.6876	1.3277	1.7291	2.0930	2.5395	2.8609
20	0.6870	1.3253	1.7247	2.0860	2.5280	2.8453
21	0.6864	1.3232	1.7207	2.0796	2.5176	2.8314
22	0.6858	1.3212	1.7171	2.0739	2.5083	2.8188
23	0.6853	1.3195	1.7139	2.0687	2.4999	2.8073
24	0.6848	1.3178	1.7109	2.0639	2.4922	2.7969
25	0.6844	1.3163	1.7081	2.0595	2.4851	2.7874
26	0.6840	1.3150	1.7056	2.0555	2.4786	2.7787
27	0.6837	1.3137	1.7033	2.0518	2.4727	2.7707
28	0.6834	1.3125	1.7011	2.0484	2.4671	2.7633
29	0.6830	1.3114	1.6991	2.0452	2.4620	2.7564
30	0.6828	1.3104	1.6973	2.0423	2.4573	2.7500
31	0.6825	1.3095	1.6955	2.0395	2.4528	2.7440
32	0.6822	1.3086	1.6939	2.0369	2.4487	2.7385
33	0.6820	1.3077	1.6924	2.0345	2.4448	2.7333
34	0.6818	1.3070	1.6909	2.0322	2.4411	2.7284
35	0.6816	1.3062	1.6896	2.0301	2.4377	2.7238

续表

n	α					
	0.25	0.10	0.05	0.025	0.01	0.005
36	0.6814	1.3055	1.6883	2.0281	2.4345	2.7195
37	0.6812	1.3049	1.6871	2.0262	2.4314	2.7154
38	0.6810	1.3042	1.6860	2.0244	2.4286	2.7116
39	0.6808	1.3036	1.6849	2.0227	2.4258	2.7079
40	0.6807	1.3031	1.6839	2.0211	2.4233	2.7045
41	0.6805	1.3025	1.6829	2.0195	2.4208	2.7012
42	0.6804	1.3020	1.6820	2.0181	2.4185	2.6981
43	0.6802	1.3016	1.6811	2.0167	2.4163	2.6951
44	0.6801	1.3011	1.6802	2.0154	2.4141	2.6923
45	0.6800	1.3006	1.6794	2.0141	2.4121	2.6896

附表7 F 分 布 表

$$P(F > F_\alpha(n_1, n_2)) = \alpha$$
$$\alpha = 0.05$$

n_2	\multicolumn{19}{c}{n_1}																		
	1.00	2.00	3.00	4.00	5.00	6.00	7.00	8.00	9.00	10.00	12.00	15.00	20.00	24.00	30.00	40.00	60.00	120.00	∞
1	161.45	199.50	215.71	224.58	230.16	233.99	236.77	238.88	240.54	241.88	243.90	245.95	248.02	249.05	250.10	251.14	252.20	253.25	254.31
2	18.51	19.00	19.16	19.25	19.30	19.33	19.35	19.37	19.38	19.40	19.41	19.43	19.45	19.45	19.46	19.47	19.48	19.49	19.50
3	10.13	9.55	9.28	9.12	9.01	8.94	8.89	8.85	8.81	8.79	8.74	8.70	8.66	8.64	8.62	8.59	8.57	8.55	8.53
4	7.71	6.94	6.59	6.39	6.26	6.16	6.09	6.04	6.00	5.96	5.91	5.86	5.80	5.77	5.75	5.72	5.69	5.66	5.63
5	6.61	5.79	5.41	5.19	5.05	4.95	4.88	4.82	4.77	4.74	4.68	4.62	4.56	4.53	4.50	4.46	4.43	4.40	4.36
6	5.99	5.14	4.76	4.53	4.39	4.28	4.21	4.15	4.10	4.06	4.00	3.94	3.87	3.84	3.81	3.77	3.74	3.70	3.67
7	5.59	4.74	4.35	4.12	3.97	3.87	3.79	3.73	3.68	3.64	3.57	3.51	3.44	3.41	3.38	3.34	3.30	3.27	3.23
8	5.32	4.46	4.07	3.84	3.69	3.58	3.50	3.44	3.39	3.35	3.28	3.22	3.15	3.12	3.08	3.04	3.01	2.97	2.93
9	5.12	4.26	3.86	3.63	3.48	3.37	3.29	3.23	3.18	3.14	3.07	3.01	2.94	2.90	2.86	2.83	2.79	2.75	2.71
10	4.96	4.10	3.71	3.48	3.33	3.22	3.14	3.07	3.02	2.98	2.91	2.85	2.77	2.74	2.70	2.66	2.62	2.58	2.54
11	4.84	3.98	3.59	3.36	3.20	3.09	3.01	2.95	2.90	2.85	2.79	2.72	2.65	2.61	2.57	2.53	2.49	2.45	2.40
12	4.75	3.89	3.49	3.26	3.11	3.00	2.91	2.85	2.80	2.75	2.69	2.62	2.54	2.51	2.47	2.43	2.38	2.34	2.30
13	4.67	3.81	3.41	3.18	3.03	2.92	2.83	2.77	2.71	2.67	2.60	2.53	2.46	2.42	2.38	2.34	2.30	2.25	2.21
14	4.60	3.74	3.34	3.11	2.96	2.85	2.76	2.70	2.65	2.60	2.53	2.46	2.39	2.35	2.31	2.27	2.22	2.18	2.13
15	4.54	3.68	3.29	3.06	2.90	2.79	2.71	2.64	2.59	2.54	2.48	2.40	2.33	2.29	2.25	2.20	2.16	2.11	2.07
16	4.49	3.63	3.24	3.01	2.85	2.74	2.66	2.59	2.54	2.49	2.42	2.35	2.28	2.24	2.19	2.15	2.11	2.06	2.01
17	4.45	3.59	3.20	2.96	2.81	2.70	2.61	2.55	2.49	2.45	2.38	2.31	2.23	2.19	2.15	2.10	2.06	2.01	1.96
18	4.41	3.55	3.16	2.93	2.77	2.66	2.58	2.51	2.46	2.41	2.34	2.27	2.19	2.15	2.11	2.06	2.02	1.97	1.92
19	4.38	3.52	3.13	2.90	2.74	2.63	2.54	2.48	2.42	2.38	2.31	2.23	2.16	2.11	2.07	2.03	1.98	1.93	1.88
20	4.35	3.49	3.10	2.87	2.71	2.60	2.51	2.45	2.39	2.35	2.28	2.20	2.12	2.08	2.04	1.99	1.95	1.90	1.84
21	4.32	3.47	3.07	2.84	2.68	2.57	2.49	2.42	2.37	2.32	2.25	2.18	2.10	2.05	2.01	1.96	1.92	1.87	1.81
22	4.30	3.44	3.05	2.82	2.66	2.55	2.46	2.40	2.34	2.30	2.23	2.15	2.07	2.03	1.98	1.94	1.89	1.84	1.78
23	4.28	3.42	3.03	2.80	2.64	2.53	2.44	2.37	2.32	2.27	2.20	2.13	2.05	2.01	1.96	1.91	1.86	1.81	1.76
24	4.26	3.40	3.01	2.78	2.62	2.51	2.42	2.36	2.30	2.25	2.18	2.11	2.03	1.98	1.94	1.89	1.84	1.79	1.73
25	4.24	3.39	2.99	2.76	2.60	2.49	2.40	2.34	2.28	2.24	2.16	2.09	2.01	1.96	1.92	1.87	1.82	1.77	1.71
26	4.23	3.37	2.98	2.74	2.59	2.47	2.39	2.32	2.27	2.22	2.15	2.07	1.99	1.95	1.90	1.85	1.80	1.75	1.69
27	4.21	3.35	2.96	2.73	2.57	2.46	2.37	2.31	2.25	2.20	2.13	2.06	1.97	1.93	1.88	1.84	1.79	1.73	1.67
28	4.20	3.34	2.95	2.71	2.56	2.45	2.36	2.29	2.24	2.19	2.12	2.04	1.96	1.91	1.87	1.82	1.77	1.71	1.65
29	4.18	3.33	2.93	2.70	2.55	2.43	2.35	2.28	2.22	2.18	2.10	2.03	1.94	1.90	1.85	1.81	1.75	1.70	1.64
30	4.17	3.32	2.92	2.69	2.53	2.42	2.33	2.27	2.21	2.16	2.09	2.01	1.93	1.89	1.84	1.79	1.74	1.68	1.62
35	4.12	3.27	2.87	2.64	2.49	2.37	2.29	2.22	2.16	2.11	2.04	1.96	1.88	1.83	1.79	1.74	1.68	1.62	1.56
40	4.08	3.23	2.84	2.61	2.45	2.34	2.25	2.18	2.12	2.08	2.00	1.92	1.84	1.79	1.74	1.69	1.64	1.58	1.51
50	4.03	3.18	2.79	2.56	2.40	2.29	2.20	2.13	2.07	2.03	1.95	1.87	1.78	1.74	1.69	1.63	1.58	1.51	1.44
60	4.00	3.15	2.76	2.53	2.37	2.25	2.17	2.10	2.04	1.99	1.92	1.84	1.75	1.70	1.65	1.59	1.53	1.47	1.39
80	3.96	3.11	2.72	2.49	2.33	2.21	2.13	2.06	2.00	1.95	1.88	1.79	1.70	1.65	1.60	1.54	1.48	1.41	1.32
120	3.92	3.07	2.68	2.45	2.29	2.18	2.09	2.02	1.96	1.91	1.83	1.75	1.66	1.61	1.55	1.50	1.43	1.35	1.25
∞	3.84	3.00	2.60	2.37	2.21	2.10	2.01	1.94	1.88	1.83	1.75	1.67	1.57	1.52	1.46	1.39	1.32	1.22	1.00

续表

$$\alpha=0.01$$

n_2	n_1																		
	1	2	3	4	5	6	7	8	9	10	12	15	20	24	30	40	60	120	∞
1	4052.20	4999.30	5403.50	5624.30	5764.00	5859.00	5928.30	5981.00	6022.40	6055.90	6106.70	6157.00	6208.70	6234.30	6260.40	6286.40	6313.00	6339.50	6365.60
2	98.50	99.00	99.16	99.25	99.30	99.33	99.36	99.39	99.39	99.40	99.42	99.43	99.45	99.46	99.47	99.47	99.48	99.49	99.50
3	34.12	30.82	29.46	28.71	28.24	27.91	27.67	27.49	27.34	27.23	27.05	26.87	26.69	26.60	26.50	26.41	26.32	26.22	26.13
4	21.20	18.00	16.69	15.98	15.52	15.21	14.98	14.80	14.66	14.55	14.37	14.20	14.02	13.93	13.84	13.75	13.65	13.56	13.46
5	16.26	13.27	12.06	11.39	10.97	10.67	10.46	10.29	10.16	10.05	9.89	9.72	9.55	9.47	9.38	9.29	9.20	9.11	9.02
6	13.75	10.92	9.78	9.15	8.75	8.47	8.26	8.10	7.98	7.87	7.72	7.56	7.40	7.31	7.23	7.14	7.06	6.97	6.88
7	12.25	9.55	8.45	7.85	7.46	7.19	6.99	6.84	6.72	6.62	6.47	6.31	6.16	6.07	5.99	5.91	5.82	5.74	5.65
8	11.26	8.65	7.59	7.01	6.63	6.37	6.18	6.03	5.91	5.81	5.67	5.52	5.36	5.28	5.20	5.12	5.03	4.95	4.86
9	10.56	8.02	6.99	6.42	6.06	5.80	5.61	5.47	5.35	5.26	5.11	4.96	4.81	4.73	4.65	4.57	4.48	4.40	4.31
10	10.04	7.56	6.55	5.99	5.64	5.39	5.20	5.06	4.94	4.85	4.71	4.56	4.41	4.33	4.25	4.17	4.08	4.00	3.91
11	9.65	7.21	6.22	5.67	5.32	5.07	4.89	4.74	4.63	4.54	4.40	4.25	4.10	4.02	3.94	3.86	3.78	3.69	3.60
12	9.33	6.93	5.95	5.41	5.06	4.82	4.64	4.50	4.39	4.30	4.16	4.01	3.86	3.78	3.70	3.62	3.54	3.45	3.36
13	9.07	6.70	5.74	5.21	4.86	4.62	4.44	4.30	4.19	4.10	3.96	3.82	3.66	3.59	3.51	3.43	3.34	3.25	3.17
14	8.86	6.51	5.56	5.04	4.69	4.46	4.28	4.14	4.03	3.94	3.80	3.66	3.51	3.43	3.35	3.27	3.18	3.09	3.00
15	8.68	6.36	5.42	4.89	4.56	4.32	4.14	4.00	3.89	3.80	3.67	3.52	3.37	3.29	3.21	3.13	3.05	2.96	2.87
16	8.53	6.23	5.29	4.77	4.44	4.20	4.03	3.89	3.78	3.69	3.55	3.41	3.26	3.18	3.10	3.02	2.93	2.84	2.75
17	8.40	6.11	5.19	4.67	4.34	4.10	3.93	3.79	3.68	3.59	3.46	3.31	3.16	3.08	3.00	2.92	2.83	2.75	2.65
18	8.29	6.01	5.09	4.58	4.25	4.01	3.84	3.71	3.60	3.51	3.37	3.23	3.08	3.00	2.92	2.84	2.75	2.66	2.57
19	8.18	5.93	5.01	4.50	4.17	3.94	3.77	3.63	3.52	3.43	3.30	3.15	3.00	2.92	2.84	2.76	2.67	2.58	2.49
20	8.10	5.85	4.94	4.43	4.10	3.87	3.70	3.56	3.46	3.37	3.23	3.09	2.94	2.86	2.78	2.69	2.61	2.52	2.42
21	8.02	5.78	4.87	4.37	4.04	3.81	3.64	3.51	3.40	3.31	3.17	3.03	2.88	2.80	2.72	2.64	2.55	2.46	2.36
22	7.95	5.72	4.82	4.31	3.99	3.76	3.59	3.45	3.35	3.26	3.12	2.98	2.83	2.75	2.67	2.58	2.50	2.40	2.31
23	7.88	5.66	4.76	4.26	3.94	3.71	3.54	3.41	3.30	3.21	3.07	2.93	2.78	2.70	2.62	2.54	2.45	2.35	2.26
24	7.82	5.61	4.72	4.22	3.90	3.67	3.50	3.36	3.26	3.17	3.03	2.89	2.74	2.66	2.58	2.49	2.40	2.31	2.21
25	7.77	5.57	4.68	4.18	3.85	3.63	3.46	3.32	3.22	3.13	2.99	2.85	2.70	2.62	2.54	2.45	2.36	2.27	2.17
26	7.72	5.53	4.64	4.14	3.82	3.59	3.42	3.29	3.18	3.09	2.96	2.81	2.66	2.58	2.50	2.42	2.33	2.23	2.13
27	7.68	5.49	4.60	4.11	3.78	3.56	3.39	3.26	3.15	3.06	2.93	2.78	2.63	2.55	2.47	2.38	2.29	2.20	2.10
28	7.64	5.45	4.57	4.07	3.75	3.53	3.36	3.23	3.12	3.03	2.90	2.75	2.60	2.52	2.44	2.35	2.26	2.17	2.06
29	7.60	5.42	4.54	4.04	3.73	3.50	3.33	3.20	3.09	3.00	2.87	2.73	2.57	2.49	2.41	2.33	2.23	2.14	2.03
30	7.56	5.39	4.51	4.02	3.70	3.47	3.30	3.17	3.07	2.98	2.84	2.70	2.55	2.47	2.39	2.30	2.21	2.11	2.01
35	7.42	5.27	4.40	3.91	3.59	3.37	3.20	3.07	2.96	2.88	2.74	2.60	2.44	2.36	2.28	2.19	2.10	2.00	1.89
40	7.31	5.18	4.31	3.83	3.51	3.29	3.12	2.99	2.89	2.80	2.66	2.52	2.37	2.29	2.20	2.11	2.02	1.92	1.80
50	7.17	5.06	4.20	3.72	3.41	3.19	3.02	2.89	2.78	2.70	2.56	2.42	2.27	2.18	2.10	2.01	1.91	1.80	1.68
60	7.08	4.98	4.13	3.65	3.34	3.12	2.95	2.82	2.72	2.63	2.50	2.35	2.20	2.12	2.03	1.94	1.84	1.73	1.60
80	6.96	4.88	4.04	3.56	3.26	3.04	2.87	2.74	2.64	2.55	2.42	2.27	2.12	2.03	1.94	1.85	1.75	1.63	1.49
120	6.85	4.79	3.95	3.48	3.17	2.96	2.79	2.66	2.56	2.47	2.34	2.19	2.03	1.95	1.86	1.76	1.66	1.53	1.38
∞	6.63	4.61	3.78	3.32	3.02	2.80	2.64	2.51	2.41	2.32	2.18	2.04	1.88	1.79	1.70	1.59	1.47	1.32	1.00

附表8 二项分布参数 π 的置信区间表

$$1-\alpha = 0.95$$

m	n-m												
	1	2	3	4	5	6	7	8	9	10	12	14	16
0	0.975	0.842	0.708	0.602	0.522	0.459	0.410	0.369	0.336	0.308	0.265	0.232	0.202
	0.000	0.000	0.000	0.000	0.000	0.000	0.000	0.000	0.000	0.000	0.000	0.000	0.000
1	0.987	0.906	0.806	0.716	0.641	0.579	0.527	0.483	0.445	0.413	0.360	0.319	0.287
	0.013	0.008	0.006	0.005	0.004	0.004	0.003	0.003	0.003	0.002	0.002	0.002	0.001
2	0.992	0.932	0.853	0.777	0.710	0.651	0.600	0.556	0.518	0.484	0.428	0.383	0.347
	0.094	0.088	0.053	0.043	0.037	0.032	0.028	0.025	0.023	0.021	0.018	0.016	0.014
3	0.994	0.947	0.882	0.816	0.756	0.701	0.652	0.610	0.572	0.538	0.481	0.434	0.396
	0.194	0.147	0.118	0.099	0.085	0.075	0.067	0.060	0.055	0.050	0.043	0.038	0.034
4	0.995	0.957	0.901	0.843	0.788	0.738	0.692	0.651	0.614	0.581	0.524	0.476	0.437
	0.284	0.233	0.184	0.157	0.137	0.122	0.109	0.099	0.091	0.084	0.073	0.064	0.057
5	0.996	0.963	0.915	0.863	0.813	0.766	0.723	0.684	0.649	0.616	0.560	0.512	0.417
	0.359	0.290	0.245	0.212	0.187	0.167	0.151	0.139	0.128	0.118	0.103	0.091	0.082
6	0.996	0.968	0.925	0.878	0.833	0.789	0.749	0.711	0.677	0.646	0.590	0.543	0.502
	0.421	0.349	0.299	0.262	0.234	0.211	0.192	0.177	0.163	0.152	0.133	0.119	0.107
7	0.997	0.972	0.933	0.891	0.849	0.808	0.770	0.734	0.701	0.671	0.616	0.570	0.529
	0.473	0.400	0.348	0.308	0.277	0.251	0.230	0.213	0.198	0.184	0.163	0.146	0.132
8	0.997	0.975	0.840	0.901	0.861	0.832	0.787	0.753	0.722	0.692	0.639	0.593	0.553
	0.517	0.444	0.380	0.349	0.316	0.289	0.266	0.247	0.230	0.215	0.191	0.172	0.156
9	0.997	0.977	0.945	0.909	0.872	0.837	0.802	0.770	0.740	0.711	0.660	0.615	0.575
	0.555	0.482	0.428	0.386	0.351	0.323	0.299	0.278	0.260	0.244	0.218	0.197	0.180
10	0.998	0.979	0.950	0.916	0.882	0.848	0.816	0.785	0.756	0.728	0.678	0.634	0.595
	0.587	0.516	0.462	0.419	0.384	0.354	0.329	0.308	0.289	0.272	0.224	0.221	0.202
12	0.998	0.982	0.957	0.927	0.897	0.867	0.837	0.809	0.782	0.756	0.709	0.666	0.628
	0.640	0.572	0.519	0.476	0.440	0.410	0.384	0.361	0.304	0.322	0.291	0.266	0.245
14	0.998	0.984	0.962	0.936	0.909	0.881	0.854	0.828	0.803	0.779	0.734	0.694	0.657
	0.681	0.617	0.566	0.524	0.488	0.457	0.430	0.407	0.385	0.336	0.334	0.306	0.283
16	0.999	0.986	0.966	0.943	0.918	0.893	0.868	0.844	0.820	0.798	0.755	0.717	0.681
	0.713	0.653	0.604	0.563	0.529	0.498	0.471	0.447	0.425	0.405	0.372	0.343	0.319
18	0.999	0.988	0.970	0.948	0.925	0.902	0.879	0.857	0.835	0.814	0.773	0.736	0.702
	0.740	0.683	0.637	0.597	0.564	0.533	0.506	0.482	0.460	0.440	0.406	0.376	0.351
20	0.999	0.989	0.972	0.953	0.932	0.910	0.889	0.868	0.847	0.827	0.789	0.753	0.720
	0.762	0.708	0.664	0.626	0.593	0.564	0.537	0.513	0.492	0.472	0.437	0.407	0.381
22	0.999	0.990	0.975	0.956	0.937	0.917	0.897	0.877	0.858	0.839	0.803	0.768	0.737
	0.781	0.730	0.688	0.651	0.619	0.590	0.565	0.541	0.519	0.500	0.465	0.434	0.408

续表

m	n-m												
	1	2	3	4	5	6	7	8	9	10	12	14	16
24	0.999	0.991	0.976	0.960	0.942	0.923	0.904	0.885	0.867	0.849	0.814	0.782	0.751
	0.797	0.749	0.708	0.673	0.642	0.614	0.589	0.566	0.545	0.525	0.490	0.460	0.433
26	0.999	0.991	0.978	0.962	0.945	0.928	0.910	0.893	0.875	0.858	0.825	0.794	0.764
	0.810	0.765	0.726	0.693	0.663	0.636	0.611	0.588	0.567	0.548	0.513	0.483	0.456
28	0.999	0.992	0.980	0.965	0.949	0.932	0.916	0.899	0.882	0.866	0.834	0.804	0.776
	0.822	0.779	0.743	0.710	0.681	0.655	0.631	0.609	0.588	0.569	0.535	0.504	0.478
30	0.999	0.992	0.981	0.967	0.952	0.936	0.920	0.904	0.889	0.873	0.843	0.814	0.786
	0.833	0.792	0.757	0.725	0.697	0.672	0.649	0.627	0.607	0.588	0.554	0.524	0.498
40	0.999	0.994	0.985	0.975	0.963	0.951	0.938	0.925	0.912	0.900	0.875	0.850	0.827
	0.871	0.838	0.809	0.783	0.759	0.737	0.717	0.689	0.679	0.662	0.631	0.602	0.578
60	1.000	0.996	0.990	0.983	0.975	0.966	0.957	0.948	0.939	0.929	0.911	0.893	0.874
	0.912	0.888	0.867	0.848	0.830	0.813	0.797	0.782	0.767	0.752	0.727	0.703	0.681
100	1.000	0.998	0.994	0.989	0.984	0.979	0.973	0.967	0.962	0.955	0.943	0.931	0.919
	0.946	0.931	0.917	0.904	0.892	0.881	0.870	0.859	0.849	0.838	0.820	0.802	0.786
200	1.000	0.999	0.997	0.995	0.992	0.989	0.986	0.983	0.980	0.977	0.970	0.964	0.957
	0.973	0.965	0.957	0.951	0.944	0.938	0.932	0.926	0.920	0.914	0.903	0.893	0.883
500	1.000	1.000	0.999	0.998	0.997	0.996	0.995	0.993	0.992	0.991	0.988	0.985	0.982
	0.989	0.986	0.983	0.980	0.977	0.974	0.972	0.969	0.967	0.964	0.960	0.955	0.950

$$1-\alpha=0.95$$

m	n-m											
	18	20	22	24	26	28	30	40	60	100	200	500
0	0.185	0.168	0.154	0.142	0.132	0.123	0.116	0.088	0.060	0.036	0.018	0.007
	0.000	0.000	0.000	0.000	0.000	0.000	0.000	0.000	0.000	0.000	0.000	0.000
1	0.260	0.238	0.219	0.203	0.190	0.178	0.167	0.129	0.088	0.054	0.027	0.011
	0.001	0.001	0.001	0.001	0.001	0.001	0.001	0.001	0.000	0.000	0.000	0.000
2	0.317	0.292	0.270	0.251	0.235	0.221	0.208	0.162	0.112	0.069	0.035	0.014
	0.012	0.011	0.010	0.009	0.009	0.008	0.008	0.006	0.004	0.002	0.001	0.000
3	0.363	0.336	0.312	0.292	0.274	0.257	0.243	0.191	0.133	0.083	0.043	0.017
	0.030	0.028	0.025	0.024	0.022	0.020	0.019	0.015	0.010	0.006	0.003	0.001
4	0.403	0.374	0.349	0.327	0.307	0.290	0.275	0.217	0.152	0.096	0.049	0.020
	0.052	0.047	0.044	0.040	0.038	0.035	0.033	0.025	0.017	0.011	0.005	0.002
5	0.436	0.407	0.381	0.358	0.337	0.319	0.303	0.241	0.170	0.108	0.056	0.023
	0.075	0.068	0.063	0.058	0.055	0.051	0.048	0.037	0.025	0.016	0.008	0.003
6	0.467	0.436	0.410	0.386	0.364	0.345	0.328	0.263	0.187	0.119	0.062	0.026
	0.098	0.090	0.083	0.077	0.072	0.068	0.064	0.049	0.034	0.021	0.011	0.004
7	0.494	0.463	0.435	0.411	0.389	0.369	0.351	0.283	0.203	0.130	0.068	0.028
	0.121	0.111	0.103	0.096	0.090	0.084	0.080	0.062	0.043	0.027	0.014	0.005
8	0.518	0.487	0.459	0.434	0.412	0.391	0.373	0.302	0.218	0.141	0.074	0.031
	0.143	0.132	0.123	0.115	0.107	0.101	0.096	0.075	0.052	0.033	0.017	0.007

m	n-m											
	18	20	22	24	26	28	30	40	60	100	200	500
9	0.540	0.508	0.481	0.455	0.433	0.412	0.393	0.321	0.233	0.151	0.080	0.033
	0.165	0.153	0.142	0.133	0.125	0.118	0.111	0.088	0.061	0.038	0.020	0.008
10	0.560	0.528	0.500	0.475	0.452	0.431	0.412	0.338	0.248	0.162	0.086	0.036
	0.186	0.173	0.161	0.151	0.142	0.134	0.127	0.100	0.071	0.045	0.023	0.009
12	0.594	0.563	0.535	0.510	0.487	0.465	0.446	0.369	0.273	0.180	0.097	0.040
	0.227	0.211	0.197	0.186	0.175	0.166	0.157	0.125	0.089	0.057	0.030	0.012
14	0.624	0.593	0.566	0.540	0.517	0.496	0.476	0.398	0.297	0.198	0.107	0.045
	0.264	0.247	0.232	0.218	0.206	0.196	0.186	0.150	0.107	0.069	0.036	0.015
16	0.649	0.619	0.592	0.567	0.544	0.522	0.502	0.422	0.319	0.214	0.117	0.050
	0.298	0.280	0.263	0.249	0.236	0.224	0.214	0.173	0.126	0.081	0.043	0.018
18	0.671	0.642	0.615	0.590	0.568	0.547	0.527	0.445	0.340	0.230	0.127	0.054
	0.329	0.310	0.293	0.277	0.264	0.251	0.240	0.196	0.143	0.093	0.050	0.021
20	0.690	0.662	0.636	0.612	0.589	0.568	0.548	0.467	0.359	0.245	0.137	0.059
	0.358	0.338	0.320	0.304	0.289	0.276	0.264	0.217	0.160	0.105	0.057	0.024
22	0.707	0.680	0.654	0.631	0.608	0.588	0.568	0.487	0.378	0.260	0.146	0.062
	0.385	0.364	0.346	0.329	0.314	0.300	0.287	0.237	0.177	0.117	0.063	0.027
24	0.723	0.696	0.671	0.648	0.626	0.605	0.586	0.505	0.395	0.274	0.155	0.067
	0.410	0.388	0.369	0.352	0.337	0.322	0.309	0.257	0.193	0.128	0.070	0.030
26	0.736	0.711	0.686	0.663	0.642	0.622	0.603	0.522	0.411	0.287	0.164	0.072
	0.432	0.411	0.392	0.374	0.358	0.343	0.330	0.276	0.208	0.140	0.077	0.033
28	0.749	0.724	0.700	0.678	0.657	0.637	0.618	0.538	0.426	0.300	0.172	0.076
	0.453	0.432	0.412	0.395	0.378	0.363	0.349	0.294	0.223	0.153	0.083	0.036
30	0.760	0.736	0.713	0.691	0.670	0.651	0.632	0.552	0.441	0.313	0.181	0.080
	0.437	0.452	0.432	0.414	0.397	0.382	0.368	0.311	0.237	0.162	0.090	0.039
40	0.804	0.783	0.763	0.743	0.724	0.706	0.689	0.614	0.503	0.368	0.220	0.099
	0.555	0.533	0.513	0.495	0.478	0.462	0.448	0.386	0.303	0.231	0.122	0.053
60	0.857	0.840	0.823	0.807	0.792	0.777	0.763	0.697	0.593	0.455	0.287	0.136
	0.660	0.641	0.622	0.605	0.589	0.574	0.559	0.497	0.407	0.300	0.181	0.083
100	0.907	0.895	0.883	0.872	0.860	0.847	0.838	0.787	0.700	0.571	0.395	0.199
	0.770	0.755	0.740	0.726	0.713	0.700	0.687	0.632	0.545	0.429	0.280	0.138
200	0.950	0.943	0.937	0.930	0.923	0.917	0.910	0.878	0.819	0.720	0.550	0.319
	0.873	0.863	0.854	0.845	0.836	0.828	0.819	0.780	0.713	0.605	0.450	0.253
500	0.979	0.976	0.973	0.970	0.967	0.964	0.961	0.947	0.917	0.862	0.747	0.531
	0.946	0.941	0.937	0.933	0.928	0.924	0.920	0.901	0.864	0.801	0.681	0.469

附表 9 $\phi = 2\arcsin\sqrt{p}$ 数值表

p/%	0	1	2	3	4	5	6	7	8	9
0.0	0.000	0.020	0.028	0.035	0.040	0.045	0.049	0.053	0.057	0.060
0.1	0.063	0.066	0.069	0.072	0.075	0.077	0.080	0.082	0.085	0.087
0.2	0.089	0.092	0.094	0.096	0.098	0.100	0.102	0.104	0.106	0.108
0.3	0.110	0.111	0.113	0.115	0.117	0.118	0.120	0.122	0.123	0.125
0.4	0.127	0.128	0.130	0.131	0.133	1.134	0.136	0.137	0.139	0.140
0.5	0.142	0.143	0.144	0.146	0.147	0.148	0.150	0.151	0.153	0.154
0.6	0.155	0.156	0.158	0.159	0.160	0.161	0.163	0.164	0.165	0.166
0.7	0.168	0.169	0.170	0.171	0.172	0.173	0.175	0.176	0.177	0.178
0.8	0.179	0.180	0.182	0.183	0.184	0.185	0.186	0.187	0.188	0.189
0.9	0.190	0.191	0.192	0.193	0.194	0.195	0.196	0.197	0.198	0.199
1	0.200	0.210	0.220	0.229	0.237	0.246	0.254	0.262	0.269	0.277
2	0.284	0.291	0.298	0.304	0.311	0.318	0.324	0.330	0.336	0.342
3	0.348	0.354	0.360	0.365	0.371	0.376	0.382	0.387	0.392	0.398
4	0.403	0.408	0.413	0.418	0.423	0.428	0.432	0.437	0.442	0.446
5	0.451	0.456	0.460	0.465	0.469	0.473	0.478	0.482	0.486	0.491
6	0.495	0.499	0.503	0.507	0.512	0.516	0.520	0.524	0.528	0.532
7	0.536	0.539	0.543	0.547	0.551	0.555	0.559	0.562	0.566	0.570
8	0.574	0.577	0.581	0.584	0.588	0.592	0.595	0.599	0.602	0.606
9	0.609	0.613	0.616	0.620	0.623	0.627	0.630	0.633	0.637	0.640
10	0.644	0.647	0.650	0.653	0.657	0.660	0.663	0.666	0.670	0.673
11	0.676	0.679	0.682	0.686	0.689	0.692	0.695	0.698	0.701	0.704
12	0.707	0.711	0.714	0.717	0.720	0.723	0.726	0.729	0.732	0.735
13	0.738	0.741	0.744	0.747	0.750	0.752	0.755	0.758	0.732	0.735
14	0.767	0.770	0.773	0.776	0.778	0.781	0.784	0.787	0.790	0.793
15	0.795	0.798	0.801	0.804	0.807	0.809	0.812	0.815	0.818	0.820
16	0.823	0.826	0.828	0.831	0.834	0.837	0.839	0.842	0.845	0.847
17	0.850	0.853	0.855	0.858	0.861	0.863	0.866	0.868	0.871	0.874
18	0.876	0.879	0.881	0.884	0.887	0.889	0.892	0.894	0.897	0.900
19	0.902	0.905	0.907	0.910	0.912	0.915	0.917	0.920	0.922	0.925
20	0.927	0.930	0.932	0.935	0.937	0.940	0.942	0.945	0.947	0.950
21	0.952	0.955	0.957	0.959	0.962	0.964	0.967	0.969	0.972	0.974
22	0.976	0.979	0.981	0.984	0.986	0.988	0.991	0.993	0.996	0.998
23	1.000	1.003	1.005	1.007	1.010	1.012	1.015	1.017	1.019	1.022
24	1.024	1.026	1.029	1.031	1.033	1.036	1.038	1.040	1.043	1.045
25	1.047	1.050	1.052	1.054	1.056	1.059	1.061	1.063	1.066	1.068
26	1.070	1.072	1.075	1.077	1.079	1.082	1.084	1.086	1.088	1.091
27	1.093	1.095	1.097	1.100	1.102	1.104	1.106	1.109	1.111	1.113

续表

p/%	0	1	2	3	4	5	6	7	8	9
28	1.115	1.117	1.120	1.122	1.124	1.126	1.129	1.131	1.133	1.135
29	1.137	1.140	1.142	1.144	1.146	1.148	1.151	1.153	1.155	1.157
30	1.159	1.161	1.164	1.166	1.168	1.170	1.172	1.174	1.177	1.179
31	1.182	1.183	1.185	1.187	1.190	1.192	1.194	1.196	1.198	1.200
32	1.203	1.205	1.207	1.209	1.211	1.213	1.215	1.217	1.220	1.222
33	1.224	1.226	1.228	1.230	1.232	1.234	1.237	1.239	1.240	1.243
34	1.245	1.247	1.249	1.251	1.254	1.256	1.258	1.260	1.262	1.264
35	1.266	1.268	1.270	1.272	1.274	1.277	1.279	1.281	1.283	1.285
36	1.287	1.289	1.291	1.293	1.295	1.297	1.299	1.302	1.304	1.306
37	1.308	1.310	1.312	1.314	1.316	1.318	1.320	1.322	1.324	1.326
38	1.328	1.330	1.333	1.335	1.337	1.339	1.341	1.343	1.345	1.347
39	1.349	1.351	1.353	1.355	1.357	1.359	1.361	1.363	1.365	1.367
40	1.369	1.371	1.374	1.376	1.378	1.380	1.382	1.384	1.386	1.388
41	1.390	1.392	1.394	1.396	1.398	1.400	1.402	1.404	1.406	1.408
42	1.410	1.412	1.414	1.416	1.418	1.420	1.422	1.424	1.426	1.428
43	1.430	1.432	1.434	1.436	1.438	1.440	1.442	1.444	1.446	1.448
44	1.451	1.453	1.455	1.457	1.459	1.461	1.463	1.465	1.467	1.469
45	1.471	1.473	1.475	1.477	1.479	1.481	1.483	1.485	1.487	1.488
46	1.491	1.493	1.495	1.497	1.499	1.501	1.503	1.505	1.507	1.509
47	1.511	1.513	1.515	1.517	1.519	1.521	1.523	1.524	1.527	1.529
48	1.531	1.533	1.535	1.537	1.539	1.541	1.543	1.545	1.547	1.549
49	1.551	1.553	1.555	1.557	1.559	1.561	1.563	1.565	1.567	1.569
50	1.571	1.573	1.575	1.577	1.579	1.581	1.583	1.585	1.587	1.589
51	1.591	1.593	1.595	1.597	1.599	1.601	1.603	1.605	1.607	1.609
52	1.611	1.613	1.615	1.617	1.619	1.621	1.623	1.625	1.627	1.629
53	1.631	1.633	1.635	1.637	1.639	1.641	1.643	1.645	1.647	1.649
54	1.651	1.653	1.655	1.657	1.659	1.661	1.663	1.665	1.667	1.669
55	1.671	1.673	1.675	1.677	1.679	1.681	1.683	1.685	1.687	1.689
56	1.691	1.693	1.695	1.697	1.699	1.701	1.703	1.705	1.707	1.709
57	1.711	1.713	1.715	1.717	1.719	1.721	1.723	1.725	1.727	1.729
58	1.731	1.734	1.736	1.738	1.740	1.742	1.744	1.746	1.748	1.750
59	1.752	1.754	1.756	1.758	1.760	1.762	1.764	1.766	1.768	1.770
60	1.772	1.774	1.776	1.778	1.780	1.782	1.784	1.786	1.789	1.791
61	1.793	1.795	1.797	1.799	1.801	1.803	1.805	1.807	1.809	1.811
62	1.813	1.815	1.817	1.819	1.821	1.823	1.826	1.828	1.838	1.832
63	1.834	1.836	1.838	1.840	1.842	1.844	1.846	1.848	1.850	1.853
64	1.855	1.857	1.859	1.861	1.863	1.865	1.867	1.869	1.871	1.873
65	1.875	1.878	1.880	1.882	1.884	1.886	1.888	1.890	1.892	1.894
66	1.897	1.899	1.901	1.903	1.905	1.907	1.909	1.911	1.913	1.916
67	1.918	1.920	1.922	1.924	1.926	1.928	1.930	1.933	1.935	1.937
68	1.939	1.941	1.943	1.946	1.948	1.950	1.952	1.954	1.956	1.958
69	1.961	1.963	1.965	1.967	1.969	1.971	1.974	1.976	1.978	1.980

续表

p/%	0	1	2	3	4	5	6	7	8	9
70	1.982	1.984	1.987	1.989	1.991	1.993	1.995	1.998	2.000	2.002
71	2.004	2.006	2.009	2.011	2.013	2.015	2.018	2.020	2.022	2.024
72	2.026	2.029	2.031	2.033	2.035	2.038	2.040	2.042	2.044	2.047
73	2.049	2.051	2.053	2.056	2.058	2.060	2.062	2.065	2.067	2.069
74	2.071	2.074	2.076	2.078	2.081	2.083	2.085	2.087	2.090	2.095
75	2.094	2.097	2.099	2.101	2.104	2.106	2.108	2.111	2.113	2.115
76	2.118	2.120	2.122	2.125	2.127	2.129	2.132	2.134	2.136	2.139
77	2.141	2.144	2.146	2.148	2.151	2.153	2.156	2.158	2.160	2.163
78	2.165	2.168	2.170	2.172	2.175	2.177	2.180	2.182	2.185	2.187
79	2.190	2.192	2.194	2.197	2.199	2.202	2.204	2.207	2.209	2.212
80	2.214	2.217	2.219	2.222	2.224	2.227	2.229	2.231	2.234	2.237
81	2.240	2.242	2.245	2.247	2.250	2.252	2.255	2.258	2.260	2.263
82	2.265	2.268	2.271	2.273	2.276	2.278	2.281	2.284	2.286	2.289
83	2.292	2.294	2.297	2.300	2.302	2.305	2.308	2.310	2.313	2.316
84	2.319	2.321	2.324	2.327	2.330	2.332	2.335	2.338	2.341	2.343
85	2.346	2.349	2.352	2.355	2.357	2.360	2.363	2.366	2.369	2.372
86	2.375	2.377	2.380	2.383	2.386	2.389	2.392	2.395	2.398	2.401
88	2.434	2.437	2.440	2.443	2.447	2.450	2.453	2.456	2.459	2.462
89	2.465	2.469	2.472	2.475	2.478	2.482	2.485	2.488	2.491	2.495
90	2.498	2.501	2.505	2.508	2.512	2.515	2.518	2.522	2.525	2.529
91	2.532	2.536	2.539	2.543	2.546	2.550	2.554	2.557	2.561	2.564
92	2.568	2.572	2.575	2.579	2.583	2.587	2.591	2.594	2.598	2.602
93	2.606	2.610	2.614	2.618	2.622	2.626	2.630	2.634	2.638	2.642
94	2.647	2.651	2.655	2.659	2.664	2.668	2.673	2.677	2.681	2.686
95	2.691	2.695	2.700	2.705	2.709	2.714	2.719	2.724	2.729	2.734
96	2.739	2.744	2.749	2.754	2.760	2.765	2.771	2.776	2.782	2.788
97	2.793	2.799	2.805	2.811	2.818	2.824	2.830	2.837	2.844	2.851
98	2.858	2.865	2.872	2.880	2.888	2.896	2.904	2.913	2.922	2.931
99.0	2.941	2.942	2.943	2.944	2.945	2.946	2.947	2.949	2.950	2.951
99.1	2.952	2.953	2.954	2.955	2.956	2.957	2.958	2.959	2.960	2.961
99.2	2.963	2.964	2.965	2.966	2.967	2.968	2.969	2.971	2.972	2.973
99.3	2.974	2.975	2.976	2.978	2.979	2.980	2.981	2.983	2.984	2.985
99.4	2.987	2.988	2.989	2.990	2.992	2.993	2.995	2.996	2.997	2.999
99.5	3.000	3.002	3.003	3.004	3.006	3.007	3.009	3.010	3.012	3.013
99.6	3.015	3.017	3.018	3.020	3.022	3.023	3.025	3.027	3.028	3.030
99.7	3.032	3.034	3.036	3.038	3.040	3.041	3.044	3.046	3.048	3.050
99.8	3.052	3.054	3.057	3.059	3.062	3.064	3.067	3.069	3.072	3.075
99.9	3.078	3.082	3.085	3.089	3.093	3.097	3.101	3.107	3.113	3.112
100	3.142									

附表10 配对比较符号秩和检验 T界值表

n	单侧: 0.05 双侧: 0.10	0.025 0.05	0.01 0.02	0.005 0.010
5	0~15 (0.0312)			
6	2~19 (0.0469)	0~21 (0.0156)		
7	3~25 (0.0391)	0~26 (0.0234)	0~28 (0.0078)	
8	5~31 (0.0391)	3~33 (0.0195)	1~35 (0.0078)	0~36 (0.0039)
9	8~37 (0.0488)	5~40 (0.0195)	3~42 (0.0098)	1~44 (0.0039)
10	10~45 (0.0420)	8~47 (0.0244)	5~50 (0.0098)	3~52 (0.0049)
11	13~53 (0.0415)	10~56 (0.0210)	7~59 (0.0093)	5~61 (0.0049)
12	17~61 (0.0461)	13~65 (0.0212)	9~69 (0.0081)	7~71 (0.0046)
13	21~70 (0.0471)	17~74 (0.0239)	12~79 (0.0085)	9~82 (0.0040)
14	25~80 (0.0453)	21~84 (0.0247)	15~90 (0.0083)	12~93 (0.0043)
15	30~90 (0.0473)	25~95 (0.0240)	19~101 (0.0090)	15~105 (0.0042)
16	35~101 (0.0467)	29~107 (0.0222)	23~113 (0.0091)	19~117 (0.0046)
17	41~112 (0.0492)	34~119 (0.0224)	27~126 (0.0087)	23~130 (0.0047)
18	47~124 (0.0494)	40~131 (0.0241)	32~139 (0.0091)	27~144 (0.0045)
19	53~137 (0.0478)	46~144 (0.0247)	37~153 (0.0090)	32~158 (0.0047)
20	60~150 (0.0487)	52~158 (0.0242)	43~167 (0.0096)	37~173 (0.0047)
21	67~164 (0.0479)	58~173 (0.0230)	49~182 (0.0097)	42~189 (0.0045)
22	75~178 (0.0492)	65~188 (0.0231)	55~198 (0.0095)	48~205 (0.0046)
23	88~193 (0.0490)	73~203 (0.0242)	62~214 (0.0098)	54~222 (0.0046)
24	91~209 (0.0475)	81~219 (0.0245)	69~231 (0.0097)	61~239 (0.0048)
25	100~225 (0.0479)	89~236 (0.0241)	76~249 (0.0094)	68~257 (0.0048)

注: ( ) 内为单侧确切概率

附表 11 两样本总体比较秩和检验用 T 界值表

	单侧	双侧
1行	$P=0.05$	$P=0.10$
2行	$P=0.025$	$P=0.05$
3行	$P=0.01$	$P=0.02$
4行	$P=0.005$	$P=0.01$

n_1 较小 n	n_1-n_2										
	0	1	2	3	4	5	6	7	8	9	10
2				3～13	3～15	3～17	4～18	4～20	4～22	4～24	5～25
							3～19	3～21	3～23	3～25	4～26
3	6～15	6～18	7～20	8～22	8～25	9～27	10～29	10～32	11～34	11～37	12～39
			6～21	7～23	7～26	8～28	8～31	9～33	9～36	10～38	10～41
					6～27	6～30	7～32	7～35	7～38	8～40	8～43
							6～33	6～36	6～39	7～41	7～44
4	11～25	12～28	13～31	14～34	15～37	16～40	17～43	18～46	19～49	20～52	21～55
	10～26	11～29	12～32	13～35	14～38	14～42	15～45	16～48	17～51	18～54	19～57
		10～30	11～33	11～37	12～40	13～43	13～47	14～50	15～53	15～57	16～60
			10～34	10～38	11～41	11～45	12～48	12～52	13～55	13～59	14～62
5	19～36	20～40	21～44	23～47	24～51	26～54	27～58	28～62	30～65	31～69	33～72
	17～38	18～42	20～45	21～49	22～53	23～57	24～61	26～64	27～68	28～72	29～76
	16～39	17～43	18～47	19～51	20～55	21～59	22～63	23～67	24～71	25～75	26～79
	15～40	16～44	16～49	17～53	18～57	19～61	20～65	21～69	22～73	22～78	23～82
6	28～50	29～55	31～59	33～63	35～67	37～71	38～76	40～80	42～84	44～88	46～92
	26～52	27～57	29～61	31～65	32～70	34～74	35～79	37～83	38～88	40～92	42～96
	24～54	25～59	27～63	28～68	29～73	30～78	32～82	33～87	34～92	36～96	37～101
	23～55	24～60	25～65	26～70	27～75	28～80	30～84	31～89	32～94	33～99	34～104
7	39～66	41～71	43～76	45～81	47～86	49～91	52～95	54～100	56～105	58～110	61～114
	36～69	38～74	40～79	42～84	44～89	46～94	48～99	50～104	52～109	54～114	56～119
	34～71	35～77	37～82	39～87	40～93	42～98	44～103	45～109	47～114	49～119	51～124
	32～73	34～78	35～84	37～89	38～95	40～100	41～106	43～111	44～117	45～122	47～128
8	51～85	54～90	56～96	59～101	62～106	64～112	67～117	69～123	72～128	75～133	77～139
	49～87	51～93	53～99	55～105	58～110	60～116	62～122	65～127	67～133	70～138	72～144
	45～91	47～97	49～103	51～109	53～115	56～120	58～126	60～132	62～138	64～144	66～150
	43～93	45～99	47～105	49～111	51～117	53～123	54～130	56～136	58～142	60～148	62～154

续表

n_1 较小 n	$n_1 - n_2$										
	0	1	2	3	4	5	6	7	8	9	10
9	66~105	69~111	72~117	75~123	78~129	81~135	84~141	87~147	90~153	93~159	96~165
	62~109	65~115	68~121	71~127	73~134	76~140	79~146	82~152	84~159	87~165	90~171
	59~112	61~119	63~126	66~132	68~139	71~145	73~152	76~158	78~165	81~171	83~178
	56~115	58~122	61~128	63~135	65~142	67~149	69~156	72~162	74~169	76~176	78~183
10	82~128	86~134	89~141	92~148	96~154	99~161	103~167	106~174	110~180	113~187	117~193
	78~132	81~139	84~146	88~152	91~159	94~166	97~173	100~180	103~187	107~193	110~200
	74~136	77~143	79~151	82~158	85~165	88~172	91~179	93~187	96~194	99~201	102~208
	71~139	73~147	76~154	79~161	81~169	74~176	86~184	89~191	82~198	84~206	97~213

附表12 三样本总体比较秩和检验用 H 界值表

N	n_1	n_2	n_3	P	
				0.05	0.01
7	3	2	2	4.71	
	3	3	1	5.14	
8	3	3	2	5.36	
	4	2	2	5.33	
	4	3	1	5.21	
	5	2	1	5.00	
9	3	3	3	5.60	7.20
	4	3	2	5.44	6.44
	4	4	1	4.97	6.67
	5	2	2	5.16	6.53
	5	3	1	4.96	
10	4	3	3	5.73	6.75
	4	4	2	5.45	7.04
	5	3	2	5.25	6.82
	5	4	1	4.99	6.95
11	4	4	3	5.60	7.14
	5	3	3	5.65	7.08
	5	4	2	5.27	7.12
	5	5	1	5.13	7.31
12	4	4	4	5.69	7.65
	5	4	3	5.63	7.44
	5	5	2	5.34	7.27
13	5	4	4	5.62	7.76
	5	5	3	5.71	7.54
14	5	5	4	5.64	7.79
15	5	5	5	5.78	7.98

附表13 多重比较中的 q 界值表

$\alpha = 0.05$

df	2	3	4	5	6	7	8	9	10	11	12	13	14	15	16	17	18	19	20
										k									
1	18.0	27.0	32.8	37.1	40.4	43.1	45.4	47.4	49.1	50.6	52.0	53.2	54.3	55.4	56.3	57.2	58.0	58.8	59.6
2	6.09	8.3	9.8	10.9	11.7	12.4	13.0	13.5	14.0	14.4	14.7	15.1	15.4	15.7	15.9	16.1	16.4	16.6	16.8
3	4.50	5.91	6.82	7.50	8.04	8.48	8.85	9.18	9.46	9.72	9.95	10.15	10.35	10.52	10.69	10.84	10.98	11.11	11.24
4	3.93	5.04	5.76	6.29	6.71	7.05	7.35	7.60	7.83	8.03	8.21	8.37	8.52	8.66	8.79	8.91	9.03	9.13	9.23
5	3.64	4.60	5.22	5.67	6.03	6.33	6.58	6.80	6.99	7.17	7.32	7.47	7.60	7.72	7.83	7.93	8.03	8.12	8.21
6	3.46	4.34	4.90	5.31	5.63	5.89	6.12	6.32	6.49	6.65	6.79	6.92	7.03	7.14	7.24	7.34	7.43	7.51	7.59
7	3.34	4.16	4.68	5.06	5.36	5.61	5.82	6.00	6.16	6.30	6.43	6.55	6.66	6.76	6.85	6.94	7.02	7.09	7.17
8	3.26	4.04	4.53	4.89	5.17	5.40	5.60	5.77	5.92	6.05	6.18	6.29	6.39	6.48	6.57	6.65	6.73	6.80	6.87
9	3.20	3.95	4.42	4.76	5.02	5.24	5.43	5.60	5.74	5.87	5.98	6.09	6.19	6.28	6.36	6.44	6.51	6.58	6.64
10	3.15	3.88	4.33	4.65	4.91	5.12	5.30	5.46	5.60	5.72	5.83	5.93	6.03	6.11	6.20	6.27	6.34	6.40	6.47
11	3.11	3.82	4.26	4.57	4.82	5.03	5.20	5.35	5.49	5.61	5.71	5.81	5.90	5.99	6.06	6.14	6.20	6.26	6.33
12	3.08	3.77	4.20	4.51	4.75	4.95	5.12	5.27	5.40	5.51	5.62	5.71	5.80	5.88	5.95	6.03	6.09	6.15	6.21
13	3.06	3.73	4.15	4.45	4.69	4.88	5.05	5.19	5.32	5.43	5.53	5.63	5.71	5.79	5.86	5.93	6.00	6.05	6.11
14	3.03	3.70	4.11	4.41	4.64	4.83	4.99	5.13	5.25	5.36	5.46	5.55	5.64	5.72	5.79	5.85	5.92	5.97	6.03
15	3.01	3.67	4.08	4.37	4.60	4.78	4.94	5.08	5.20	5.31	5.40	5.49	5.58	5.65	5.72	5.79	5.85	5.90	5.96
16	3.00	3.65	4.05	4.33	4.56	4.74	4.90	5.03	5.15	5.26	5.35	5.44	5.52	5.59	5.66	5.72	5.79	5.84	5.90
17	2.98	3.63	4.02	4.30	4.52	4.71	4.86	4.99	5.11	5.21	5.31	5.39	5.47	5.55	5.61	5.68	5.74	5.79	5.84
18	2.97	3.61	4.00	4.28	4.49	4.67	4.82	4.96	5.07	5.17	5.27	5.35	5.43	5.50	5.57	5.63	5.69	5.74	5.79
19	2.96	3.59	3.98	4.25	4.47	4.65	4.79	4.92	5.04	5.14	5.23	5.32	5.39	5.46	5.53	5.59	5.65	5.70	5.75
20	2.95	3.58	3.96	4.23	4.45	4.62	4.77	4.90	5.01	5.11	5.20	5.28	5.36	5.43	5.49	5.55	5.61	5.66	5.71
24	2.92	3.53	3.90	4.17	4.37	4.54	4.68	4.81	4.92	5.01	5.10	5.18	5.25	5.32	5.38	5.44	5.50	5.54	5.59
30	2.89	3.49	3.84	4.10	4.30	4.46	4.60	4.72	4.83	4.92	5.00	5.08	5.15	5.21	5.27	5.33	5.38	5.43	5.48
40	2.86	3.44	3.79	4.04	4.23	4.39	4.52	4.63	4.74	4.82	4.91	4.98	5.05	5.11	5.16	5.22	5.27	5.31	5.36
60	2.83	3.40	3.74	3.98	4.16	4.31	4.44	4.55	4.65	4.73	4.81	4.88	4.94	5.00	5.06	5.11	5.16	5.20	5.24
120	2.80	3.36	3.69	3.92	4.10	4.24	4.36	4.48	4.56	4.64	4.72	4.78	4.84	4.90	4.95	5.00	5.05	5.09	5.13
∞	2.77	3.31	3.63	3.86	4.03	4.17	4.29	4.39	4.47	4.55	4.62	4.68	4.74	4.80	4.85	4.89	4.93	4.97	5.01

$\alpha = 0.01$

df	2	3	4	5	6	7	8	9	10	11	12	13	14	15	16	17	18	19	20
										k									
1	90.0	135	164	186	202	216	227	237	246	253	260	266	272	277	282	286	290	294	298
2	14.0	19.0	22.3	24.7	26.6	28.2	29.5	30.7	31.7	32.6	33.4	34.1	34.8	35.4	36.0	36.5	37.0	37.5	37.9
3	8.26	10.6	12.2	13.3	14.2	15.0	15.6	16.2	16.7	17.1	17.5	17.9	18.2	18.5	18.8	19.1	19.3	19.5	19.8
4	6.51	8.12	9.17	9.96	10.6	11.1	11.5	11.9	12.3	12.6	12.8	13.1	13.3	13.5	13.7	13.9	14.1	14.2	14.4

df	k																		
	2	3	4	5	6	7	8	9	10	11	12	13	14	15	16	17	18	19	20
5	5.70	6.97	7.80	8.42	8.91	9.32	9.67	9.97	10.24	10.48	10.70	10.89	11.08	11.24	11.40	11.55	11.68	11.91	11.93
6	5.24	6.33	7.03	7.56	7.97	8.32	8.61	8.87	9.10	9.30	9.49	9.65	9.81	9.95	10.08	10.21	10.32	10.43	10.54
7	4.95	5.92	6.54	7.01	7.37	7.68	7.94	8.17	8.37	8.55	8.71	8.86	9.00	9.12	9.24	9.35	9.46	9.55	9.65
8	4.74	5.63	6.20	6.63	6.96	7.24	7.47	7.68	7.87	8.03	8.18	8.31	8.44	8.55	8.66	8.76	8.85	8.94	9.03
9	4.60	5.43	5.96	6.35	6.66	6.91	7.13	7.32	7.49	7.65	7.78	7.91	8.03	8.13	8.23	8.32	8.41	8.49	8.57
10	4.48	5.27	5.77	6.14	6.43	6.67	6.87	7.05	7.21	7.36	7.48	7.60	7.71	7.81	7.91	7.99	8.07	8.15	8.22
11	4.39	5.14	5.62	5.97	6.25	6.48	6.67	6.84	6.99	7.13	7.25	7.36	7.46	7.56	7.65	7.73	7.81	7.88	7.95
12	4.32	5.04	5.50	5.84	6.10	6.32	6.51	6.67	6.81	6.94	7.06	7.17	7.26	7.36	7.44	7.52	7.59	7.66	7.73
13	4.26	4.96	5.40	5.73	5.98	6.19	6.37	6.53	6.67	6.79	6.90	7.01	7.10	7.19	7.27	7.34	7.42	7.48	7.55
14	4.21	4.89	5.32	5.63	5.88	6.08	6.26	6.41	6.54	6.66	6.77	6.87	6.96	7.05	7.12	7.20	7.27	7.33	7.39
15	4.17	4.83	5.25	5.56	5.80	5.99	6.16	6.31	6.44	6.55	6.66	6.76	6.84	6.93	7.00	7.07	7.14	7.20	7.26
16	4.13	4.78	5.19	5.49	5.72	5.92	6.08	6.22	6.35	6.46	6.56	6.66	6.74	6.82	6.90	6.97	7.03	7.09	7.15
17	4.10	4.74	5.14	5.43	5.66	5.85	6.01	6.15	6.27	6.38	6.48	6.57	6.66	6.73	6.80	6.87	6.94	7.00	7.05
18	4.07	4.70	5.09	5.38	5.60	5.79	5.94	6.08	6.20	6.31	6.41	6.50	6.58	6.65	6.72	6.79	6.85	6.91	6.96
19	4.05	4.67	5.05	5.33	5.55	5.73	5.89	6.02	6.14	6.25	6.34	6.43	6.51	6.58	6.65	6.72	6.78	6.84	6.89
20	4.02	4.64	5.02	5.29	5.51	5.69	5.84	5.97	6.09	6.19	6.29	6.37	6.45	6.52	6.59	6.65	6.71	6.76	6.82
24	3.96	4.54	4.91	5.17	5.37	5.54	5.69	5.91	5.92	6.02	6.11	6.19	6.26	6.33	6.39	6.45	6.51	6.56	6.61
30	3.89	4.45	4.80	5.05	5.24	5.40	5.54	5.65	5.76	5.85	5.93	6.01	6.08	6.14	6.20	6.26	6.31	6.36	6.41
40	3.82	4.37	4.70	4.93	5.11	5.27	5.39	5.50	5.60	5.69	5.77	5.84	5.90	5.96	6.02	6.07	6.12	6.17	6.21
60	3.76	4.28	4.60	4.82	4.99	5.13	5.25	5.36	5.45	5.53	5.60	5.67	5.73	5.79	5.84	5.89	5.93	5.98	6.02
120	3.70	4.20	4.50	4.71	4.87	5.01	5.12	5.21	5.30	5.38	5.44	5.51	5.56	5.61	5.66	5.71	5.75	5.79	5.83
∞	3.64	4.12	4.40	4.60	4.76	4.88	4.99	5.08	5.16	5.23	5.29	5.35	5.40	5.45	5.49	5.54	5.57	5.61	5.65

附表 14 多重比较中的 q' 界值表

$\alpha = 0.05$

df	\multicolumn{13}{c}{$k-1$}												
	2	3	4	5	6	7	8	9	10	12	15	20	24	30
1	19.97	25.44	29.97	33.92	37.47	40.71	43.72	46.53	49.18	54.10	60.74	70.43	77.31	86.62
2	6.16	7.58	8.77	9.82	10.77	11.64	12.45	13.21	13.93	15.26	17.07	19.72	21.61	24.16
3	4.37	5.28	6.04	6.71	7.32	7.89	8.41	8.91	9.37	10.24	11.47	13.16	14.40	16.08
4	3.73	4.45	5.06	5.59	6.08	6.53	6.95	7.35	7.72	8.42	9.37	10.77	11.77	13.13
5	3.40	4.03	4.56	5.03	5.45	5.84	6.21	6.55	6.88	7.49	8.32	9.55	10.43	11.61
6	3.21	3.78	4.26	4.68	5.07	5.43	5.76	6.07	6.37	6.93	7.69	8.80	9.60	10.69
7	3.08	3.61	4.06	4.46	4.82	5.15	5.46	5.75	6.03	6.55	7.26	8.30	9.05	10.06
8	2.99	3.49	3.92	4.29	4.64	4.95	5.24	5.52	5.79	6.28	5.95	7.94	8.65	9.61
9	2.92	3.40	3.81	4.17	4.50	4.80	5.08	5.35	5.60	6.07	6.72	7.66	8.34	9.27
10	2.86	3.34	3.73	4.08	4.39	4.68	4.96	5.21	5.46	5.91	6.53	7.45	8.10	9.00
11	2.82	3.28	3.66	4.00	4.31	4.59	4.86	5.11	5.34	5.78	6.39	7.28	7.91	8.78
12	2.79	3.24	3.61	3.94	4.24	4.52	4.77	5.02	5.25	5.68	6.27	7.13	7.75	8.60
13	2.76	3.20	3.57	3.89	4.18	4.45	4.70	4.94	5.17	5.59	6.16	7.01	7.62	8.45
14	2.73	3.17	3.53	3.85	4.13	4.40	4.65	4.88	5.10	5.51	6.08	6.91	7.51	8.32
15	2.71	3.14	3.50	3.81	4.09	4.35	4.60	4.83	5.04	5.45	6.00	6.82	7.41	8.21
16	2.70	3.12	3.47	3.76	4.06	4.31	4.55	4.78	4.99	5.39	5.94	6.75	7.33	8.11
17	2.68	3.10	3.44	3.75	4.02	4.28	4.51	4.74	4.95	5.34	5.88	6.68	7.25	8.03
18	2.67	3.08	3.42	3.72	4.00	4.25	4.48	4.70	4.91	5.30	5.83	6.62	7.18	7.95
19	2.65	3.06	3.40	3.70	3.97	4.22	4.45	4.67	4.88	5.26	5.79	6.57	7.12	7.88
20	2.64	3.05	3.39	3.68	3.95	4.20	4.42	4.61	4.85	5.23	5.75	6.52	7.07	7.82
24	2.61	3.00	3.33	3.62	3.88	4.12	4.34	4.55	4.75	5.12	5.62	6.37	6.90	7.63
30	2.58	2.96	3.28	3.45	3.81	4.04	4.26	4.46	4.65	5.01	5.50	6.22	6.73	7.43
40	2.54	2.92	3.23	3.50	3.74	3.97	4.18	4.37	4.56	4.90	5.37	6.06	6.56	7.23
60	2.51	2.88	3.18	3.44	3.68	3.89	4.10	4.28	4.46	4.80	5.25	5.91	6.39	7.03
120	2.48	2.84	3.13	3.38	3.61	3.82	4.02	4.20	4.37	4.69	5.12	5.76	6.21	6.83
∞	2.45	2.80	3.08	3.33	3.55	3.75	3.94	4.11	4.28	4.59	5.00	5.60	6.04	6.62

附表 15　检验相关系数 $\rho=0$ 的临界值表

$$P\left(|r|>r_{\alpha/2}\right)=\alpha$$

$n-2$	α				
	0.10	0.05	0.02	0.01	0.001
1	0.98769	0.99692	0.999507	0.999877	0.9999988
2	0.90000	0.95000	0.98000	0.99000	0.99900
3	0.8054	0.8783	0.93433	0.95873	0.99116
4	0.7293	0.8114	0.8822	0.91720	0.97406
5	0.6694	0.7545	0.8329	0.8745	0.95074
6	0.6215	0.7067	0.7887	0.8343	0.92493
7	0.5822	0.6664	0.7498	0.7977	0.8982
8	0.5404	0.6319	0.7155	0.7646	0.8721
9	0.5214	0.6021	0.6851	0.7348	0.8471
10	0.4973	0.5760	0.6581	0.7079	0.8233
11	0.4762	0.5529	0.6339	0.6835	0.8010
12	0.4575	0.5324	0.6120	0.6614	0.7800
13	0.4409	0.5139	0.5923	0.6411	0.7603
14	0.4259	0.4973	0.5742	0.6226	0.7420
15	0.4124	0.4821	0.5577	0.6055	0.7246
16	0.4000	0.4683	0.5425	0.5897	0.7084
17	0.3887	0.4555	0.5285	0.5751	0.6932
18	0.3783	0.4438	0.5155	0.5614	0.6787
19	0.3687	0.4329	0.5004	0.5487	0.6652
20	0.3598	0.4227	0.4921	0.5368	0.6524
25	0.3233	0.3809	0.4451	0.4869	0.5974
30	0.2960	0.3494	0.4093	0.4487	0.5541
35	0.2746	0.3246	0.3810	0.4182	0.5189
40	0.2573	0.3044	0.3578	0.3932	0.4898
45	0.2428	0.2975	0.3384	0.3721	0.4648
50	0.2306	0.2732	0.3218	0.3541	0.4433
60	0.2108	0.2500	0.2948	0.3248	0.4078
70	0.1954	0.2319	0.2737	0.3017	0.3799
80	0.1829	0.2172	0.2565	0.2830	0.3568
90	0.1726	0.2050	0.2422	0.2673	0.3375
100	0.1638	0.1946	0.2301	0.2540	0.3211

附表 16 等级相关系数的临界值表

$$P\left(\left|r_s\right| > r_s(n, \alpha)\right) = \alpha$$

自由度 n		概率 p			
	单侧：	0.05	0.025	0.01	0.005
	双侧：	0.10	0.05	0.02	0.01
4		1.000			
5		0.900	1.000	1.000	
6		0.829	0.884	0.943	1.000
7		0.714	0.786	0.893	0.929
8		0.643	0.738	0.833	0.881
9		0.600	0.700	0.783	0.833
10		0.564	0.648	0.745	0.794
11		0.536	0.618	0.709	0.755
12		0.503	0.587	0.678	0.727
13		0.484	0.560	0.648	0.703
14		0.464	0.538	0.626	0.679
15		0.446	0.521	0.604	0.654
16		0.429	0.503	0.582	0.635
17		0.414	0.485	0.566	0.615
18		0.401	0.472	0.550	0.600
19		0.391	0.460	0.535	0.584
20		0.380	0.447	0.520	0.570
21		0.370	0.435	0.508	0.556
22		0.361	0.425	0.496	0.544
23		0.353	0.415	0.486	0.532
24		0.344	0.406	0.476	0.521
25		0.337	0.398	0.466	0.511
26		0.331	0.390	0.457	0.501
27		0.324	0.382	0.448	0.491
28		0.317	0.375	0.440	0.483
29		0.312	0.368	0.433	0.475
30		0.306	0.362	0.425	0.467
31		0.301	0.356	0.418	0.459
32		0.296	0.350	0.412	0.452
33		0.291	0.345	0.405	0.446
34		0.287	0.340	0.399	0.439
35		0.283	0.335	0.394	0.433
36		0.279	0.330	0.388	0.427

续表

自由度 n	概率 p			
	单侧:	0.05	0.025	0.01	0.005
	双侧:	0.10	0.05	0.02	0.01
38		0.271	0.321	0.378	0.415
40		0.264	0.313	0.368	0.405
45		0.248	0.294	0.347	0.382
50		0.235	0.279	0.329	0.363
60		0.214	0.255	0.300	0.331
70		0.198	0.235	0.278	0.307
80		0.185	0.220	0.260	0.287
100		0.162	0.197	0.233	0.257

附表17 正交表

（1）$m=2$ 的情形

$$L_4(2^3)$$

试验号	列号		
	1	2	3
1	1	1	1
2	1	2	2
3	2	1	2
4	2	2	1

$$L_8(2^7)$$

试验号	列号						
	1	2	3	4	5	6	7
1	1	1	1	1	1	1	1
2	1	1	1	2	2	2	2
3	1	2	2	1	1	2	2
4	1	2	2	2	2	1	1
5	2	1	2	1	2	1	2
6	2	1	2	2	1	2	1
7	2	2	1	1	2	2	1
8	2	2	1	2	1	1	2

$$L_8(2^7)：二列间的交互作用表$$

列号 \ 列号	1	2	3	4	5	6	7
	(1)	3	2	5	4	7	6
		(2)	1	6	7	4	5
			(2)	7	6	5	4
				(4)	1	2	3
					(5)	3	2
						(6)	1

$$L_{12}(2^{11})$$

试验号	列号										
	1	2	3	4	5	6	7	8	9	10	11
1	1	1	1	1	1	1	1	1	1	1	1
2	1	1	1	1	1	2	2	2	2	2	2
3	1	1	2	2	2	1	1	1	2	2	2

续表

试验号	列号										
	1	2	3	4	5	6	7	8	9	10	11
4	1	2	1	2	2	1	2	2	1	1	2
5	1	2	2	1	2	2	1	2	1	2	1
6	1	2	2	2	1	2	2	1	2	1	1
7	2	1	2	2	1	1	2	2	1	1	1
8	2	1	2	1	2	2	2	1	1	1	2
9	2	1	1	2	2	2	1	2	2	1	1
10	2	2	2	1	1	1	1	2	2	1	2
11	2	2	1	2	1	2	1	1	1	2	2
12	2	2	1	1	2	1	2	1	2	2	1

$$L_{16}(2^{15})$$

试验号	列号														
	1	2	3	4	5	6	7	8	9	10	11	12	13	14	15
1	1	1	1	1	1	1	1	1	1	1	1	1	1	1	1
2	1	1	1	1	1	1	1	2	2	2	2	2	2	2	2
3	1	1	1	2	2	2	2	1	1	1	1	2	2	2	2
4	1	1	1	2	2	2	2	2	2	2	2	1	1	1	1
5	1	2	2	1	1	2	2	1	1	2	2	1	1	2	2
6	1	2	2	1	1	2	2	2	2	1	1	2	2	1	1
7	1	2	2	2	2	1	1	1	1	2	2	2	2	1	1
8	1	2	2	2	2	1	1	2	2	1	1	1	1	2	2
9	2	1	2	1	2	1	2	1	2	1	2	1	2	1	2
10	2	1	2	1	2	1	2	2	1	2	1	2	1	2	1
11	2	1	2	2	1	2	1	1	2	1	2	2	1	2	1
12	2	1	2	2	1	2	1	2	1	2	1	1	2	1	2
13	2	2	1	1	2	2	1	1	2	2	1	1	2	2	1
14	2	2	1	1	2	2	1	2	1	1	2	2	1	1	2
15	2	2	1	2	1	1	2	1	2	2	1	2	1	1	2
16	2	2	1	2	1	1	2	2	1	1	2	1	2	2	1

$$L^{16}(2^{15}):二列间的交互作用表$$

列号 \ 列号	1	2	3	4	5	6	7	8	9	10	11	12	13	14	15
	(1)	3	2	5	4	7	6	9	8	11	10	13	12	15	14
		(2)	1	6	7	4	5	10	11	8	9	14	15	12	13
			(3)	7	6	5	4	11	10	9	8	15	14	13	12
				(4)	1	2	3	12	13	14	15	8	9	10	11
					(5)	3	2	13	12	15	14	9	8	11	10
						(6)	1	14	15	12	13	10	11	8	9
							(7)	15	14	13	12	11	10	9	8
								(8)	1	2	3	4	5	6	7

续表

列号\列号	1	2	3	4	5	6	7	8	9	10	11	12	13	14	15
									(9)	3	2	5	4	7	6
										(10)	1	6	7	4	5
											(11)	7	6	5	4
												(12)	1	2	3
													(13)	3	2
														(14)	1

（2）$m=3$ 的情形

$$L_9\left(3^4\right)$$

试验号	列号			
	1	2	3	4
1	1	1	1	1
2	1	2	2	2
3	1	3	3	3
4	2	1	2	3
5	2	2	3	1
6	2	3	1	2
7	3	1	3	2
8	3	2	1	3
9	3	3	2	1

$$L_{18}\left(3^7\right)$$

试验号	列号						
	1	2	3	4	5	6	7
1	1	1	1	1	1	1	1
2	1	2	2	2	2	2	2
3	1	3	3	3	3	3	3
4	2	1	1	2	2	3	3
5	2	2	2	3	3	1	1
6	2	3	3	1	1	2	2
7	3	1	2	1	3	2	3
8	3	2	3	2	1	3	1
9	3	3	1	3	2	1	2
10	1	1	3	3	2	2	1
11	1	2	1	1	3	3	2
12	1	3	2	2	1	1	3
13	2	1	2	3	1	3	2
14	2	2	3	1	2	1	3
15	2	3	1	2	3	2	1
16	3	1	3	2	3	1	2
17	3	2	1	3	1	2	3
18	3	3	2	1	2	3	1

$$L_{27}\,(3^{13})$$

试验号	列号												
	1	2	3	4	5	6	7	8	9	10	11	12	13
1	1	1	1	1	1	1	1	1	1	1	1	1	1
2	1	1	1	1	2	2	2	2	2	2	2	2	2
3	1	1	1	1	3	3	3	3	3	3	3	3	3
4	1	2	2	2	1	1	1	2	2	2	3	3	3
5	1	2	2	2	2	2	2	3	3	3	1	1	1
6	1	2	2	2	3	3	3	1	1	1	2	2	2
7	1	3	3	3	1	1	1	3	3	3	2	2	2
8	1	3	3	3	2	2	2	1	1	1	3	3	3
9	1	3	3	3	3	3	3	2	2	2	1	1	1
10	2	1	2	3	1	2	3	1	2	3	1	2	3
11	2	1	2	3	2	3	1	2	3	1	2	3	1
12	2	1	2	3	3	1	2	3	1	2	3	1	2
13	2	2	3	1	1	2	3	2	3	1	3	1	2
14	2	2	3	1	2	3	1	3	1	2	1	2	3
15	2	2	3	1	3	1	2	1	2	3	2	3	1
16	2	3	1	2	1	2	3	3	1	2	2	3	1
17	2	3	1	2	2	3	1	1	2	3	3	1	2
18	2	3	1	2	3	1	2	2	3	1	1	2	3
19	3	1	3	2	1	3	2	1	3	2	1	3	2
20	3	1	3	2	2	1	3	2	1	3	2	1	3
21	3	1	3	2	3	2	1	3	2	1	3	2	1
22	3	2	1	3	1	3	2	2	1	3	3	2	1
23	3	2	1	3	2	1	3	3	2	1	1	3	2
24	3	2	1	3	3	2	1	1	3	2	2	1	3
25	3	3	2	1	1	3	2	3	2	1	2	1	3
26	3	3	2	1	2	1	3	1	3	2	3	2	1
27	3	3	2	1	3	2	1	2	1	3	1	3	2

$$L_{27}\,(3^{13})：二列间的交互作用表$$

列号＼列号	1	2	3	4	5	6	7	8	9	10	11	12	13
(1) {		3	2	2	6	5	5	9	8	8	12	11	11
		4	4	3	7	7	6	10	10	9	13	13	12
(2) {			1	1	8	9	10	5	6	7	5	6	7
			4	3	11	12	13	11	12	13	8	9	10
(3) {				1	9	10	8	7	5	6	6	7	5
				2	13	11	12	12	13	11	10	8	9
(4) {					10	8	9	6	7	5	7	5	6
					12	13	11	13	11	12	9	10	8
(5) {						1	1	2	3	4	2	4	3
						7	6	11	13	12	8	10	9

续表

列号＼列号	1	2	3	4	5	6	7	8	9	10	11	12	13
(6) {							1	4	2	3	3	2	4
							5	13	12	11	10	9	8
(7) {								3	4	2	4	3	2
								12	11	13	9	8	10
(8) {									1	1	2	3	4
									10	9	5	7	6
(9) {										1	4	2	3
										8	7	6	5
(10) {											3	4	2
											6	5	7
(11) {												1	1
												13	12
(12) {													1
													11

（3）$m=4$ 的情形

$L_{18}(4^5)$

试验号	列号				
	1	2	3	4	5
1	1	1	1	1	1
2	1	2	2	2	2
3	1	3	3	3	3
4	1	4	4	4	4
5	2	1	2	3	4
6	2	2	1	4	3
7	2	3	4	1	2
8	2	4	3	2	1
9	3	1	3	4	2
10	3	2	4	3	1
11	3	3	1	2	4
12	3	4	2	1	3
13	4	1	4	2	3
14	4	2	3	1	4
15	4	3	2	4	1
16	4	4	1	3	2

$L_{32}(4^9)$

试验号	列号								
	1	2	3	4	5	6	7	8	9
1	1	1	1	1	1	1	1	1	1
2	1	2	2	2	2	2	2	2	2

试验号	列号								
	1	2	3	4	5	6	7	8	9
3	1	3	3	3	3	3	3	3	3
4	1	4	4	4	4	4	4	4	4
5	2	1	1	2	2	3	3	4	4
6	2	2	2	1	1	4	4	3	3
7	2	3	3	4	4	1	1	2	2
8	2	4	4	3	3	2	2	1	1
9	3	1	2	3	4	1	2	3	4
10	3	2	1	4	3	2	1	4	3
11	3	3	4	1	2	3	4	1	2
12	3	4	3	2	1	4	3	2	1
13	4	1	2	4	3	3	4	2	1
14	4	2	1	3	4	4	3	1	2
15	4	3	4	2	1	1	2	4	3
16	4	4	3	1	2	2	1	3	4
17	1	1	4	1	4	2	3	2	3
18	1	2	3	2	3	1	4	1	4
19	1	3	2	3	2	4	1	4	1
20	1	4	1	4	1	3	2	3	2
21	2	1	4	2	3	4	1	3	2
22	2	2	3	1	4	3	2	4	1
23	2	3	2	4	1	2	3	1	4
24	2	4	1	3	2	1	4	2	3
25	3	1	3	3	1	2	4	4	2
26	3	2	4	4	2	1	3	3	1
27	3	3	1	1	3	4	2	2	4
28	3	4	2	2	4	3	1	1	3
29	4	1	3	4	2	4	2	1	3
30	4	2	4	3	1	3	1	2	4
31	4	3	1	2	4	2	4	3	1
32	4	4	2	1	3	1	3	4	2

（4）混合型情形

$$L_6\,(4\times2^4)$$

试验号	列号				
	1	2	3	4	5
1	1	1	1	1	1
2	1	2	2	2	2
3	2	1	1	2	2
4	2	2	2	1	1
5	3	1	2	1	2
6	3	2	1	2	1
7	4	1	2	2	1
8	4	2	1	1	2

$$L_{12}\,(\,3\times2^3\,)$$

试验号	列号			
	1	2	3	4
1	1	1	1	1
2	1	2	1	2
3	1	1	2	2
4	1	2	2	1
5	2	1	1	2
6	2	2	1	1
7	2	1	2	1
8	2	2	2	2
9	3	1	1	1
10	3	2	1	2
11	3	1	2	2
12	3	2	2	1

$$L_{18}\,(\,2\times3^7\,)$$

试验号	列号							
	1	2	3	4	5	6	7	8
1	1	1	1	1	1	1	1	1
2	1	1	2	2	2	2	2	2
3	1	1	3	3	3	3	3	3
4	1	2	1	1	2	2	3	3
5	1	2	2	2	3	3	1	1
6	1	2	3	3	1	1	2	2
7	1	3	1	2	1	3	2	3
8	1	3	2	3	2	1	3	1
9	1	3	3	1	3	2	1	2
10	2	1	1	3	3	2	2	1
11	2	1	2	1	1	3	3	2
12	2	1	3	2	2	1	1	3
13	2	2	1	2	3	1	3	2
14	2	2	2	3	1	2	1	3
15	2	2	3	1	2	3	2	1
16	2	3	1	3	2	2	1	2
17	2	3	2	1	3	1	2	3
18	2	3	3	2	1	2	3	1

$$L_{16}\,(\,4\times2^{12}\,)$$

试验号	列号												
	1	2	3	4	5	6	7	8	9	10	11	12	13
1	1	1	1	1	1	1	1	1	1	1	1	1	1
2	1	1	1	1	1	2	2	2	2	2	2	2	2
3	1	2	2	2	2	1	1	1	1	2	2	2	2
4	1	2	2	2	2	2	2	2	2	1	1	1	1
5	2	1	1	2	2	1	1	2	2	1	1	2	2
6	2	1	1	2	2	2	2	1	1	2	2	1	1
7	2	2	2	1	1	1	1	2	2	2	2	1	1

续表

试验号	列号												
	1	2	3	4	5	6	7	8	9	10	11	12	13
8	2	2	2	1	1	2	2	1	1	1	1	2	2
9	3	1	2	1	2	1	2	2	2	2	2	1	2
10	3	1	2	1	2	2	1	2	1	1	1	2	1
11	3	2	1	2	1	1	2	1	2	1	1	2	1
12	3	2	1	2	1	2	1	2	1	2	2	1	2
13	4	1	2	2	1	1	2	2	1	2	2	2	1
14	4	1	2	2	1	2	1	1	2	1	1	1	2
15	4	2	1	1	2	1	2	2	1	1	1	1	2
16	4	2	1	1	2	2	1	1	2	2	2	2	1

$$L_{16}(4^3 \times 2^9)$$

试验号	列号										
	1	2	3	4	5	6	7	8	9	10	11
1	1	1	1	1	1	1	1	1	1	1	1
2	1	2	1	1	1	2	2	2	2	2	2
3	1	3	2	2	2	1	1	1	2	2	2
4	1	4	2	2	2	2	2	2	1	1	1
5	2	1	1	2	2	1	2	2	1	2	2
6	2	2	1	2	2	2	1	1	2	1	1
7	2	3	2	1	1	1	2	2	2	1	1
8	2	4	2	1	1	2	1	1	1	2	2
9	3	1	2	1	2	2	1	2	2	1	2
10	3	2	2	1	2	1	2	1	1	2	1
11	3	3	1	2	1	2	1	2	1	2	1
12	3	4	1	2	1	1	2	1	2	1	2
13	4	1	2	2	1	2	2	1	2	2	1
14	4	2	2	2	1	1	1	2	1	1	2
15	4	3	1	1	2	2	2	1	1	1	2
16	4	4	1	1	2	1	1	2	2	2	1

$$L_{16}(4^3 \times 2^6)$$

试验号	列号								
	1	2	3	4	5	6	7	8	9
1	1	1	1	1	1	1	1	1	1
2	1	2	2	1	1	2	2	2	2
3	1	3	3	2	2	1	1	2	2
4	1	4	4	2	2	2	2	1	1
5	2	1	2	2	2	1	2	1	2
6	2	2	1	2	2	2	1	2	1
7	2	3	4	1	1	1	2	1	1
8	2	4	3	1	1	2	1	1	2
9	3	1	3	1	2	2	2	2	1
10	3	2	4	1	2	1	1	1	2
11	3	3	1	2	1	2	2	1	2
12	3	4	2	2	1	1	1	2	1
13	4	1	4	2	1	2	1	2	2
14	4	2	3	2	1	1	2	1	1
15	4	3	2	2	1	1	2	1	1
16	4	4	1	1	2	1	2	2	2

附表 18 均匀设计表与使用表

$U_5(5^4)$ 表

试验号	列号			
	1	2	3	4
1	1	2	3	4
2	2	4	1	3
3	3	1	4	2
4	4	3	2	1
5	5	5	5	5

$U_5(5^4)$ 的使用表

因素数	列号		
2	1	2	
3	1	2	4

$U_7(7^6)$ 表

试验号	列号					
	1	2	3	4	5	6
1	1	2	3	4	5	6
2	2	4	6	1	3	5
3	3	6	2	5	1	4
4	4	1	5	2	6	3
5	5	3	1	6	4	2
6	6	5	4	3	2	1
7	7	7	7	7	7	7

$U_7(7^6)$ 的使用表

因素数	列号			
2	1	3		
3	1	2	3	
4	1	2	3	6

$U_9(9^6)$ 表

试验号	列号					
	1	2	3	4	5	6
1	1	2	4	5	7	8
2	2	4	8	1	5	7
3	3	6	3	6	3	6

续表

试验号	列号					
	1	2	3	4	5	6
4	4	8	7	2	1	5
5	5	1	2	7	8	4
6	6	3	6	3	6	3
7	7	5	1	8	4	2
8	8	7	5	4	2	1
9	9	9	9	9	9	9

$U_9(9^6)$ 的使用表

因素数	列号			
2	1	3		
3	1	2	5	
4	1	2	3	5

$U_{11}(11^{10})$ 表

试验号	列号									
	1	2	3	4	5	6	7	8	9	10
1	1	2	3	4	2	6	7	8	9	10
2	2	4	6	8	10	1	3	5	7	9
3	3	6	9	1	4	7	10	2	5	8
4	4	8	1	5	9	2	6	10	3	7
5	5	10	4	9	3	8	2	7	1	6
6	6	1	7	2	8	3	9	4	10	5
7	7	3	10	6	2	9	5	1	8	4
8	8	5	2	10	7	4	1	9	6	3
9	9	7	5	3	1	10	8	6	4	2
10	10	9	8	7	6	5	4	3	2	1
11	11	11	11	11	11	11	11	11	11	11

$U_{11}(11^{10})$ 的使用表

因素数	列号					
2	1	7				
3	1	5	7			
4	1	2	5	7		
5	1	2	3	5	7	
6	1	2	3	5	7	10

$U_{13}(13^{12})$ 表

试验号	列号											
	1	2	3	4	5	6	7	8	9	10	11	12
1	1	2	3	4	5	6	7	8	9	10	11	12
2	2	4	6	8	10	12	1	3	5	7	9	11

试验号	列号											
	1	2	3	4	5	6	7	8	9	10	11	12
3	3	6	9	12	2	5	8	11	1	4	7	10
4	4	8	12	3	7	11	2	6	10	1	5	9
5	5	10	2	7	12	4	9	1	6	11	3	8
6	6	12	5	11	4	10	3	9	2	8	1	7
7	7	1	8	2	9	3	10	4	11	5	12	6
8	8	3	11	6	1	9	4	12	7	2	10	5
9	9	5	1	10	6	2	11	7	3	12	8	4
10	10	7	4	1	11	8	5	2	12	9	6	3
11	11	9	7	5	3	1	12	10	8	6	4	2
12	12	11	10	9	8	7	6	5	4	3	2	1
13	13	13	13	13	13	13	13	13	13	13	13	13

$U_{13}(13^{12})$ 的使用表

因素数	列号					
2	1	5				
3	1	2	4			
4	1	6	8	10		
5	1	6	8	9	10	
6	1	2	6	8	9	10
7	1	2	6	8	9	10	12

$U_{15}(15^8)$ 表

试验号	列号							
	1	2	3	4	5	6	7	8
1	1	2	4	7	8	11	13	14
2	2	4	8	14	1	7	11	13
3	3	6	12	6	9	3	9	12
4	4	8	1	13	2	14	7	11
5	5	10	5	5	10	10	5	10
6	6	12	9	12	3	6	3	9
7	7	14	13	4	11	2	1	8
8	8	1	2	11	4	13	14	7
9	9	3	6	3	12	9	12	6
10	10	5	10	10	5	5	10	5
11	11	7	14	2	13	1	8	4
12	12	9	3	9	6	12	6	3
13	13	11	1	1	14	8	4	2
14	14	13	11	8	7	4	2	1
15	15	15	15	15	15	15	15	15

U_{15}（15^8）的使用表

因素数		列号			
2	1	6			
3	1	3	4		
4	1	3	4	7	
5	1	2	3	4	7

U_6（$6×3$）

试验号	列号	
	1	2
	水平	
1	3	3
2	6	2
3	2	1
4	5	3
5	1	2
6	4	1

U_6（$6×3^2$）

试验号	列号		
	1	2	3
	水平		
1	1	1	2
2	2	2	3
3	3	3	1
4	4	1	3
5	5	2	1
6	6	3	2

U_6（$6×3×2$）

试验号	列号		
	1	2	3
	水平		
1	1	1	1
2	2	2	2
3	3	3	1
4	4	1	2
5	5	2	1
6	6	3	2

U_8（$8×4×2$）

试验号	列号		
	1	2	3
	水平		
1	1	1	1
2	2	2	2
3	3	3	1
4	4	4	2
5	5	1	1
6	6	2	2
7	7	3	1
8	8	4	2

参 考 文 献

方积乾. 卫生统计学. 北京：人民卫生出版社，2008

方开泰，马长兴，正交设计与均匀试验设计. 北京：科学出版社，2001

冯士雍，倪加勋，邹国华，《抽样调查理论与方法》. 北京：中国统计出版社，1998

高祖新.医药数理统计方法. 北京：人民卫生出版社，2016.

李贤平，沈崇圣，陈子毅，概率论与数理统计. 上海：复旦大学出版社，2008

罗旭，毕开顺.医药统计学. 北京：高等教育出版社，2010

孙振球. 医学统计学. 北京：人民卫生出版社，2002

魏宗舒等译. 统计学. 北京：中国统计出版社 1998.

项可风，吴启光，试验设计与数据分析. 上海：上海科学技术出版社，1989

《现代数学手册》编纂委员会，现代数学手册-随机数学卷. 武汉：华中科技大学出版社，2000

Douglas C.Montgomery，试验设计与分析（英文版第 6 版）. 北京：人民邮电出版社，2007

L. 基什（L.Kish）著，倪加勋等译，抽样调查. 北京：中国统计出版社，1997